高等卫生职业教育护理专业“双证书”
人才培养纸数融合系列教材
供护理、助产等专业使用

附数字资源增值服务

U0959048

社区护理

SHEQU HULI

主　编　姜琳琳　靳　晶

副主编　马音音　宋莉娟　陈春姣

编　委　（以姓氏笔画为序）

马音音　枣庄科技职业学院
余　莎　随州职业技术学院
宋莉娟　上海健康医学院
张　风　泰安市中医二院
张利君　南京中医药大学附属南京医院
陈春姣　湖北职业技术学院
姜琳琳　铁岭卫生职业学院
靳　晶　内蒙古医科大学
熊英芳　随州职业技术学院

華中科技大學出版社
http://www.hustp.com
中国·武汉

内 容 简 介

本书是高等卫生职业教育护理专业“双证书”人才培养纸数融合系列教材。

本书共分八章，主要内容包括：社区护理概述、以社区为中心的护理、社区健康教育与健康促进、以家庭为中心的护理、社区人群预防与保健、社区慢性病患者的护理与管理、社区康复护理、社区传染病患者的预防与护理。

本书适合高职高专护理、助产等专业使用。

图书在版编目(CIP)数据

社区护理/姜琳琳，靳晶主编. —武汉：华中科技大学出版社，2020.6(2025.8 重印)
ISBN 978-7-5680-6176-6

Ⅰ. ①社…　Ⅱ. ①姜…　②靳…　Ⅲ. ①社区-护理学-高等职业教育-教材　Ⅳ. ①R473.2

中国版本图书馆 CIP 数据核字(2020)第 085943 号

社区护理　　　　姜琳琳　靳　晶　主编
Shequ Huli

策划编辑：居　颖
责任编辑：陈　鹏
封面设计：刘　婷
责任校对：曾　婷
责任监印：周治超
出版发行：华中科技大学出版社(中国・武汉)　　电话：(027)81321913
　　　　　武汉市东湖新技术开发区华工科技园　　邮编：430223
录　　排：华中科技大学惠友文印中心
印　　刷：武汉市籍缘印刷厂
开　　本：889mm×1194mm　1/16
印　　张：9.25
字　　数：285 千字
版　　次：2025 年 8 月第 1 版第 2 次印刷
定　　价：38.00 元

华中出版

本书若有印装质量问题，请向出版社营销中心调换
全国免费服务热线：400-6679-118　竭诚为您服务
版权所有　侵权必究

高等卫生职业教育护理专业“双证书”人才培养纸数融合系列教材

编委会

委员（按姓氏笔画排序）

王　霞　山西老区职业技术学院
王志亮　枣庄科技职业学院
王高峰　贵州工程职业学院
艾力·孜瓦　新疆维吾尔医学专科学校
卢　兵　镇江高等专科学校
申社林　邢台医学高等专科学校
白梦清　湖北职业技术学院
朱　红　山西同文职业技术学院
朱　兵　西安培华学院
李朝鹏　邢台医学高等专科学校
沈小平　上海思博职业技术学院
张　捷　上海中侨职业技术学院
张志明　顺德职业技术学院
陈学政　内蒙古医科大学
宛淑辉　铁岭卫生职业学院
赵明范　大兴安岭职业学院
郝春艳　锦州医科大学
胡鹏飞　上海震旦职业学院
段亚平　贵州工商职业学院
桂　勤　惠州卫生职业技术学院
夏金华　广州卫生职业技术学院
柴喜春　渭南职业技术学院

编写秘书　居　颖　蔡秀芳　陆修文

网络增值服务使用说明

欢迎使用华中科技大学出版社医学资源服务网yixue.hustp.com

1.教师使用流程

（1）登录网址：http://yixue.hustp.com（注册时请选择教师用户）

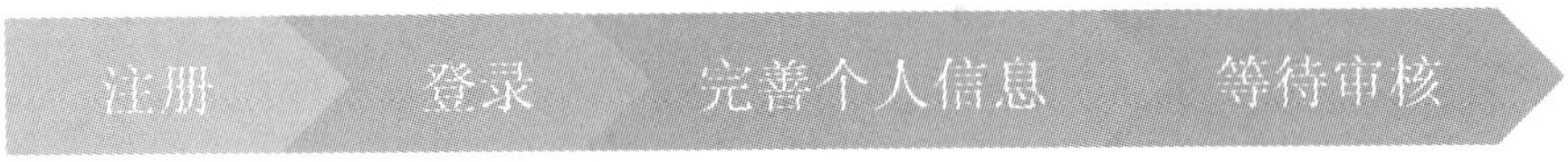

（2）审核通过后，您可以在网站使用以下功能：

2.学员使用流程

建议学员在PC端完成注册、登录、完善个人信息的操作。

（1）PC端学员操作步骤

①登录网址：http://yixue.hustp.com（注册时请选择普通用户）

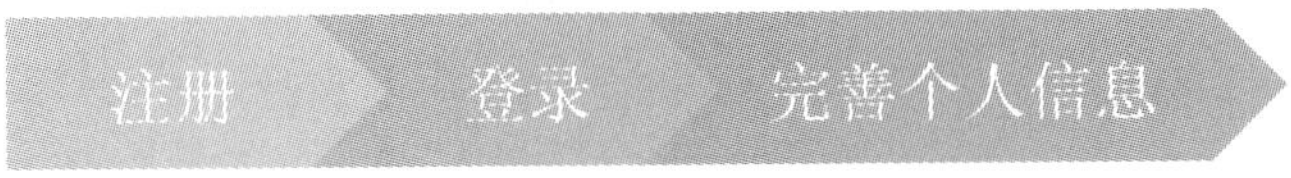

② 查看课程资源

如有学习码，请在个人中心-学习码验证中先验证，再进行操作。

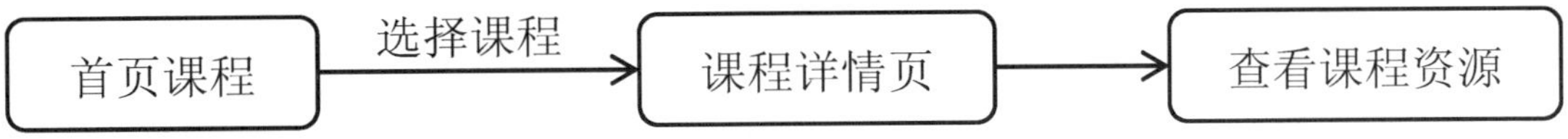

（2）手机端扫码操作步骤

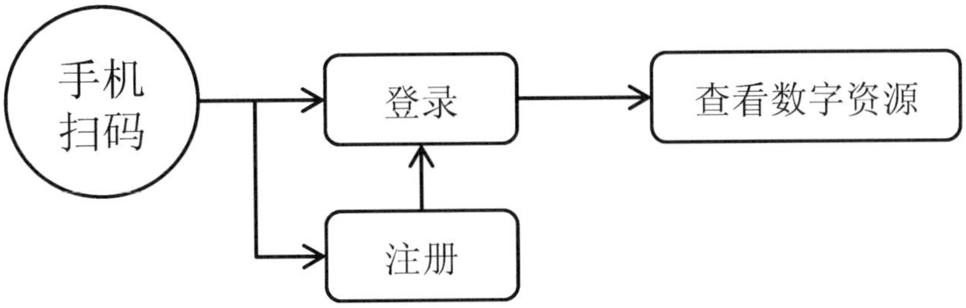

总　序

Introduction

近年来，我国将发展职业教育作为重要的国家战略之一，高等职业教育已成为高等教育的重要组成部分，与此同时，作为高等职业教育重要组成部分的高等卫生职业教育的发展也取得了巨大成就，为国家输送了大批高素质技能型、应用型医疗卫生人才。截至 2016 年，我国开设护理专业的高职高专院校已达 400 余所，年招生规模近 20 万人，在校生近 65 万人。

医药卫生体制的改革要求高等卫生职业教育也应顺应形势调整目标，根据医学发展整体化的趋势，医疗卫生系统需要全方位、多层次、各种专业的医学专门人才。护理专业与临床医学专业互为羽翼，在维护人民群众身体健康、提高生存质量等方面起到了不可替代的作用。当前，我国正处于经济社会发展的关键阶段，护理专业已列入国家紧缺人才专业，根据国家相关机构颁布的《"健康中国 2030"规划纲要》《关于深化医教协同进一步推进医学教育改革与发展的意见》《全国护理事业发展规划(2016—2020年)》等一系列重要文件，到 2020 年我国对护士的需求将增加至约 445 万人，到 2030 年我国对护士的需求将增加至约 681 万人，平均每年净增加 23.6 万人，这为护理专业的毕业生提供了广阔的就业空间，也对高等卫生职业教育如何进行高素质技能型护理人才的培养提出了新的要求。

教育部《关于全面提高高等职业教育教学质量的若干意见》中明确指出，高等职业教育必须"以服务为宗旨，以就业为导向"。《中共中央国务院关于深化教育改革全面推进素质教育的决定》中再次强调"在全社会实行学业证书、执业资格证书并重的制度"。上述文件均为新时期我国职业教育的发展提供了具有战略意义的指导意见。为了全面落实职业教育规划纲要，更好地服务于高等医学职业教育教学，创新编写模式，服务"健康中国"对高素质创新技能型人才培养的需求，变"学科研究"为"学科应用与职业能力需求对接"。2018 年 8 月在全国卫生职业教育教学指导委员会专家和部分高职高专院校领导的指导下，华中科技大学出版社组织全国 30 余所高等卫生职业院校的近 200 位老师编写了本套高等卫生职业教育护理专业"双证书"人才培养纸数融合系列教材。

本套教材充分体现新一轮教学计划的特色，强调以就业为导向、以能力为本位、贴近学生的原则，体现教材的"三基"(基本理论、基本知识、基本实践技能)及"五性"(思想性、科学性、先进性、启发性和适用性)要求，着重突出以下编写特点。

(1) 紧跟教改，接轨"双证书"制度。紧跟教育部教学改革步伐，引领职业教育教材发展趋势，注重学业证书和执业资格证书相结合，紧密围绕执业资格标准和工作岗位需要，提升学生的就业竞争力。

(2) 创新模式，理念先进。创新教材编写体例和内容编写模式，迎合高职高专学生思维活跃的特点，体现"工学结合"特色。教材的编写以纵向深入和横向宽广为原则，突出课程的综合性，淡化学科界限，对课程采取精简、融合、重组、增设等方式进行优化，同时结合各学科特点，加强对学生人文素质的培养。

(3) 优化课程体系，注重能力培养。内容体系整体优化，注重相关教材内容的联系和衔接，避免遗漏和不必要的重复；重视培养学生的创新、获取信息及终身学习的能力，实现高职教材的有机衔接与过渡作用，为中高衔接、高本衔接的贯通人才培养通道做好准备。

(4) 紧扣大纲，直通护考。密切结合最新的护理专业课程标准，紧扣教育部制定的高等卫生职业教育教学大纲和最新护士执业资格考试大纲，随章节配套习题，全面覆盖知识点与考点，有效提高护士执业资格考试通过率。

(5) 全套教材采用全新编写模式，以扫描二维码形式帮助老师及学生在移动终端共享优质配套网络资源，使用华中科技大学出版社提供的数字化平台，将移动互联、网络增值、慕课等新的教学理念和教学技术、学习方式融入教材建设中，全面体现"以学生为中心"的教材开发理念。

这套教材作为秉承"双证书"人才培养编写理念的护理专业教材，得到了各学校的大力支持与高度关注，它将为新时期高等卫生职业教育护理专业的课程体系改革做出应有的贡献。我们衷心希望这套教材能在相关课程的教学中发挥积极作用，并得到读者的青睐。我们也相信这套教材在使用过程中，通过教学实践的检验和实际问题的解决，能不断得到改进、完善和提高。

高等卫生职业教育护理专业"双证书"人才培养
纸数融合系列教材编写委员会

Preface 前言

随着医学模式的转变，护理学的范畴也在逐步拓宽。为顺应卫生服务体系的改革，社区护理应运而生，它是将公共卫生学及护理学的知识与技能相结合，借助有组织的社会力量，以社区为基础、人群为服务对象，为个人、家庭及社区提供服务。"社区护理"课程内容涵盖了社区卫生服务及社区护理的理论，常用的社区护理方法与技术，以个人、家庭、社区为中心的护理，社区内慢性病及传染病的社区管理与病人的居家护理等。

本教材围绕高职护理专业人才的培养目标，结合高职学生特点，将岗位需求及职业道德教育贯穿始终，以促进高职护理专业学生就业为导向，根据社区护理岗位所涵盖的工作任务而设置，经职业能力分析，以实际工作任务为引领，力求做到科学性、先进性、人文性及实用性，从而更好地为师生提供指导和服务。

本教材共有八章，主要内容包括社区护理概述、以社区为中心的护理、社区健康教育与健康促进、以家庭为中心的护理、社区人群预防与保健、社区慢性病患者的护理与管理、社区康复护理、社区传染病患者的预防与护理。本教材内容的设置符合社区护士从业的要求：承担初级卫生保健、流行病调研、传染病监控、卫生宣教等社区工作。在每章的内容之前列出相应的学习目标，从而帮助学生整体了解所学知识；通过"案例引导"提出问题，为学习指明方向；中间穿插有"知识拓展"，帮助学生理解知识点，提高学习兴趣；章节后附"能力检测"，有助于归纳总结和学习反馈。

感谢各位编者的辛苦付出，在教材编写过程中得到了临床护理专家们的大力支持和指导，参阅了国内外学者的著作、学术论文和其他出版社编写的教材，特别是得到了华中科技大学出版社的大力支持，在此一并致谢！

最后，由于时间仓促，编者的学识水平和编写能力、编写经验有限，恳请护理同仁和读者在使用中多提宝贵意见，对其中的缺点和错误加以指正，以便再版时改进，特此先致谢意！

姜琳琳　靳晶

目　录

MULU

第一章　社区护理概述

学习目标

掌握：1. 社区、社区护理、社区卫生服务的概念。
　　2. 社区护理的工作内容。

熟悉：1. 社区的功能与构成要素。
　　2. 社区卫生服务主要工作内容及特点。
　　3. 社区护理的对象与特点。
　　4. 社区护士在社区护理中的角色及应具备的能力。

了解：1. 我国发展社区卫生服务的必要性与社区卫生服务的基本原则。
　　2. 社区护理的发展。
　　3. 社区护士的定义及基本条件。

本章 PPT

社会中的个体，从出生到临终，在各个阶段都存在着不同的发展需求。随着现代医学模式的转变和人们对健康水平要求的不断提高，人们除了患病时积极治疗、促进康复外，更需要预防疾病、促进健康、保持健康。因此，社区卫生服务也就在全国各地不同程度地开展起来。作为社区卫生服务的重要组成部分，社区护理也随之逐步深入地开展起来，并为社区人民群众提供及时、经济、方便、综合的卫生保健护理服务。社区护理的开设不仅将护理场所由医疗机构延伸至社区，将护理对象由患者群扩展至健康人群，还将护理工作内涵从医疗性护理拓宽至预防保健性护理，因此，它是一种新型护理形式。

第一节　社　　区

案例引导

李某，女性，21 岁，毕业于某学院护理专业，参加某社区卫生服务机构社区护士的岗位招聘时，专家提出如下几个问题，她应如何回答？

(1) 什么是社区？构成社区的要素有哪些？

(2) 什么是社区卫生服务？为什么要大力发展社区卫生服务？

(3) 社区卫生服务的工作内容有哪些？

一、社区的概念及要素

(一) 社区的概念

社区(community)一词源于拉丁语，原意是亲密的伙伴关系和共同的东西。20 世纪 30 年代，我国

Note

著名社会学家费孝通先生将“社区”一词引入我国，并根据我国的国情将其定义如下：社区是若干社会群体（家族、氏族）或社会组织（机关、团体）聚集在某一地域里所形成的一个生活上相互关联的大集体。

1978 年国际初级卫生保健大会发表的《阿拉木图宣言》将社区定义为：社区是以某种经济的、文化的、种族的或某种社会的凝聚力，使人们生活在一起的一种社会组织或团体。

世界卫生组织（WHO）提出：一个有代表性的社区，人口 10 万～30 万，面积 5000～50000 km^2。我国一般将社区分为城市社区（通常是以街道和居民委员会为基本单位）、农村社区（通常是以乡镇和村为基本单位）两大类，然后再根据其规模、行政阶层或主要功能进一步划分。

（二）社区的构成要素

1. 社区人口 社区人口是构成社区的第一要素，是社区的核心。社区是由居住在一起的、具有相似的风俗习惯和生活方式的人组成。一定数量和质量的人口是构成社区的主体，是社区生活的必要前提。社区人口的数量多少并没有明确规定，但是过多或过少都不利于社区的正常协作与分工。

2. 地域空间 地域空间是社区居民从事生产、生活的依托，是构成社区的重要条件，是社区存在和发展的前提，决定着社区的性质和未来发展。社区位于一定的地理位置中，地域范围大小没有一致标准。一般按行政以地理范围来划分，如在我国，社区可以是街道、乡镇或自然村庄。

3. 社区服务设施 社区服务设施是社区存在的物质基础，也是衡量社区发展程度的重要标志。社区生活有着多方面的需求，所以应该配有各种相应的设施，如教育机构、医疗机构、商业网点、娱乐设施、通信设施、交通设施等。

4. 社区文化 社区成员长期生活在同一个生活共同体中，比较容易产生相同的具有特色的社区文化。社区文化是许多社区相对独立、相对区别的一个重要标志，也使社区人群在情感上和心理上有其认同感和归属感，是社区凝聚力和影响力的重要基础。

5. 社区管理机构 为了满足社区居民的需求，管理社区的公共事务，解决社区面临的问题，每一个社区都需要有相对独立的管理机构。在我国，社区基层的管理机构一般为居民委员会和派出所。两者联合管理社区，保证社区生活的正常进行。

以上社区相关的要素中，社区人口、地域空间是构成社区的最基本要素，是社区存在的基础；社区服务设施、社区文化、社区管理机构是社区人群相互联系的纽带，是社区发展的重要保障。

二、社区的功能

社区功能是指满足社区居民的需要和管理的功能，主要功能有以下五个方面。

（一）空间功能

居民的衣、食、住、行基本上是在社区内完成，生老病死也往往在社区中经过，每一个人时时刻刻都与社区相关联。社区为居民提供了最基本的生存和发展的空间，因此空间功能是社区最基本、主要的功能之一。

（二）社会参与功能

社区为居民提供经济、政治、教育、娱乐和福利等方面活动的参与机会，同时居住在社区的居民通过彼此沟通、交流，满足其需要；通过共同参与活动，如老年大学、青少年活动中心、小区业主委员会、小区活动中心等，对社区有更多的投入和更强的认同感。

（三）社会化功能

社区居民在社区的共同生活过程中相互影响，形成本社区的风俗习惯、文化特征、意识形态和价值观念等。社区内的家庭、学校和儿童游戏群体对儿童与青少年的社会化起主要作用；社区的文化教育活动对青少年、成年人也会产生重大影响。

（四）社区控制功能

社区控制功能是指通过各类机构制定各种规章制度和行为规范，以保护社区居民、维护社区环境和社区秩序,从而也维护社会的和平与稳定。社区的风俗习惯和规范约束居民的行为,社区的赞誉与责备等社会舆论促使居民遵从社区的风俗习惯和规范。

(五)社会福利保障功能

社会福利保障功能表现为社区居民之间的互助与共济,社区也可通过养老院、福利院、学龄前托儿所、活动中心、卫生站等福利机构对居民进行帮助。

三、健康与社区健康

(一)健康

1948 年,世界卫生组织(WHO)提出健康概念:健康不但是没有疾病和身体缺陷,而且还要有完整的生理、心理状态和良好的社会适应能力。WHO 在关于健康的这一定义中,将人的健康从生物学的意义,扩展到了精神和社会关系(社会相互影响的质量)两个方面的健康状态,把人的身心、家庭和社会生活的健康状态均包括在内。因此,现代人的健康内容包括躯体健康、心理健康、社会健康、智力健康、道德健康、环境健康等。健康是人人享有的基本权利和义务,也是社会发展的根本资源和重要标志。2016 年,李克强总理在上海召开的第九届全球健康促进大会中致辞:健康是人全面发展、生活幸福的基石,也是国家繁荣昌盛、社会文明进步的重要标志。

(二)社区健康

社区健康是指在限定的地域内,以社区居民的需求为导向,以维持、保护和促进群体和社区居民健康为主要内容,注重个人、家庭和社区的健康。家庭由个体组成,个体的健康直接影响家庭的健康,而家庭是社区的基本单位,社区的健康也就取决于每个家庭的健康。因此,要促进社区健康,应以社区为范围、以家庭为单位、以社区居民为对象,激励全社区居民积极参与预防疾病和促进健康的活动和健康相关决策。充分调动社区自身的力量,营造健康的家庭及社区环境,促进社区的发展。

社区健康护理是以社区人群的健康为中心,以社区为单位,以社会学、管理学、公共卫生学、预防医学和人际沟通等学科知识为基础,运用护理程序,对社区人群健康和社区环境进行管理的过程。

近几年,虽然国家出台了社区基本医疗与公共卫生服务工作规范,加强了社区居民健康档案的建立与管理、社区重点人群健康管理工作,但在社区护理实践中充分应用建档资料进行社区健康威胁因素分析、制订计划,科学地进行社区健康管理的社区卫生服务机构尚不完善。

第二节　社区卫生服务

一、社区卫生服务的概念

社区卫生服务又称社区健康服务。1999 年 7 月,在国务院十部委发布的《关于发展城市社区卫生服务的若干意见》中,将社区卫生服务定义如下:社区卫生服务是社区建设的重要组成部分,是在政府领导、社区参与、上级卫生机构指导下,以基层卫生机构为主体,全科医师为骨干,合理使用社区资源和适宜技术,以人的健康为中心、家庭为单位、社区为范围、需求为导向,以妇女、儿童、老年人、慢性病患者、残疾人等为重点,以解决社区主要卫生问题、满足基本卫生服务需求为目的,融预防、医疗、保健、康复、健康教育、计划生育技术服务等为一体的,有效、经济、方便、综合、连续的基层卫生服务。

知识拓展

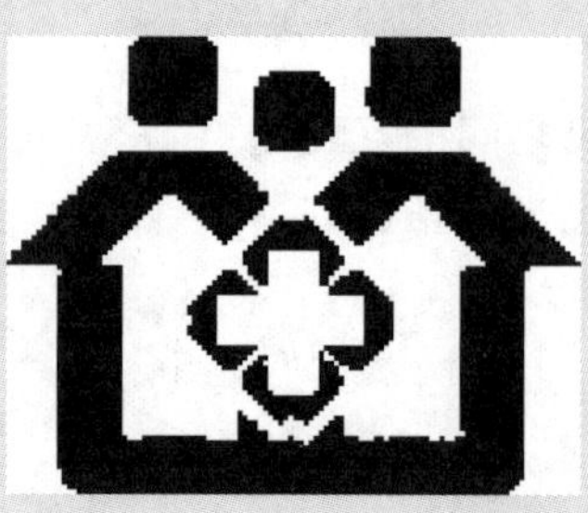

2007年6月，卫生部启用社区卫生服务机构标识，以规范社区卫生服务机构管理，方便居民识别。该标识以人、房屋和医疗卫生机构标识形状为构成元素——三口之家代表健康家庭，家庭和房屋组成和谐社区，与医疗卫生机构的四心十字组合表示社区卫生服务机构，体现了社区卫生服务以人的健康为中心、家庭为单位、社区为范围的服务内涵及以人为本的服务理念。标识图形中还含有两个向上的箭头，一个代表社区居民健康水平不断提高，一个代表社区卫生服务质量不断改善，展示社区卫生服务永远追求健康的目标。标识的整体颜色为绿色，体现社区的健康与和谐。

二、发展社区卫生服务的必要性

（一）满足群众的基本卫生服务需求

随着人口的老龄化及慢性病患者的增多，人们对医疗卫生服务的主动需求逐渐增加，迫切需要植根于居民生活区域、能够提供主动上门服务、方便社区人群获得的基本医疗卫生服务。

（二）疾病谱和死亡谱的改变

人群健康在生物因素、自然环境和社会与心理环境、行为和生活方式及卫生服务制度等多种因素的影响下，使疾病谱由传染性疾病为主转变为慢性退行性疾病为主。这就要求医学模式由医疗型转向医疗预防保健型，使慢性病管理和预防等基本公共卫生服务的需求急剧增加。而社区卫生服务融健康教育、预防、保健、康复、医疗、计划生育技术服务等为一体，主动上门的服务方式实现了医学模式和健康观念的转变。

（三）医学模式及健康观的转变

医学模式从“生物医学模式”变为“生物-心理-社会医学模式”，是全球医学发展的大趋势，健康观念也从“无病即是健康”，转变为“躯体健康、心理健康、社会适应良好、道德健康”。这就促使医疗卫生事业从医疗型转向医疗预防保健型，实施全方位、连续性、综合性的医疗预防保健工作。

（四）医疗费用的高涨与卫生资源配置

目前，我国卫生服务的社会需求大部分在基层，但是，我国大部分的卫生资源却配置在城市和较大的医疗卫生机构，使卫生资源的配置不合理。出现了大城市、大医院看病难和看病贵，而基层医院无人来看病的局面。开展社区卫生服务，可以引导卫生资源从上层向基层的流动，优化卫生资源配置，从人、财、物等各方面加大社区卫生服务体系建设，提高社区卫生服务机构的服务水平，实现“小病进社区、大病进医院，康复回社区”的目标，缓解群众“看病难”的问题。社区卫生服务保证社区居民就近诊治一般常见病、多发病、慢性病，帮助社区居民合理利用大医院服务，并通过健康教育、预防保健，增进居民健康，减少疾病，既保证基本医疗，又降低医疗费用支出，符合“低水平、广覆盖”原则，解决了人们“看病贵”的问题。

（五）社区卫生服务是实现初级卫生保健的基础

社区卫生服务是我国卫生服务体系中重要的组成部分，是确保社区所有人群享受到有效、经济、方便、综合、连续的基层卫生服务，是实现 WHO 提出的"人人享有卫生保健"最重要的渠道。

（六）社区卫生服务是建设和谐社会的保证

社区卫生服务通过多种形式的服务为群众排忧解难，使社区卫生人员与广大居民建立起新型医患关系，充分体现了全心全意为人民服务的宗旨，有利于密切党群干群关系、维护社会稳定、促进国家长治久安，是建设和谐社会的保证。

三、社区卫生服务的基本原则

2006 年，国务院出台《关于发展城市社区卫生服务的指导意见》，提出了社区卫生服务五大基本原则。

（1）坚持社区卫生服务的公益性质，注重卫生服务的公平性、效率性和可及性。

（2）坚持政府主导，鼓励社会参与，多渠道发展社区卫生服务。

（3）坚持实行区域卫生规划，立足于调整现有卫生资源，辅以改建、扩建和新建，健全社区卫生服务网络。

（4）坚持公共卫生和基本医疗并重，中西医并重，防治结合。

（5）坚持以地方为主，因地制宜，探索创新，积极推进。

文件明确指出发展社区卫生服务的主要责任在于地方政府，而且地方政府要充分认识发展社区卫生服务对于维护居民的健康、促进社区和谐的重要意义，应认真贯彻落实国家有关方针政策，建议将发展社区卫生服务纳入年度工作目标考核之中。

四、社区卫生服务主要工作内容及特点

（一）社区卫生服务主要工作内容

1. 社区健康教育 社区健康教育是以社区为基本单位，以社区人群为教育对象，以促进居民健康为目标，有计划、有组织、有评价的健康教育活动。消除或减轻影响健康的危害因素，预防疾病，促进健康，提高生活质量。社区健康教育的对象包括健康人群、高危人群、患者群和患者家属及照顾者。社区健康教育组织机构由社区领导和社区卫生服务机构负责，组织各有关部门和人民团体、社会各有关人士参加。

2. 社区预防 社区预防是社区卫生服务的重要组成部分，主要包括传染病和多发病的预防、卫生监督和管理、慢性病控制。在传染病预防工作中除做好计划免疫外，还应抓好卫生基本建设，如粪便污水处理、饮用水管理和食品卫生监督、公共场所卫生管理和消毒等；执行传染病报告制度、隔离检疫等制度，以消灭传染源，控制传染病。在控制慢性病工作中应采取三级预防措施，从慢性病的病因、发病到康复，直至临终，均有相应的预防工作任务。

3. 社区保健 社区保健指从人群健康的新概念出发，研究人群健康、疾病与环境、生活方式等因素的关系，对个体和群体采取预防与保健相结合的综合性措施，控制影响健康的因素，提高环境质量与生活质量，以达到保护健康、促进健康、预防疾病和延长寿命的目的。社区保健的范围包括各类人群，重点是社区脆弱人群保健，包括社区儿童保健、社区妇女保健和社区老年保健。

4. 社区医疗 社区医疗是向社区内的居民及其家庭提供有效、经济、方便的基本医疗服务，是以门诊和出诊为主要形式的基层医疗服务。主要包括：①常见病、多发病的诊断、治疗服务；②急重症的救护和转诊服务；③家庭出诊、家庭护理、家庭病床等医疗服务；④慢性病患者、恢复期患者的治疗及康复服务；⑤政府卫生行政部门批准的其他医疗服务。

5. 社区康复 社区康复是在社区范围内，依靠社区的领导和行政组织，依靠社区的人力、财力、物力、信息和技术等资源，在基层条件下，以简便、实用的方式向患者或残疾人提供必要的医疗、教育、职业的社区康复服务。社区康复与医疗康复不同，它体现了临床医疗和预防保健的结合，心身全面兼顾，为连续性、协调性的功能恢复和角色重建服务，是实现"人人享有卫生保健"战略目标的重要内容。

6. 计划生育技术指导 社区计划生育工作是我国计划生育工作的落脚点。落实计划生育的措施

Note

包括很多方面，如对育龄妇女进行系统管理、计划生育宣传教育、发放口服避孕药等。

（二）社区卫生服务的特点

1. 公益性服务 社区卫生服务提供公共卫生服务和基本医疗服务，注重卫生服务的公平、效率和可及性，不以营利为目的，具有社会公益性质，以“人人享有初级卫生保健”为目标。

2. 主动性服务 社区卫生服务以主动服务、上门服务为主要方式，在社区居民患病时主动提供服务，而且针对社区有需求的服务对象提供家庭访视、居家护理等服务。

3. 综合性服务 社区卫生服务具有综合、全方位的服务特性。在服务对象上，包括健康人群、高危人群、患病人群等不同健康阶段的社区人群；在服务内容上，为社区居民开展社区预防、医疗、保健、康复、健康教育及计划生育技术指导六位一体服务；在服务层面上，涵盖生理、心理及社会等多个方面；在服务范围上，涉及个人、家庭和社区等；在服务方式上，综合利用现代医学、传统医学和替代医学的各类适宜技术及方法，为社区居民提供“优质、价廉、方便”的综合性卫生服务。

4. 连续性服务 社区卫生服务为社区居民提供各生命周期的卫生保健服务，以及各个发展阶段的基本医疗卫生服务，并不受时间、空间、服务对象的健康状况和生命周期等交化的影响，提供连续不间断的健康服务。

5. 可及性服务 社区卫生服务是以社区为基础，贴近社区居民，让社区人群体验合理、方便、实用的基层卫生保健服务。社区卫生服务的可及性体现在地理接近、服务便利、经济合理、心理接受、结果有效等方面，能使社区居民易于利用。

6. 协调性服务 社区卫生服务是社区服务系统的一部分，要提供综合的、连续的社区医疗卫生保健服务，社区卫生服务提供者必须倡导和动员各级各类社会资源服务于社区人群，根据服务对象的不同需求，充分协调和利用社区卫生资源，以实现全方位、全过程的服务。

五、社区卫生服务机构的组成及设置要求

（一）社区卫生服务机构的组成

社区卫生服务的组织分为行政管理组织、业务指导组织和社区卫生服务机构三个部分。

1. 行政管理组织 行政管理组织指社区卫生服务的行业主管部门，主要负责社区机构方案和规划的建立，社区卫生服务的基本标准和考核办法，以及对各部分卫生服务的管理和组织等内容。

2. 业务指导组织 业务指导组织主要包括卫生行政部门、专项技术指导组织和社区卫生服务指导中心。各级卫生行政部门是社区卫生服务行业的主管部门，主要负责建立社区卫生服务的基本标准和考核办法等以加强社区卫生服务的标准化、规范化和科学化管理；专项技术指导组织负责各项业务技术的指导、人员培训和考核工作；社区卫生服务指导中心，根据规范化培训大纲的要求，建立培训计划、授课和实施考核等，主要承担相关从业人员的培训和专业指导。

3. 社区卫生服务机构 社区卫生服务机构是根据我国社区卫生服务机构的规划与建设要求，各级政府建立以社区卫生服务中心和社区卫生服务站为主体，以诊所、医务所、老人院、保健所等其他医疗机构为补充的社区卫生服务网络。

（二）社区卫生服务机构的设置要求

社区卫生服务机构由社区卫生服务中心和社区卫生服务站组成，具备条件的地区可实行一体化管理。城市社区卫生服务中心的基本标准如下。

1. 设置原则

（1）要符合事业单位改革和医疗卫生体制改革的方向，以及区域卫生规划的要求。

（2）要立足于调整现有卫生资源，辅之以改建、扩建和新建，避免重复建设。

（3）要统筹考虑地区之间的经济发展差异，保障城市居民均能享受到最基本的社区卫生服务。

（4）要有利于群众就医。

2. 设置标准

(1) 设置范围:社区卫生服务机构由省管辖市政府统一规划设置,原则上要求3万~10万居民或街道办事处所管辖范围规划设置一个社区卫生服务中心,根据需要规划设置若干社区卫生服务站。

(2) 床位配置:社区卫生服务机构不设住院病床,病床主要以护理、康复为主,也可根据条件设置临终关怀、老年养护病床。床位设置要根据服务范围和人口要素合理配置,至少要设5张日间观察床;根据医疗机构设置规划,可设50张以内以护理康复为主要功能的病床。

(3) 科室设置:至少设有临床科室(全科诊室、中医诊室、康复治疗室、抢救室、预检分诊室)、预防保健科室(预防接种室、儿童保健室、妇女保健与计划生育指导室、健康教育室)、医疗技术及其他科室(检验室、B超室、心电图室、药房、治疗室、处置室、观察室、健康信息管理室、消毒间)。

(4) 人员配备:社区卫生服务中心按每万名居民配备2~3名全科医师,1名公共卫生医师;全科医师与护士的比例按1:1的标准配备;其他人员不超过社区卫生服务中心人员总数的5%。具体人员配备要求为:至少要有执业范围为全科医学专业的临床类别、中医类别执业医师6名和注册护士9名;至少要有副高级以上职称的执业医师1名、中级以上任职资格的中医类别执业医师1名、公共卫生执业医师1名、中级以上任职资格的注册护士1名;每名执业医师至少配备1名具有中级以上任职资格的注册护士;设有病床的,每5张病床至少增加配备执业医师和注册护士各1名;按需合理配置药剂、检验等其他有关卫生技术人员。

(5) 房屋面积:建筑面积不少于1000 m^2,布局合理,充分体现保护患者隐私、无障碍设计要求,并符合国家卫生学标准。设有病床的,每设一张床位至少增加30 m^2的建筑面积。

(6) 设备配置:包括诊疗设备、辅助检查设备、预防保健设备、健康教育设备及其他设备。诊疗设备包括诊断床、听诊器、血压计、体温计、观片灯、体重身高计、出诊箱、治疗推车、供氧设备、电动吸引器、简易手术设备、可调式输液椅、手推式抢救车及抢救设备、脉枕、针灸器具、火罐;辅助检查设备包括心电图机、B超机、显微镜、离心机、血球计数仪、尿常规分析仪、生化分析仪、血糖仪、电冰箱、恒温箱、药品柜、中药饮片调剂设备、高压蒸汽消毒器等必要的消毒灭菌设施;预防保健设备包括妇科检查床、妇科常规检查设备、身长(高)和体重测查设备、听(视)力测查工具、电冰箱、疫苗标牌、紫外线灯、冷藏包、运动治疗和功能测评类等基本康复训练和理疗设备;健康教育及其他设备包括健康教育影像设备、计算机及打印设备、电话等通信设备、健康档案、医疗保险信息管理与费用结算有关设备等;设病床的,应配备与其相应的病床单元设施。

社区卫生服务机构的设置要综合考虑区域内卫生资源、服务半径、服务人口以及城镇化、老龄化、人口流动迁移等因素,制订科学、合理的社区卫生服务机构设置规划。在城市新建居住区或旧城改造过程中,要按有关要求同步规划建设社区卫生服务机构,鼓励与区域内养老机构联合建设。对流动人口密集地区,应当根据服务人口数量和服务半径等情况适当增设社区卫生服务机构。对人口规模较大的县和县级市政府所在地,应当根据需要设置社区卫生服务机构或对现有卫生资源进行结构和功能改造,发展社区卫生服务。在推进农村社区建设过程中,应当因地制宜地同步完善农村社区卫生服务机构。

第三节 社区护理

案例引导

李大爷,男性,76岁,左侧偏瘫,运动性失语,轻度老年痴呆。虽然能认识和接受自己疾病的现实状况,但是由于患有老年性痴呆,全部日常生活自理有些困难。出院后,每周来院两次,进行饮食、更衣、移动的训练。

家庭状况:李大爷与老伴、二儿子、儿媳及孙子生活。老伴74岁,有高血压和心脏病,平时

Note

日常生活能自理，但是怕累。护理李大爷的工作都落在儿媳身上，儿媳的护理知识缺乏，经常束手无策，主述护理负担过重。

通过此案例，讨论以下问题。

(1) 什么是社区护理？社区护理的工作内容有哪些？

(2) 社区护士应具备怎样的专业素质才能适应社区护理的需要？

(3) 社区护士在社区护理过程中应充当哪些角色？

一、社区护理的概念及发展

(一) 概念

社区护理也可称为社区卫生护理或社区保健护理，20 世纪 70 年代由美国的露丝·依思曼首次提出。对于社区护理的解释，美国护理协会的定义为：社区护理是将公共卫生及护理学理论相结合，用以促进和维护社区人群健康的一门综合学科。

根据我国国情，对社区护理的定义为：社区护理是借助有组织的社会力量，将公共卫生学及护理学的知识与技能相结合，以社区人群为服务对象，对个人、家庭及社区提供促进健康、维持健康、预防疾病及残障等服务，以提高社区人群健康水平的一门综合性学科。社区护理的主要目标是以健康为中心，以社区人群为服务对象，通过促进健康、预防疾病和维持健康，提高社区内个人、家庭及人群的健康水平。

社区护理作为一门学科，其理论基础是公共卫生学和护理学。公共卫生学被称之为预防疾病、延长寿命、促进身心健康和工作效能的一门科学和艺术。护理学是在医学科学与人文社会科学基础上产生的应用学科，以解决人群现存的和潜在的健康问题为宗旨，被学者誉为科学、爱心与艺术的结合。社区护理将公共卫生与护理学有机地结合在一起。

(二) 社区护理的发展

1. 社区护理发展的历史 社区护理起源于西方国家，追溯社区护理发展的历史，可将其发展过程划分为四个阶段，分别为家庭护理阶段、地段护理阶段、公共卫生护理阶段和社区卫生护理阶段。

(1) 家庭护理阶段：早在 19 世纪中期以前，由于卫生服务资源的匮乏、医疗水平的局限及护理专业的空白，多数患者均在家中休养，由家庭主妇看护、照顾。在这些家庭主妇中，绝大多数既没有文化，也没有受过任何看护训练，她们只能给予患者一些基本的生活照顾。然而正是这种简单、基础的家庭护理为早期护理和社区护理的诞生奠定了基础。

(2) 地段护理阶段：在 19 世纪中期到 19 世纪末期，英国、美国为了改善贫困人群健康状况，使贫困人群能享受到基本的护理服务，陆续开设了地段护理服务。地段护理在英、美两国主要侧重于对贫困患者的护理，包括指导家属对患者进行护理。从事地段护理的人员多数为志愿者，少数为护士。

(3) 公共卫生护理阶段：自 19 世纪末期起，地段护理在其服务对象和服务内容上逐步拓宽，其服务对象由贫困患者，扩大至地段居民；其服务内容也由单纯的医疗护理，扩展至预防保健服务。在从事公共卫生护理人员中，绝大多数为公共卫生护士，少数为志愿者。

(4) 社区护理阶段：进入 20 世纪 70 年代后，世界各国越来越多的护士以社区为范围，以健康促进、疾病防治为目标，提供医疗护理和公共卫生护理服务。于是，从 20 世纪 70 年代中期开始，美国护理协会将这种融医疗护理和公共卫生护理为一体的服务称为社区护理，将从事社区护理的人员称之为社区护士。1978 年，世界卫生组织给予肯定并加以补充，要求社区护理成为社区居民“可接近的、可接受的、可负担得起的”卫生服务。从此，社区护理以不同的方式在世界各国迅速地发展起来，社区护士的队伍也在世界各国从质量和数量上逐步地壮大起来。

2. 我国社区护理的发展及现状 进入 21 世纪以来，虽然中国的社区护理在一些大城市取得了一些成绩，但相对于整个国家来讲，还显得步伐慢，范围小，发展不平衡。

我国的公共卫生护理开始于 1925 年，北京协和医学院在护理教育课程中增设了预防医学课程，同年在格兰特教授的倡导下，与北京市卫生科联合创办我国第一所公共卫生机构，称为“北京市第一卫生

Note

事务所”。1932 年，中央卫生实验处成立了，负责培训公共卫生护士。1945 年，北京协和医学院成立了公共卫生护理系，王琇瑛任主任，该院开办了我国第一所护理学院。同年，北京市成立了四所卫生事务所。新中国成立后，护士学校暂时没有开设公共卫生或社区护理课程。

1983 年恢复高等护理教育后，课程设置中增加了护士预防保健知识和技能训练。1994 年，卫生部所属的 8 所医科大学与泰国清迈大学联合举办护理硕士班，课程中设置了社区健康护理和家庭健康护理课程。1993 年和 1997 年，中等专业卫生学校对护理课程调整，增加了社区护理方面的内容。1996 年 5 月，中华护理学会举办了“全国首届社区护理学术会议”。倡导完善我国的社区护理，重点是社区老年护理、母婴护理、慢性病护理及家庭护理。1997 年，首都医科大学设立了社区护理专科，至今几乎所有护理专业本科教育的课程中都开设了社区护理课程。2004 年，社区护理硕士和博士研究生教育也在高校开始启动，2007 年，天津医科大学开始招收护理专业社区护理方向的本科生。

1997 年，国务院发布的《卫生改革与发展的决定》和卫生部提出的《关于进一步加强护理管理的通知》中，强调开展社区卫生服务和社区护理的重要性。2000 年，卫生部科教司印发了《社区护士岗位培训大纲(试行)》，全国各大城市开始了社区护士的岗位培训。2002 年，卫生部出台了《社区护理管理的指导意见(试行)》，规范了社区护理工作任务与社区护士职责，推动了社区护理发展。2005 年，《中国护理事业发展规划纲要(2005—2010 年)》中提到发展社区护理，拓宽护理服务。2006 年 6 月，人事部、卫生部、教育部、财政部、国家中医药管理局颁布《关于加强城市社区卫生人才队伍建设的指导意见》，明确指出：加强社区护理学学科建设、社区护理学教育、社区护理学师资队伍建设和社区护理课程和教材建设，有条件的医学院校要成立社区护理学系，将该类学科纳入学校重点建设学科整体规划之中，护理学专业本、专科教育要开设社区护理学课程。《中国护理事业发展规划纲要(2005—2010 年)》提到：到 2015 年，在基层从事工作的护士达到 30 万人，其中，社区卫生服务机构的医护比达到 1∶1～1∶1.5。到 2015 年，通过开展试点，探索建立针对老年、慢性病、临终关怀患者的长期医疗护理服务模式，大力发展老年护理、临终关怀等服务，进一步增加城市社区卫生服务机构和农村乡镇卫生院的护理力量，保障基层护士待遇。

知识拓展

其他国家社区护理的发展

1. 美国　社区护理具有悠久的历史。1877 年，France Root 成为美国纽约第一个受雇的职业家庭护士。社区护理的效应很早就得到了美国社会的承认。纽约“都市人寿保险公司”认识到家访护理在预防疾病和降低死亡率方面的成就，从而从 1909 年开始将家访护理纳入到保险项目中，同时护士也领会到了护理专业与商业之间的联系。增进健康和预防疾病是社区护理的宗旨，这一概念是在社区护士家访大城市里的穷人时形成的，并逐渐扩展和运用到其他人群，包括妇女、婴幼儿、学龄儿童、工人和边远农村人口。1893 年，Lillian Wald 和 Mary Brewster 在纽约成立了亨利街护理中心。他们认为最有效的护理方法是护士们生活和工作在贫穷的移民区里。护士们不仅在亨利街从事家访和护理患者，同时也开展增进健康和预防疾病的宣教。

2. 日本　根据《地域保健法》《保健疗法》的规定，至 1994 年各都道府、政令府、特别行政区都设立了保健所、保健中心，全国共有保健所 848 所、市街村保健中心 1241 所，各类保健机构中保健护士达到 2 万余人，为日本国民健康实施全民保健工作，同时日本实行的是全民医疗保险制度，为促进社区保健工作的发展提供了保障，针对老龄化社会这种情况，日本的社区护理发展也较快，其中老人保健与母子保健是日本社区保健工作的中心，老龄化社会推进了日本老人保健事业的发展，日本老人保健制度的宗旨是保持健康、确保医疗。

3. 德国　自二十世纪六七十年代以来，社区护理就在德国卫生行业有了较快的发展，1992 年全国已有 1 万家护士站，4500 个家政服务中心，约有一半护士从事社区护理工作。在社区护理服务中主要有家政人员(从事家政事务)、护理员(协助护士做好生活护理)、护士(主要从事护理专业工作)。无论是护士还是护理员,均要求有5年以上的医院工作经验,其服务对象主要是社区老年人、儿童、术后恢复期的患者、慢性病患者、残疾人等,服务内容为慢性病的预防、自我保健康复和护理工作。每个护士站的所有护士每周集中2~3次,一起讨论护理计划和对患者护理过程中出现的问题,护士站的每名护士均配有呼叫器,遇事随时联络,每7个护理站归一个总部管理。同时,各州护理技术监测协会定期对各护士站的工作进行考核和验收。

4. 新加坡　政府主张减少医疗消费,因而70%的住院患者是急诊入院,大量慢性病患者集中在社区内治疗和康复,社区康复和家庭护理多由护士承担。因此社区服务被摆到重要的位置。鉴于此种情况,政府加大了对社区保健的财政投入,如在设有急诊的综合性医院增加老年病床数,在社区综合诊所建立护理中心,还建立了护理之家(老年人长托),逐渐形成了医院—社区护理中心—护理之家—白日护理双向转诊的服务网络,比较好地解决了老年患者的就医护理问题。

二、社区护理的对象

目前,对护理对象有两种分类方法:一是按社区、家庭、个人分类;二是按人的健康程度分类。

1. 按社区、家庭、个人分类

(1) 社区:社区整体人群为服务对象,关注的是社区整体人群健康。

(2) 家庭:家庭为单位,把家庭作为护理对象,关注家庭所有成员的健康。

(3) 个体:个体是家庭和社区的基本单位,社区中个人的健康是构成家庭和社区健康的基础。

2. 按人的健康程度分类

(1) 健康人群:社区护理的主要对象,对于健康人群应从幼儿时期就培养良好的卫生习惯、健康的生活方式,掌握卫生保健知识,提高其自我保健水平。以妇女、儿童、老年人群为重点人群,这些人群需要得到特殊的保健。

(2) 亚健康人群:这类人群介于健康与疾病之间,既没有明显的疾病,也没有异常的客观指标,但出现体力下降、反应能力及适应能力下降等现象。对于此类人群的护理应侧重疾病的预防和自我保健,把疾病消灭在萌芽阶段。

(3) 高危人群:明显存在某些有害健康因素的人群,其疾病的发生概率明显高于其他人群,包括高危家庭的成员和存在明显危险因素的人群。对于此类人群应做好基本的预防,进行健康教育,时刻进行健康监测,预防或延缓疾病的发生和发展。

(4) 患者群:主要是指居家的各种疾病患者,包括常见病、多发病和慢性病患者,以及在家中的临终患者等。此类人群的护理重点是在疾病的治疗、康复工作中,提供相关的护理服务。

(5) 残疾人群:居家的躯体残疾和精神残疾的患者,此类患者的护理注重疾病的康复。

三、社区护理的特点

1. 预防保健为主　社区护理的服务主要目标是促进和维护人群的健康,所以预防性服务是社区护理的工作重点。通过一级预防途径,如卫生防疫、传染病管制、意外事故防范、健康教育等,达到促进健康、维持健康的目的。相对医院护理工作而言,社区护理服务更侧重于积极主动的预防,通过运用公共卫生及护理学的专业理论、技术和方法,促进社区健康,减少社区人群的发病率。

2. 强调群体健康　社区护理是以社区整体人群为服务对象,以家庭及社区为基本的服务单位。社区护理的工作就是收集和分析社区人群的健康状况,运用护理程序的工作方法,解决社区存在的健康问题,而不是单纯只照顾一个人或一个家庭。

3. 工作范围的分散性及服务的长期性　社区护理的服务对象居住相对比较分散,使得社区护士的

Note

工作范围更广、更分散;另外,社区中的慢性病患者、残疾人、老年人等特定服务对象对护理的需求具有长期性。

4. 综合性服务 影响人群健康的因素是多方面的,这要求社区护士的服务除了预防疾病、促进健康、维护健康等基本内容外,还要从整体全面的观点出发,从卫生管理、社会支持、家庭和个人保护、咨询等方面对社区人群、家庭、个人进行综合服务。这种服务涉及各个年龄阶段、各种疾病类型;服务范畴"六位一体",即集社区预防、保健、医疗、康复、健康教育及计划生育技术指导六位于一体,体现生理、心理、社会整体。由此可见,社区护理是需要护理人员有高水平、全面的知识和技能的综合性服务。

5. 可及性服务 社区护理属于初级卫生保健范畴,其基本要求是所提供的服务应是所有社区人群在需要时能得到相应的服务。这就要求护理服务具有就近性、方便性、主动性,以满足社区人群的健康需求。从当前的社区卫生服务管理要求看,要求服务范围为 2 km 或行走 15～20 min 即可到达的服务。

6. 具有较高的自主性与独立性 社区护士的工作范围广,而且要运用流行病学的方法来预测和发现人群中容易出现健康问题的高危人群。在许多情况下,社区护士需要单独解决面临的健康问题,因此,社区护士较医院护士有较高的独立性,需要具有一定的发现问题、分析问题和解决问题的能力。

7. 与多部门的密切协作 社区护理是团队工作。为了实现健康社区的目标,社区护士除了需与医疗、保健人员密切配合外,还要与社区的行政、福利、教育、厂矿、机关等各种机构的人员合作,才能完成工作,也需要利用社区的各种组织力量,如家政学习班、社区事业促进委员会、准父母学习班等,加上公众的参与来开展工作。

四、社区护理的工作内容

随着社区护理的不断发展,其工作范围不断延伸。在我国,作为社区卫生服务的重要组成部分,社区护理工作主要围绕社区卫生服务的内容而开展,可概括为以下几方面。

(一) 社区居民康档案的建立与管理

社区居民健康档案的建立与管理包括建立、更新和管理居民健康档案,根据居民主要健康问题和服务提供情况填写相应记录,随居民健康状况的变化而不断更新,并同时建立电子健康档案,便于信息的储存和分析。

(二) 社区保健服务

社区保健服务是指向社区各类人群提供不同的身心保健服务。其重点人群为儿童、妇女和老年人,服务内容包括计划免疫、计划生育、合理营养、体育锻炼、健康检查等。

(三) 社区健康教育

社区健康教育是指以社区为基本单位,以社区人群为教育对象,以促进居民健康为目标,有计划、有组织、有评价的健康教育活动。其主要目的是促使社区居民自觉地接受有益于健康的生活方式和行为。尤其是很多慢性病的发生和发展与生活方式联系紧密,通过有效的方法开展健康教育活动,可对疾病的危险因素进行干预,延缓或减少疾病的发生。

(四) 社区传染病的预防控制与管理

传染病因其疾病特点,在社区暴发或流行将严重危害公共健康,做好社区传染病的监测工作的意义深远。一旦发生传染病疫情,社区护士应及时报告,有效控制疾病传播的范围,防止出现大规模疫情的暴发。

(五) 家庭健康服务

家庭健康服务是在有医嘱的前提下,社区护士直接到患者家中,应用护理程序,向社区中有疾病的个人,即出院后的患者或长期进行家庭疗养的慢性病患者、残疾人、精神障碍者,提供连续的、系统的基本医疗护理服务。社区护士在护理实践中与家庭接触更多,以家庭为护理对象,帮助家庭发挥潜能,预防、应对并及时解决家庭的健康问题,以促进家庭成员的健康。在我国,多数以家庭病床的形式进行家庭护理。

Note

（六）社区急重症患者的急救与转诊服务

因为社区基层卫生机构无法对危重症患者进行有效的抢救及处理，所以需要将其安全转诊到相关医疗机构，以便更有效地救治。

（七）社区康复服务

社区康复服务是指向社区内因急慢性疾病、创伤及残疾所致的身心功能障碍者提供的康复护理服务，以帮助他们改善健康状况，恢复功能。其主要任务是最大限度改善功能，促进伤残者的康复进程，预防并发症和伤残的发生，帮助伤残者恢复自理和自立能力，尽快重返家庭和社会。

（八）社区临终关怀服务

社区临终关怀服务是指向社区临终患者及其家属提供他们所需要的各类身心服务，以帮助临终患者更加安详、有尊严地走完最后的人生历程，同时尽量减少对家庭其他成员的影响。

（九）社区生活环境与职业环境监管

社区护士通过对环境的监管，如："三废"的处理，居民环境的保护与改善，水源、饮用水及饮食业的卫生监督，居民健康状况监测，生产环境监测等，来维护环境安全，保护居民健康。同时也为职业人群提供防护信息与措施，及时进行环境评估，加强职业安全教育。

第四节　社 区 护 士

一、社区护士的定义及基本条件

（一）社区护士的定义

《社区护理管理的指导意见（试行）》给社区护士的定义如下：社区护士是指在社区卫生服务机构及其他有关医疗机构从事社区护理工作的护理专业技术人员。

（二）社区护士的基本条件

(1) 具有国家护士执业资格并经注册。

(2) 通过地（市）以上卫生行政部门规定的社区护士岗位培训。

(3) 独立从事家庭访视护理工作的护士，应具有在医疗机构从事临床护理工作 5 年以上的工作经验。

二、社区护士的角色

（一）照顾者

照顾者是社区护士最基本的角色。社区护理很多服务活动中都需要社区护士担任照顾者的角色，如家庭访视、慢性病患者的护理、残障者的康复训练等，都是社区护士向个人、家庭、群体提供诊疗护理技术服务和生活照顾。

（二）指导者

作为指导者，社区护士向社区居民提供各种教育指导与服务，包括患者教育、健康人群教育、患者家属教育等。如孕妇关心胎儿的发育生长，婴幼儿家长关心孩子的营养成长，社区居民对运动和营养的了解等，都可以通过健康教育的方式给予指导。

（三）咨询者

咨询和教育不同，教育是以教育者为中心，主动陈述道理，予以指导。咨询是以寻求咨询者为主，提出问题，寻求解决，社区护士有责任解答社区居民的疑问和难题。具备良好咨询素质的社区护士，能够有效地将咨询和教育相结合，更全面地为社区居民服务。

（四）管理者

凡是有共同劳动的地方就有管理，任何一个参与共同劳动的人都具有管理职责，只不过管理职责的内容、范围不同。社区护士具有管理职能，在社区服务中要组织有关人员共同工作，制订计划，对社区护理工作进展情况进行控制等。

（五）协调者

社区护士面对的是复杂的、开放的社区，在工作中要协调各类人群、各类机构的关系。因此，要求社区护士应具有较强的“亲和力”，在与社区卫生服务团队中的其他成员、社区组织、社区服务的群体、个人、家庭的协调中，学会思考、评价、反思。

（六）研究者

社区护士在工作中离不开收集资料、观察问题、分析问题，而要更好地解决问题从而提升服务成效，就要进行科学研究。所以社区护士要保持质疑的态度，养成观察的习惯，培养分析问题的技能，为护理学科的发展及社区护理的不断完善贡献自己的力量。

三、社区护士应具备的能力

（一）人际沟通和协作的能力

社区护士需要和不同年龄、不同层次和社会背景的护理对象进行有效的沟通，建立良好的合作关系，给予必要的健康教育和技能指导。社区护士还需要和其他部门工作者进行沟通，获得支持和协助。因此，有效的人际沟通和团队协作是实现护理目标的前提。

（二）健康教育的能力

健康教育是社区护理的一项重要内容，社区护士要教给人们必要的知识，改变人们对健康的态度，帮助人们实现健康的生活方式和行为。同时，由于社区中的老年人和慢性病患者增多，将出现越来越多的非专业护理人员，因此社区护士不仅自身要掌握护理知识和技术，还要教会非护理人员（患者及其家属、社区服务人员）掌握必要的护理技术，如高血压患者自己测量血压、糖尿病患者自己进行胰岛素注射等。

（三）综合护理的能力

由于社区护士的主要工作场所是在社区，服务对象不仅仅是患者，还包括健康人群，服务的内容不仅仅是疾病的护理，还要对社区卫生保健全面负责，这就要求社区护士必须具备综合分析能力。这种能力来源于对社区的充分了解、敏锐的思维和准确的判断，因此，社区护士在社区护理工作中要应用科学的工作方法，找出社区中复杂的卫生问题，并对这些问题进行综合分析，以采取正确的护理措施。

（四）独立判断和解决问题的能力

社区护士在工作中，常处于独立工作状态，即独立地进行各种护理操作、独立地运用护理程序、独立地开展健康教育、独立地进行咨询或指导。此外，无论是社区的服务站还是患者的家里，其护理条件及设备均不如医疗机构，这就要求社区护士具备较高的独立判断、解决问题或应变的能力。

（五）组织与管理的能力

社区护士一方面要向社区居民提供直接的护理服务，另一方面还要调动社区的一切积极因素，充分利用社区的各种资源，大力开展各种形式的健康促进活动。社区护士有时要负责人员、物资和各种活动的安排，有时要组织本社区有同类兴趣或问题的机构人员学习，如老人院中服务员的培训或餐厅人员消毒餐具的指导，这些均需要一定的组织、管理能力。

（六）科研能力

社区护士不仅担负着向社区居民提供社区护理服务的职责，而且也肩负着发展社区护理、完善护理

Note

学科的重任。因此，社区护士应具有科研的基本知识，能独立或与他人共同进行社区护理科研活动。在社区护理实践中，社区护士应善于总结经验，提出新的观点，探索出适合我国国情的社区护理模式，以推动我国社区护理事业的发展。

（七）自我防护能力

社区护士常在非医疗机构场所提供有风险的医疗护理服务，所以应特别需要加强自我防护意识及能力。社区护士的自我防护能力主要包括两个方面，分别为法律方面的自我防护及人身安全方面的自我防护。社区护士应加强法律意识，例如，在患者的家中进行静脉输液，不仅要完整记录患者病情，还要在提供一些医疗护理服务前与患者或家属签订有关协议书，以作为法律依据。社区护士在非医疗机构场所提供护理服务时，应避免携带贵重物品，并注意自身安全的防护。

社区护士的能力将直接影响社区护理的质量。目前，我国的社区护理仍处于初级阶段，只有加强社区护士的能力培养，提高社区护理队伍的整体素质，才能保证社区护理的质量，才能保证我国的社区护理事业健康蓬勃地发展下去，并圆满地达到我国发展社区护理的目的。

知识拓展

护士如何实现自我保护

（1）高度的责任意识：可使自己对患者负责，对工作负责。

（2）遵守规章制度：严格执行各项技术操作规程，可使自己在工作中减少差错。

（3）不断学习以便具有扎实的护理专业知识，能使自己成为内行，并科学执行医嘱。

（4）精湛而娴熟的技术操作：能使自己精准地为患者服务，赢得患者的信任。

（5）规范临床护理记录：真实、及时、准确记录自己的工作，使自己的工作有章可循，有据可查。

（6）掌握原则（包括护理原则、伦理原则与法律原则）：使自己的工作符合行业准则。

（7）实事求是：使自己具有良好的职业道德。

（8）科学的工作态度：使自己保持良好的工作状态。

（马音音）

直通护考在线答题

Note

第二章　以社区为中心的护理

学习目标

掌握：1. 能够陈述社区护理评估、诊断、计划、实施、评价的概念。

2. 能够阐述社区护理评估和评价的内容和方法。

3. 能够简述社区资料的分析和社区护理诊断形成的过程。

4. 能够陈述确定社区护理问题的优先顺序的依据。

熟悉：能够运用护理程序对社区进行评估、提出护理诊断、拟定护理计划、制订护理措施。

了解：OMAHA 问题的相关知识内容。

本章 PPT

社区护理是以社区为基础的护理保健服务。面临新时期对医疗卫生事业的挑战，社区护士的角色变得更加复杂化，因此，要求护理工作方法也要更科学化、系统化。社区护理对象包括个人、家庭和社区，针对不同的护理对象在护理上各有其特点。以社区为中心的护理是以社区为护理对象，运用护理程序，为增进和恢复社区健康而进行的一系列有目的、有计划的护理活动，包括社区护理评估、社区护理诊断、社区护理计划、社区护理计划实施和社区护理评价五个步骤。

第一节　社区护理评估

案例引导

张女士，60 岁，大专学历，身高 1.55 m，体重 60 kg，BMI 25。高血压病史 2 年，平时规律服药，血压控制在(120～139)/(80～89) mmHg，无其他并发症。平日在家主要照顾老伴、料理家庭日常事物，偶尔晨练，性格急躁，对于高血压非药物治疗的知识和重要性了解不多，一家人喜食各种酱菜、腌菜，烹调方法多为煎炸油炒，口味偏咸，几十年从未注意过。今日于晨练后感到头晕不适，来到社区卫生服务中心，测血压为 150/90 mmHg。在医师详细检查之后，社区护士小李根据实际情况为张女士提出了现阶段的主要问题，并且为她制订了高血压非药物治疗的详细计划。

(1) 社区护士的护理诊断是什么？

(2) 请制订社区健康护理计划。

社区护理评估(community nursing assessment)是社区护理程序的第一步，通过客观的科学方法收集与社区健康状况相关的资料，并对资料进行整理和分析，确定社区的健康问题及健康需求，同时找出导致这些问题的相关因素，以及与这些问题有关的社区内的组织机构、政策、资源现状，为社区护理诊断和计划提供参考(表 2-1)。

Note

表 2-1　社区护理评估表

评估内容		收集资料内容
地理环境与人为环境特征	社区基本资料	社区的名称、地理位置、东南西北界线、面积等
	自然环境和气候	特殊环境、是否会引起洪水等；温差、温度、应对能力
	动植物分布情况	绿化面积、特殊动植物、对居民生活的影响
	人为环境	工厂等对空气和水的影响，居住环境
	居民的居住环境及配套设施	居住条件、垃圾处理、噪音、污水排放情况等
人群特征	人口数量、密度及变化趋势	社区人口数量、密度，社区人口短期内大量增长、流失
	人口构成特点	人口的年龄、性别、婚姻、职业、文化程度、籍贯等
	人口健康状况	居民的主要死亡原因、死亡率、主要疾病谱、高危人群数和影响因素及居民的职业健康
社会系统	卫生保健功能	健康服务机构的种类、地理位置，所能提供的服务范围、服务时间、费用情况、技术水平、就诊人员特征等
	经济功能	居民人均年收入；政府投入卫生经费数量、比例，医疗设备与人口比例
	社会服务及福利功能	提供社会服务的机构包括商店、饭店、旅馆及满足特殊需要的机构（如托儿所、家政服务公司等）
	交通与安全功能	社区内消防应急系统、交通便利性等
	信息传递功能	主要的信息获取途径
	娱乐功能	娱乐场所、有无不良因素存在
	教育功能	教育情况，学校的分布能否满足需求
	政治功能	卫生经费的投入以及相关的法律法规政策
	宗教功能	宗教组织、类型、人数、领导人及对居民健康的影响

一、社区护理评估的内容

1. 地理环境与人为环境特征　社区的地理位置、自然环境或人为环境及社区的资源多少都会影响社区人群的健康状况。一个健康的社区能合理地利用资源，并做好应对环境中威胁的准备。在评估时，社区护理人员必须了解环境特性对社区居民的生活方式及健康状况所造成的影响，如：社区居民是否能认识到环境中的危险因素，是否已采取相应的措施，是否能充分利用社区的资源；社区的卫生保健组织是否有应对一些自然灾害的准备等。

（1）社区的基本资料：社区的基本资料包括社区的名称、地理位置、东南西北界线、面积等，这是社区护理人员要了解一个社区时需掌握的最基本的资料。

（2）社区的自然环境和气候：评估有无特殊的自然环境，如是否有河流、山川，以及这些自然环境对健康或生命有无威胁；有无引起地震、洪水、传染病等的自然环境；注意社区的常年气候特征以及温差变化、湿度，评估社区居民有无应对气温骤变的能力。

（3）动植物分布情况：了解社区内有无有毒、有害的动植物，以及该动植物对自然环境是有利的还是会造成污染，居民是否知道该如何防范等。

（4）人为环境：现代化社会里，每个社区都会有一些人为建筑，如工厂、桥梁、交通工具等，因此要评估这些人为环境是破坏了社区的自然环境，还是增加了社区的资源。评估的内容如下：是否对空气、水资源造成污染；是否对居民的生命安全造成威胁，如一些化工厂、加油站有无安全隐患存在；是否还需要再建设一些人为环境以方便居民的生活，如建造桥梁等。

（5）居民的居住环境及配套设施：了解居民居住条件，如房子面积、朝向、是否通风，取暖、供水、照明设备是否齐全以及周边绿化情况。另外，还应了解垃圾处理、噪音、污水排放情况等。

2. 人群特征

（1）人口数量、密度及变化趋势：社区人口的数量决定了社区所需卫生保健服务的多少。人口过多、密度过大将使社区卫生保健服务的工作负荷增加，会影响服务质量及服务的普遍性，同时会增加生活的压力及环境污染的可能性。但人口过少、密度太小又会降低社区卫生服务资源的利用率。人口数量的变化趋势也影响到社区对卫生保健服务的需求，当人口数增长时，对卫生保健的需求也会增加，人口数减少时，需求也会减少。因此，根据人口变化适时整合社区服务机构的人力、物力等资源，既可使社区居民的健康需求得到满足，又不会造成医疗资源的浪费。

（2）人口构成特点：在收集社区的人口资料时，要了解人口的年龄、性别、婚姻、职业、文化程度、籍贯等基本特征的构成情况。根据人群的年龄构成可以确定社区主要需求，因为不同年龄段有不同的健康需求；根据婚姻构成了解社区的主要家庭类型及判断有无潜在的影响家庭健康的因素；根据职业构成可间接反映社区居民的收入水平及判断职业对健康的影响水平；根据文化程度构成，可为制订宣教方案提供参考；根据籍贯来了解社区中有多少流动人口，如何满足流动人口的健康需求是社区卫生保健工作的一项挑战。

（3）人口健康状况：除要了解社区居民的主要死亡原因、死亡率、主要疾病谱、高危人群数及影响因素（如生活习惯、烟酒嗜好、饮食习惯等）外，还要关注居民的职业健康。

3. 社会系统 每个社区都是由人群组成的，人们在互动过程中扮演着不同的角色，如父亲、儿子、丈夫、雇员等，人与人之间的各种社会关系形成了不同的社会系统功能。社区作为一个完善的社会系统，应具备卫生保健功能、经济功能、社会服务及福利功能、交通与安全功能、信息传递功能、娱乐功能、教育功能、政治功能、宗教功能九大功能。

（1）卫生保健功能：评估社区内提供的健康服务机构的种类、地理位置，所能提供的服务范围、服务时间、费用情况、技术水平、就诊人员特征等，以及卫生资源的利用率及居民的接受度和满意度。社区护士还要判断这些保健机构是否能为社区中所有居民包括患病者、高危人群、健康者或特殊人群提供全面连续的健康服务。同时，社区护士还要评估社区卫生经费的来源及判断是否充足；评估社区的转诊程序以及保健机构与其他机构配合的可行性。

（2）经济功能：一个社区居民的经济水平与他们是否积极寻求健康服务有很大关系。经济越发达，越注重健康服务，社区护理人员在执行计划时也可以有更多的资金来源。社区护士需了解居民的职业类别、收入状况、社区中的贫困户，以制订适合不同人群的计划。

（3）社会服务及福利功能：提供社会服务的机构包括商店、饭店、旅馆及满足特殊需要的机构（如托儿所、家政服务公司等）。这些机构的存在可以弥补家庭功能的不足，使家庭更健康和谐。另外，社区护士还要了解政府所提供的福利政策及申请条件，社区居民能否得到所需的福利照顾（如某些幼儿园有专车接送孩子上学）。

（4）交通与安全功能：交通与安全功能的评估内容包括居民生活中的交通是否便利，尤其要评估去医疗保健机构是否方便；有无交通混乱、道路标志不清、人车混杂的街道；社区里有无安装消防设备，附近有无消防队、警察局、环保所等；社区的治安现状如何；社区是否为残障者创造了无障碍通道。

（5）信息传递功能：其评估内容包括社区的通信功能是否完善，这将直接影响到能否顺利执行健康干预计划、能否顺利向社区大部分居民提供健康相关知识。社区的通信功能越畅通，提示该社区越成熟。评估时应主要了解社区居民平常获取信息的途径，如电视、收音机、报纸、杂志、电话、公告栏、网络、信件等，为将来制订计划时选择合适的沟通途径提供依据。

(6) 娱乐功能:人在工作之余需要放松,劳逸结合才能保持精力旺盛。社区应该具备提供娱乐和休闲的活动场所,以便能提高居民的生活质量。评估的内容包括有无公共晨练场所、公园、儿童活动场所等,以及有无对健康造成不良影响的场所,如KTV、网吧等。

(7) 教育功能:其评估内容包括社区中学龄儿童是否都能受到良好的教育,社区中的家庭是否都有足够能力供孩子上学;社区中有哪些正式与非正式的教育机构,居民对这些教育机构的接受度和满意度如何。另外,应关注外来人口子女的教育问题。

(8) 政治功能:其评估内容包括社区的政府官员对大众健康的关心程度、人群健康保健的相关政策、用于卫生服务的经费,政府对群众健康的态度和政策关系到健康计划的可行性。另外,还应了解社区的主要管理机构(如居委会、民政局等)的联系方式,因为在计划实施时需要他们的支持和帮助。

(9) 宗教功能:其评估内容包括宗教信仰对社区居民的生活方式、价值观、健康行为有何影响。另外,社区护士还要评估社区中的宗教类型及信徒人数,以及对居民健康的影响。

二、社区护理评估方法

一个完整的社区健康评估必须包括主观资料和客观资料,既要进行定性评估,又要进行定量评估。在过去的工作中,人们多重视定量评估,如流行病学数据、人口学调查和对服务设施数量的调查;而对于定性评估,如服务对象的主观情感、愿望和需求往往没有受到应有的重视。实际上在社区需求评估中更多的是依据群众的主观感受和社区的需要,居民有权自己决定是否要改变生活方式,是否接受卫生服务以及接受哪一种服务。因此,在评估时除客观数据外还应兼顾居民的主观意愿和情感,两者是相辅相成、不可或缺的。社区护理评估通常采用以下方法。

1. 社区实地考察法 社区实地考察又称挡风玻璃式调查,也称周游社区调查法,是指通过周游社区进行实地考察,主观地观察社区中人们的互动、生活形态,了解该社区与周围社区的关系。在周游社区过程中,可以在社区范围内步行或坐在车上(透过挡风玻璃),观察社区人群的生活形态、互动方式,了解不同地理、人文、社会、环境、经济发展等情况。评估者要充分动用全身的感觉器官,用眼去看居民的生活、住房、社区的自然环境和人为环境,用耳去听居民的谈话、社区的噪声,用鼻子去闻空气及特殊气味,用皮肤去感觉气温,用嘴去尝水的味道,要尽可能多地获取信息。挡风玻璃式调查需要调查员具有敏锐的观察力,并经过特别的训练。由于实地考察法是一种主观的收集资料法,所以为了减少主观因素造成的偏差,要求由不同观察者周游社区,或同一观察者至少选择两次不同的时间去周游社区,综合两次或多次的观察结果,以保证资料的准确性。

2. 重点人物访谈法 重点人物访谈法是指通过对社区中重点人物的访问,了解社区的情况或某个主题。重点人物指的是对社区很了解的人,一般是在社区中居住时间比较长的人或社区的管理者。根据评估者想要了解的主题选择最可能得到相关信息的人。另外,就某个主题想了解社区居民的一般态度或看法时,应选取不同阶层的人作为访问对象,可将年龄、经济水平、教育程度或其他特征作为分层标准,以使访谈结果更具群体代表性。

3. 问卷调查(包括信访法和访谈法) 一般来说,在设计问卷之前调查者就应该决定,是采用信访法让被调查者自己填写问卷还是使用访谈法收集资料。问卷的设计和质量是调查成功和有效的基础,问卷可以是开放式的,也可以是闭合式的。信访法一般通过邮寄问卷给被调查者,由他们自己填写后寄回,具有调查范围广泛、高效、经济等优点,但是回收率低,并且要求被调查者有一定的文化水平,能自行完成问卷。访谈法是指经过统一培训的调查员,对调查对象进行访谈以收集资料。优点是回收率高、灵活性强、可以询问比较复杂的问题;缺点是费时、费钱,需要培训调查员,并且还可能存在调查员的偏倚。从调查质量角度看,访谈法的优点多于信访法,当样本较大、调查对象较集中的情况时,一般采用访谈法。

4. 查阅文献法 查阅文献法是指社区护理人员可到图书馆、派出所、防疫站、卫生局、环保局、居委会等地方查阅人口普查资料、健康统计资料、疾病统计资料、社区人口的特征、人员流动等情况。

Note

5. 参与式观察法 参与式观察法是指评估者最好能生活到该社区中,参与社区居民的活动,在此过程中有意识地对居民进行观察，以了解他们的健康行为、生活习惯等。此法获取的资料常常比较真实、深刻。

6. 社区讨论会 社区讨论会即根据所收集资料的目的，确定讨论的主要问题，由调查员把社区居民召集起来，就相关问题进行讨论。调查的对象通常由 5～15 人组成，具有相似的年龄、文化或职业等。调查员运用领导技巧，为调查对象创造一个宽松、融洽的气氛，以完成预定的调查目标。讨论的时间一般为 1～2 h，应将讨论的内容做好记录。

三、社区健康资料的整理与分析

通过评估所获得的社区资料是繁杂的，包括很多方面的信息和很多类型的数据，因此需要社区护士对资料进行归类、复核、整理、比较等。分类方法很多，可以按社区人群、社区地理环境、社会系统、社区健康状况和社区资源等分类。其他常用的分类方法如下：按生理、心理和社会等方面来分类；按马斯洛(Maslow)的基本需要层次理论分类；或按高登(Gardon)的功能性健康形态分类；还可以从现代医学普遍认为的影响人类健康的 4 大因素分类，包括人的生物遗传、环境、行为与生活方式及医疗卫生服务四大部分。

1. 资料的归类 社区资料的分类方式很多，最简单的分类法可按社区环境特征、人群特征和社会系统特征进行分类。另外，还可以从流行病学方面(Denver 流行病学模式)分类，包括人的生理、生活环境、生活形态与卫生保健系统四大部分。

2. 资料的复核和整理 归类后的资料还要由评估者根据收集过程的可靠程度进行复核，对不确定的资料进行再次收集，对不确切的资料进行删除。评估者可以用定量研究的统计学方法和定性研究的文字分析法对获得的社区健康相关资料进行整理。一般二手资料的数据和问卷调查的结果可以通过计算平均数、率、百分比、构成比等统计学指标归纳整理，并将统计结果用图、表的形式表示。通过观察、访谈和讨论等获得的资料可以通过文字分析的方法进行整理，以便从中了解社区的健康状况。

3. 资料结果的比较 对数据进行整理后常常还不能做出结论和判断。概括出来的数据是否正常，是偏高还是偏低，需要再找一个标准来比较。这个标准可以参照省市标准、国家标准或国际标准。例如，表 2-1 中，对于老年人口比例，可与国际标准来比较，从而判断该社区是否存在人口老龄化的问题。对于收集到的其他一些资料，如学龄儿童就学率、社区劳动人口就业率、婴儿死亡率、疾病的发生率及病死率等，都可以用这个方法来做出正确的评估。

第二节 社区护理诊断

社区护理诊断(community nursing diagnosis)是社区护士在完成了资料收集之后，对于个人、家庭、社区现存的或潜在的健康问题或生命过程的反应的一种临床判断，是社区护士选择措施的基础。1994 年，美国的 Neufeld 等人将护理诊断运用于社区护理，采用“个人、家庭、群体或集合体”代替“患者”一词，并认为社区护理诊断是：对于个人、家庭、群体或集合体现存的或潜在的健康问题的反应及其相关因素的陈述，对于这些问题可通过护理干预措施帮助改变或给予支持，使其保持健康。社区护理诊断的重点是某一个群体的健康问题和健康需求的诊断，而不仅是个人的诊断。因此，社区护理诊断必须能反映这一群体目前的健康状况。

一、社区护理诊断的形成

1. 得出结论 通过对资料的分析得出结论。例如，某社区对男、女性肺癌患病率的调查显示，男性占总数的 65%，女性占总数的 35%，其中抽烟人数占总数的 82.75%，男性抽烟人数占 70.35%，女性抽烟人数占 12.4%，通过资料分析比较可以得出“抽烟人群患肺癌概率远高于不抽烟人群，男性高于女性”的结论。

2. 核实 进一步对相关资料分析，核实上述结论的有关因素。如前文所述，护士调查发现，该社区居民文化程度较低，社区卫生服务中心并未开展有关肺癌疾病的健康教育活动，加上对肺癌的重要性不了解等因素。通过对这些情况进行核实，上述结论可以确定。

3. 组成 包括名称、相关因素和诊断依据。

(1) 名称：名称即对护理对象健康状况的简洁描述，有四种类型，即现存问题、高危问题、良好健康状态和医护合作性问题。

①现存问题：现存问题是指评估时社区、家庭或护理对象确实存在的问题。

②高危问题：高危问题是指问题尚未发生，但有危险因素存在，如不采取措施就一定会发生的问题。提出此类护理诊断时应陈述为“有……的危险”，如“有皮肤完整性受损的危险”。

③良好健康状态：良好健康状态是指护理对象表现出某种完好状态，并有潜力达到更高的健康状态，包括个人的、家庭的和社区的，如“家庭应对有效”。

④医护合作性问题：医护合作性问题是指护理对象存在的、需要护士与医师合作解决的问题，如“潜在并发症：电解质紊乱”。

(2) 相关因素：相关因素是指导致问题发生或影响问题发展的某些原因，用“与……有关”加以描述，包括病理生理、治疗、情境因素和成长、发育方面的因素等。如提出诊断“儿童缺乏照顾：与其父母缺乏育婴知识有关”，描述相关因素，有助于明确如何促进或阻止某一状况的发生。

(3) 诊断依据：诊断依据即出现在护理对象身上的症状、体征，以及相关的检查结果，分为主要依据和次要依据。主要依据是指证实护理诊断成立的症状和体征，次要依据是可能出现的症状和体征。

4. 社区护理诊断的陈述 社区护理诊断可采用 PSE 公式或 PE 公式：健康问题(problem，P)，对社区的健康状况或问题简洁清楚的描述；症状或体征(sign or symptoms，S)，可以推断问题的主观和客观资料；原因(etiology，E)，与社区健康问题有关的相关因素和危险因素。一个健康问题可能具有多种原因，因此确定原因是制订社区护理计划的基础。

社区护理诊断分为个人健康护理诊断、家庭健康护理诊断、社区健康护理诊断。个人健康护理诊断是以患者或有健康问题的个人为中心提出的；家庭健康护理诊断是以家庭整体为中心提出的，以反映家庭整体的健康状态；社区健康护理诊断以社区整体健康为中心，反映社区和社区群体健康状况。

二、社区护理诊断优先顺序的确定

护理诊断可以按照首优诊断、中优诊断和次优诊断进行排序。首优诊断涉及的问题是直接威胁生命并需要立即采取行动解决的，如“清理呼吸道无效：与无力排出呼吸道分泌物有关”；中优诊断涉及的问题不直接威胁生命，但可能导致身心不健康，如“压疮：与局部皮肤长期受压有关”；次优诊断涉及的问题一般不会导致身心障碍，可以最后考虑，如“角色紊乱”。

1. 确定优先顺序的原则

(1) 重要性：该项目能反映社区存在的最重要的健康问题，反映群众最关心的健康需求。

(2) 可预防性：即已有有效控制干预对象或危险因素的方法。

(3) 有效性：指通过护理干预能改善健康状况或控制危险因素，如降低发病率、死亡率。此外还包括社会效益，直接或间接地增加收益。

(4) 可行性：指所需采取的措施已有可供利用的人力和物力资源。

2. 确定优先顺序的方法 当存在多个社区护理诊断时，护士需要判断哪个问题最重要、最需要优先予以处理。遵循的原则通常采用 Muecke 与 Stanhope & Lancaster 提出的优先顺序和量化准则：①社区对问题的了解；②社区对解决问题的动机；③问题的严重性；④可利用的资源；⑤预防的效果；⑥社区护士解决问题的能力；⑦健康政策与目标；⑧解决问题的迅速性与持续的效果，评定各自的比重，得分越高表示越是急需解决的问题。排定优先顺序的两种常用方法介绍如下：

(1) Muecke 法步骤：①列出所有社区护理诊断；②选择优先顺序的准则；③决定诊断重要性的比

Note

重；④评估者自我评估每个诊断的重要性；⑤计算每个诊断所有评估准则的得分总和；⑥分数越高意味着越需优先处理。

(2) Stanhope & Lancaster 法步骤：①列出所有的社区护理诊断；②选择优先顺序的准则；③决定诊断重要性的比重；④评估者自我评估每个诊断的重要性；⑤评估者再就每个诊断的每项准则，依社区具有资源的多少评分；⑥将每个诊断每项准则的重要性得分与资源得分相乘；⑦计算每个诊断所有评估准则的得分总和；⑧分数越高代表越需优先处理。然后，对这些被关注的问题进行打分并计算出总分。最后，根据总分排出优先顺序。

三、OMAHA 系统介绍

OMAHA 系统是根据社区护士的护理实践而发展的社区护理分类系统，OMAHA 始发于社区，现在已经广泛应用于各年龄、地域、医学诊断、社会经济范围、精神信仰、种族和文化价值的个人、家庭和社会的整个护理过程中。OMAHA 系统是以研究为基础的标准化术语分类，旨在全面地找出健康问题、其严重程度和干预方案。

OMAHA 系统促进了社区卫生护理业务的科学化，提供了社区护理服务量化空间，符合社区卫生应用的实际性，能配合护理程序的运用，可减少个案记录的重复和时间；它相对简单，分有层级，并能与计算机兼容；它为开放资源，结构、术语、定义和代码不受版权限制，可免费使用。但 OMAHA 系统在我国使用尚不多，应用过程中需注意结合我国的文化特点。

1. OMAHA 护理诊断(问题)分类系统　OMAHA 护理诊断(问题)分类系统分为环境、心理社会、生理、健康相关行为 4 个领域，共 44 个诊断(问题)(表 2-2)。

表 2-2　OMAHA 护理诊断(问题)分类系统

领　域	护理诊断(问题)分类
环境	收入、卫生、住宅、邻居/工作场所的安全、其他
心理社会	与社区资源的联系、社会接触、角色改变、人际关系、精神压力、哀伤、情绪稳定性、照顾、忽略儿童/成人、虐待儿童/成人、生长与发育、其他
生理	听觉、视觉、说话与语言、咀嚼、认知、疼痛、意识、皮肤、神经运动(肌肉、骨骼)系统与功能、呼吸、循环、消化、排便功能、生殖泌尿功能、产前产后、其他
健康相关行为	营养、睡眠与休息形态、身体活动、个人卫生、物质滥用(酒精或药品)、家庭计划、健康指导、处方用药、特殊护理技术、其他

2. OMAHA 干预分类系统　包括健康教育、指导和咨询，治疗和程序，个案管理和监测 4 个范畴的护理干预。

(1) 健康教育、指导和咨询：所包括的护理活动有提供信息和资料，预测患者自我照顾，进行行为的调整适应，协助个人、家庭或社区做出决策和解决问题。

(2) 治疗和程序：主要指个人、家庭和社区预防疾病或缓解症状和体征而实施的护理活动。内容包括技术性的护理活动，如伤口护理、标本采集、药物治疗、症状和体征的预防、减少或缓解症状和体征等。

(3) 个案管理：护理活动有协调、倡导和转诊，提供方便的服务，代表患者与健康服务机构有效沟通，帮助患者建立自信，促进沟通，指导个人、家庭和社区合理利用资源。

(4) 监测：以确定个人、家庭和社区与特定情景或现象的相关情况为目的，包括的护理活动有追踪随访、测量评价、判断分析和监测患者的状况，确认危险因素和早期的症状和体征。

3. OMAHA 结果评定系统　以 5 分记分法测量护理对象在护理过程中的表现，包括知识、行为和症状体征 3 个方面。OMAHA 结果评定系统可帮助护士确定问题的严重程度和优先顺序，也可反映护理的进展情况，作为评定护理质量的参考。

4. OMAHA 系统使用步骤 为便于实施和管理，OMAHA 系统已发展出完整的一套电脑化记录系统。其基本步骤如下：①建立个人资料记录；②以问题分类表作为收集资料及评估指南，并输入资料库；③根据资料做出问题表；④以结果评定表排出优先顺序；⑤综合出一份以问题为导向的护理计划，采取干预措施表提供的建议，执行护理措施，并随时修正计划；⑥根据计划，为个案提供护理；⑦评定护理质量。

第三节　社区护理计划

社区护理计划（community nursing planning）是一种由多方合作、合理利用资源、体现优先顺序的行动方案，是社区护士帮助护理对象达到预定目标所采取的具体方法。一旦进行了社区评估、资料分析，建立了护理诊断，促进社区健康的护理干预就成为护士考虑的主要工作，即制订以社区为中心的健康计划。制订社区护理计划既要反映群体的健康问题和健康需求，又要利用可及的社区资源，鼓励社区居民积极参与，从而为社区居民提供连续的高质量护理服务。

一、制订社区护理目标

1. 社区护理目标的分类 护理目标是期望服务对象在接受护理干预后所能达到的结果，包括功能、认知、情感及行为等方面的改变。

护理目标可分为长期目标和短期目标：短期目标是指在相对较短的时间内要达到的目标，通常少于一周；长期目标是指需要相对较长时间才能实现的目标，通常为数周或数月。这需要根据具体社区护理计划完成时间而确定短期、长期的时间。有时长期目标中期望的结果往往需要一系列短期目标才能更好地实现，一系列的短期目标不仅可以使社区护士分清各阶段的工作任务，也可以因短期目标的逐步实现而增加患者达到长期目标的信心。长期目标和短期目标在时间上没有明显分界，有些计划可能只有短期目标或长期目标，有些则同时具有长、短期目标。

2. 社区护理目标陈述

（1）目标内容：主要包括 4W1H，分别为 Who——参与者、What——参与者的任务、When——执行时间、Where——地点及 How——执行的方法。

（2）目标陈述：应针对提出的护理诊断，简单明了，使用可测量或可观察到的词汇，包括：主语，即护理对象或与护理对象有关的因素；谓语，是指主语将要完成的动作，可以是功能的改进、行为的改变、知识的增加或情感的稳定等；行为标准，是指行动应达到的标准或水平，可以是时间、速度、距离或数量等能够进行观察和测量的标准；状语，是指加在动词上的条件或修饰，用来解释活动是在什么时间内、何种情况下完成的。一个护理诊断可制订多个目标，但是一个目标只针对一个护理诊断。

二、制订社区护理计划

制订社区护理计划时应首先确定目标人群、社区护理计划实施领导小组和工作小组、达到目标的最佳干预策略和措施以及可利用的资源等，然后在反复评价和修改的基础上制订。

第四节　社区护理计划实施

Note

社区护理计划实施是指建立社区护理计划以后，社区护士根据计划的要求和具体措施开展护理实践活动。社区护士在实施阶段应将护理对象当成一个伙伴，培养护理对象自行解决问题的能力，让护理对象主动地接受护理措施。因此，获得护理干预期望结果的必要条件是社区的积极参与。社区护士有责任帮助社区居民积极参与健康计划的制订及实施。

一、实施前的准备

实施工作应具备5大要素，分别为建立组织团队、制订实施进度表、人员培训、质量监控、设备物件与宣传材料。护士在实施前应充分了解社区内外可利用的资源及可合作的组织和健康保健人员，并有针对性地进行选择，如当地红十字会、肿瘤协会、健康委员会、防疫站等。同时邀请有关专业人员和专家（如心理医师、营养师、物理治疗师等）帮助或参与健康计划的实施，最终达到帮助社区人群在疾病预防、健康促进、健康维持和康复等方面取得实效。值得注意的是，任何健康项目强调的都是人的健康，而不是项目本身。

二、计划实施

1. 为计划提供良好的实施环境 在护理工作中，社区护士要特别关心服务对象的身体和生理的安全与舒适，努力为服务对象提供一个安全、舒适的环境。

2. 人员分工合作，共同完成计划 社区护士在为服务对象提供护理时，应注意参与工作的人员是否有能力完成任务，并与其他卫生工作人员进行合理的分工与协作，共同完成护理计划。

3. 及时处理意外情况 社区护士在实施护理计划时可能会出现一些障碍，例如，原定的本区高血压患者定期检查是安排在保健中心进行，但由于天气变化，致使一部分人未能参加，此时社区护士则需要调查未参加的人数和具体人员，再安排一次集中检查或分配各地段护士到各家庭中完成检查。

第五节 社区护理评价

社区护理评价是护理程序的最后一步，是对社区护理措施是否向目标发展或是否达到目标进行评价。评价的结果对社区护理评估、诊断和计划的制订都是至关重要的。虽然社区护理评价是护理程序的最后一步，但它与护理程序的第一步社区护理评估是联系在一起的，从而形成了护理程序的循环。所以，护理评价也是下一个护理程序的开始。社区护理干预的有效性依赖于护士对社区健康状况的连续性评估，以及根据实际情况的变化对护理计划的不断修改。

一、社区护理评价的方法

1. 直接行为观察 直接行为观察是通过对护理干预对象或服务对象的表现和行为进行直接的观察而获取所需资料的过程。

(1) 优点：通过具体现场观察人群、家庭人员或个体行为的表现和程序，可获得较为真实和可靠的评价资料。

(2) 局限性：费时、需投入较多人力。

2. 交谈 交谈是评价者通过与服务对象进行双向交流的形式获取信息的过程。

(1) 优点：灵活性强，可视评价是否需要采取正式或非正式形式进行；通过结构型交谈获取的资料结构统一，便于分析。

(2) 局限性：费时，非结构型交谈资料分析时有较大难度，面谈者的偏见可影响评价结果。

3. 问卷调查 问卷调查是根据评价目的，制订出有关项目的调查表。由工作人员解释填表方法，服务对象按要求逐项填写，最后获得评价资料。

(1) 优点：可从系列项目中获取较可靠信息，以避免面谈偏见。

Note

(2) 局限性:有得到错误答复的可能性,可能受到其他因素干扰,费时,调查结果有被评价者错误理解的可能。

4. 标准检查 标准检查是用现有衡量标准,如国家制定的社区护理实践标准对照护理活动的实际结果。

(1) 优点:衡量标准有较强的可信度,为某护理单位的资料结果提供了与国家标准进行比较的机会。

(2) 局限性:有时由于国家标准较为宏观,使用时难以获得实用的衡量标准。

二、社区护理评价的内容

1. 过程评价 过程评价也称形成性评价,是对护理程序的各个阶段的质量标准进行评价,贯穿于社区护理的全过程。

(1) 评估阶段的评价:评价收集的资料是否客观、准确、可靠、全面,收集的方法是否正确及适用。

(2) 诊断阶段的评价:评价社区健康问题、原因和相关因素是否准确。

(3) 计划阶段的评价:评价护理措施是否具体、可行,是否以社区居民为中心。

(4) 实施阶段的评价:评价实施过程是否完全按计划执行,记录是否如实完整和及时,资源利用有无浪费。

2. 结果评价 在服务对象经过各项按计划的护理后,针对护理活动的近期和远期效果进行评价,是否达到了预期目标。评价的结果决定护理措施是该继续还是需修改或终止。

三、社区护理评价的指标及影响因素

(1) 社区健康护理常用评价指标如下:①社区卫生服务的评价指标:提供卫生服务的人力、物力、财力,具体分为卫生机构资源、卫生人力资源、病床资源和卫生费用资源。②社区卫生服务的评价指标:公共卫生服务指标、医疗服务指标、中医药服务指标。③社区卫生服务费用的评价指标。④社区卫生服务满意度的评价指标。

(2) 社区护理评价过程中需要社区护士运用观察力、发现问题与分析问题的能力,而且社区护士解决问题的能力也会直接影响到评价的结果。因此,要求护士在工作过程中应用评判性思维对其过程和结果进行评价。社区护理评价是社区护士对整个社区护理计划实施完成情况的回顾和汇总,是社区护理程序的最后一个步骤,也是下一个护理程序的开始或制订下一步社区护理计划的基础。社区护士在护理实践中要重视社区护理评价的作用。

(姜琳琳)

直通护考在线答题

Note

第三章　社区健康教育与健康促进

学习目标

掌握：社区健康教育的相关理论和方法，能运用健康教育的方法，制订一份完整的健康教育计划。

熟悉：1. 健康教育和健康促进的区别。

2. 社区健康教育程序。

了解：1. 健康教育、社区健康教育、社区健康促进的概念。

2. 社区不同人群健康教育的特点。

3. 社区健康教育的不同形式。

本章 PPT

健康是人类生存和发展的前提。健康教育与健康促进是公共卫生工作的核心内容，社区是健康教育和健康促进的优先领域。社区健康教育是社区护理工作的重要内容，是社区卫生服务的主要功能之一。随着我国社区改革建设的不断发展与完善，人们对社区卫生服务的需求和依赖性不断增强，社区健康教育的重要性日益突出。开发社区资源，加强社区行动是世界健康教育与健康促进的重要策略。

第一节　社区健康教育

案例引导

某社区辖区 8 个街道，3.2 万人口，常住人口以工作为主，其中初中及以下文化程度者占 52.8%，60 岁以上老年人口比例为 11.4%，大多数家庭经济处于中下等水平。一年来，35 岁以上人群常见疾病发生率由高到低顺次为：流感，高血压，急、慢性支气管炎，冠心病，退行性骨关节疾病，脑血管病，癌症。肥胖率 23%，高血压患病率 10.2%，冠心病患病率 2.3%，成年男性吸烟率 56%，饮酒率 46.5%，人均盐摄入量 15 g/d。社区内无公共文体设施。新建社区卫生服务中心 1 所，医师、护士共 13 人，其中 3 人参加过全科医师培训。

(1) 作为社区护士，应对哪些人群优先开展健康教育？

(2) 针对以上人群应如何选择健康教育方法？

一、健康教育相关概念

健康教育是社区卫生服务"六位一体"的重要内容，是搞好社区卫生服务的前提和基础。随着医学模式的转变、护理新观念的推广及健康教育学科的发展，社区健康教育的相关理念、方法及模式等都在不断完善和提高。

Note

（一）健康教育相关概念

健康教育（health education）是通过有计划、有组织、有系统的社区活动和教育活动，使健康信息在教育者与被教育者之间传递和交流，使受教育者树立健康意识，自觉自愿地改变不良行为，建立有益于健康的行为和生活方式，消除或减轻影响健康的危险因素，从而达到维护和促进健康、预防疾病的目的。健康教育是一种双向性的信息传播方式，是联系健康认识与健康实践的桥梁。其不同于其他教育，实质是一个干预过程，通过有效利用现有的卫生保健资源，运用教与学的相关理论，以传播健康信息和行为干预为主要措施，通过帮助个人和全体掌握卫生保健知识，使人们树立健康意识，自愿改变行为和生活方式，最终达到改善人们健康状况，提高生活质量的目的。

社区健康教育（community health education）是以社区为基本单位，以社区人群为教育对象，以促进居民健康为目标，有目的、有计划、有组织、有评价的健康教育活动。其目的如下：通过在社区开展不同人群的综合性健康教育，普及健康知识，建立健康态度，实践健康行为，增进全民健康；充分有效利用社区的卫生保健资源开展健康促进和预防疾病工作，创建有利于健康的自然和社会环境，从而降低社区人群的发病率、残障率和死亡率，提高人们的生活质量。

（二）健康教育相关理论与模式

人类的健康相关行为是一种复杂的活动，受遗传、心理、自然和社会环境等多种因素的影响。因此，健康相关行为的改变是一个极其复杂的过程，健康教育相关理论与模式是健康教育相关活动的指南，是健康教育计划和实施的理论框架，各国学者提出许多相关行为的理论。

1. 健康相关行为（health-related behavior） 包括任何与疾病预防、增进健康、维护健康及恢复健康相关的行为。按其对行为者自身和他人的影响分为两类：健康行为和危害健康行为。

（1）健康行为：根据哈律士（Harris）和顾坦（Guten）的建议，健康行为分五类。

①基本健康行为：指在日常生活中有益于健康的行为，如积极的休息与睡眠，合理营养，适量运动等。

②避开环境危害行为：指避免暴露于自然环境和社会环境中有害危险因素的行为，如环境污染、生活紧张事件等。

③戒除不良嗜好行为：指自觉抵制、接触不良嗜好的行为，如戒烟、不酗酒、不吸毒和不赌博等。

④ 预警行为：指预防事故发生及事故发生后如何处置的行为，如驾车系安全带、工地施工戴安全帽、火灾发生后自救等。

⑤ 保健行为：指有效合理利用卫生资源，维护自身健康的行为，如定期体检、预防接种等。

（2）危害健康行为：指不利于自身和他人健康的行为。通常可分为如下四类。

①不良生活方式与习惯：不良生活方式是人们习以为常的、对健康有害的行为习惯。包括能导致各种成年期慢性病变的生活方式，如吸烟、酗酒、缺乏运动锻炼、高盐高脂饮食、不良进食习惯等。不良生活方式与肥胖、心脑血管疾病、癌症等关系密切。

②致病性行为模式：致病性行为模式是导致特异性疾病发生的行为模式，国内外研究较多的有A型行为模式和C型行为模式。A型行为模式是一种与冠心病密切相关的行为模式，又称“冠心病易发行为”。其核心行为表现有两种：不耐烦和敌意。产生该行为的根本原因是过强的自尊和严重的不安全感。A型行为者其冠心病发病率、复发率和致死率均比正常人高2～4倍。C型行为模式是一种与肿瘤发生有关的行为模式，又称“肿瘤易发性行为”。其核心行为表现是情绪过分压抑和自我克制，爱生闷气。C型行为者宫颈癌、胃癌、食管癌、肝癌和恶性黑色素瘤的发生率都比正常人高3倍左右。

③不良疾病行为：疾病行为是指个体从感知到自身患病到疾病康复所表现出来的一系列行为。不良疾病行为可发生在上述过程的任何阶段，常见的行为表现形式有：瞒病行为、恐惧、不及时就诊、不遵守医嘱、角色行为超前、角色行为缺如、角色心理冲突、迷信乃至自暴自弃等。

④ 违反社会法律、道德的危害健康行为：药物滥用、吸毒、性伴侣不固定等均属于此类行为。这些行为既直接危害行为者个人健康，又严重影响社会健康与正常的社会秩序。

2. 知-信-行模式（Knowledge-attitude-belief practice，ABP/KAP） 知识、信念和行为的简称，是改变

人类健康相关行为的模式之一。该理论提出了知识、信念和行为之间的递进关系，主要阐述了对于行为改变，卫生保健知识和信息是基础，正确的信念和态度是动力。人们通过学习，获得相关健康知识和技能，逐步建立积极正确的信念和态度，之后才有可能主动采取有益于健康的行为，改变危害健康的行为。

"知-信-行模式"中知识是基础，信念是动力，行为的产生和改变是目标。三者之间存在因果关系。人们获得相关的健康知识，对知识进行积极思考才能形成信念；将知识上升为信念后才可能采取积极的态度去改变行为，从而促进健康行为的产生。由此"知-信-行模式"可概括为：信息→知→信→行→增进健康。

然而，从接受知识到行为改变是一个复杂而漫长的过程，需要经过一系列步骤：信息传播→觉察信息→引起兴趣→感到需要→认真思考→相信信息→产生动机→尝试行为态度→动力定型→行为确立。行为改变是目标，其中任何一个因素都有可能导致行为形成或转变受阻。知识是行为改变的必要条件，但不是充分条件，只有对知识进行积极思考，对自己职责有强烈责任感，才可能逐步形成信念。当知识上升为信念，就有可能采取积极态度去转变行为。态度是转变行为的前奏，要改变行为必须先改变态度，影响态度改变的因素有以下几点。

(1) 信息的权威性：信息的权威性越强，可靠性和说服力就越强，态度转变的可能性越大。

(2) 传播的效能：传播的感染力越强，越能激发和唤起受教育者的情感，就越有利于态度的转变。

(3) 恐惧因素：恐惧使人感到事态的严重性，但恐惧因素需要使用得当，否则会引起极端反应或逆反心理。

(4) 行为效果和效益：一种吸引力较大的因素，不仅有利于强化自己的行为，同时常能促使信心十足者发生态度的转变。只有全面掌握知、信、行转变的复杂过程，才能及时、有效地减弱或消除不良影响，促进有利环境的形成，进而达到转变行为的目的。

3. 健康信念模式(health belief model, HBM) 健康信念模式是运用社会心理方法解释健康相关行为的理论模式。1958 年，美国社会心理学家霍克巴姆(Hochbaum)提出，后经 Becker 和 Rosenstock 修订完善。健康信念模式是基于信念可以改变行为的逻辑推理，包括个人认知、修正因素和行动的可能性三个部分。其核心是感知威胁和知觉益处；前者包括对疾病易感性和疾病严重后果的认识，后者包括对健康行为有效性的认识。健康信念模式由以下几个因素组成(图 3-1)。

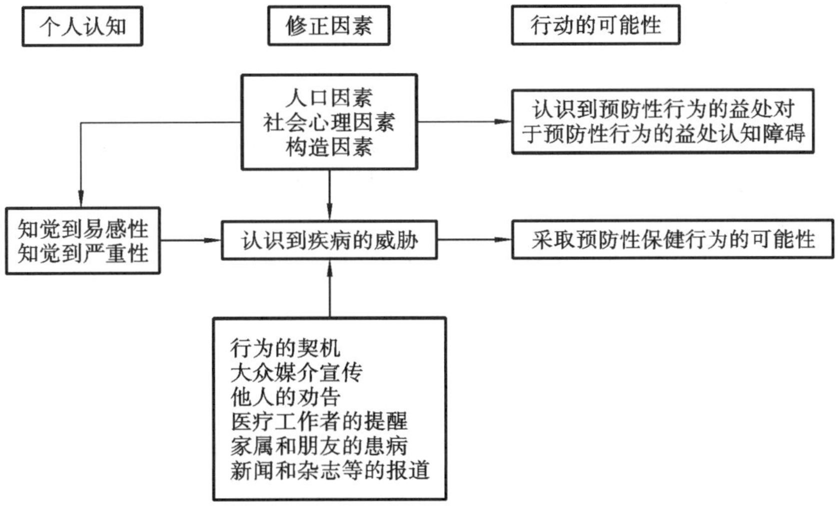

图 3-1 健康信念模式

(1) 对疾病威胁的感知：对疾病易感性、严重性的感知程度越高，促使人们产生行为动机的可能性就越大。其中包括对疾病易感性的感知和对疾病严重性的感知：①对疾病易感性的感知：指个体对自身罹患某种疾病或出现某种健康问题可能性的判断，包括对医师判断的接受程度、自身对疾病发生和复发可能性的判断等。②对疾病严重性的感知：指个体对罹患某种疾病可能性的认识，包括对生理健康的不良影响(如死亡、伤残、疼痛等)、对心理健康的影响(如失业、家庭生活、人际关系等)。

(2) 对健康行为益处和障碍的感知:①感知健康行为的益处:指人们对采纳行为后可能产生益处的主观判断,包括对保护和改善健康状况的益处和其他收益。只有当人们认识到自己的行为有效时,才能自觉采取行为。② 感知健康行为的障碍:个体对采纳健康行为将会面临障碍的主观判断,包括行为的复杂性、花费的时间、经济负担的轻重等。只有当人们对困难具有足够的认识,才能使行为维持和巩固。

(3) 自我效能:指一个人对自己有能力执行某一特定行为并达到预期结果的评价和判断,即个体对自己有能力控制内、外因素而成功采纳健康行为并取得预期结果的自信心。自我效能高的人,更有可能采纳有益健康行为的建议。

(4) 其他因素:包括人口学及社会心理学因素,如年龄、性别、民族、文化程度、职业、社会阶层、社会压力等。不同特征的人采纳健康行为的可能性相异,例如,教育程度及社会地位高、老年人、曾经患过该病的人采取建议的可能性较大。

二、社区健康教育的形式

社区健康教育应以人群健康为出发点,运用各种传播媒介、渠道和方法,以促进人类健康为目的。健康教育的方法多种多样,在健康教育工作中,应遵循目的性、经济性、实用性、配合性原则,灵活运用各种方法,使健康教育内容充分表现出来,以达良好的效果。主要形式为以下几种。

(一) 语言健康教育

语言健康教育又称口头健康教育,是最常用、最基本的健康教育方式。即通过语言的沟通和交流,有技巧地讲解健康教育的知识,增加社区居民对健康知识的理性认识,包括口头交谈、健康咨询、专题讲座、小组讨论等。

1. 口头交谈 通过面对面的方式传递信息、交流情感、进行行为指导,是入户家访和个别教育的基本形式。具备简便易行、针对性强、反馈及时等特点,但教育者需具备较好的沟通技巧。

2. 健康咨询 以现场咨询或电话的形式解答咨询者提出的有关生活、健康及疾病方面的各种问题,帮助他们解除疑虑,做出行为决策,以保持或促进身心健康。此方式应由有经验的相应专业人员承担。

3. 专题讲座 以组织集体听课或办学习班的形式,由专业人员就某一健康专题进行知识传授,此方式专业性、系统性较强,目的明确,内容突出。适用于社区重点人群的群体教育。要求:传授者具备一定的现场组织管理、控制能力;讲座的时间不宜过长,以 30~60 min 为宜,若讲座时间超过 1 h,中途应安排一次休息。

4. 小组讨论 小组讨论是针对学习对象有共同的学习需求或相似的健康问题而组织的,由健康教育者组织学习对象共同进行沟通交流,互帮互学,共同提高。它特别适用于技能训练和行为改变,如戒烟支持小组等。注意事项:适用于 5 人以上、20 人以下的多种内容的教学;活动中注意互动,避免少数成员操纵讨论;教育者应控制和引导讨论方向,避免浪费时间或偏离主题;讨论结束应及时综合大家的意见,并将结论反馈给全体成员。

(二) 文字健康教育

文字健康教育又称图文宣传,是利用各种文字传播媒介和社区居民的阅读能力来达到健康教育目的的一种方法。主要包括卫生标语、卫生手册、卫生墙报、卫生宣传画等多种形式。

1. 卫生标语 卫生标语是一种适合各种场合的宣传形式。具有内容简练、制作方便、易于记忆及号召力、鼓动性强的特点。

2. 卫生手册 卫生手册由专业人员用大众化的语言编写,将一般的健康教育内容进行陈述解释,印刷成册。内容系统性、针对性和知识性强,便于保存。

3. 卫生墙报 包括黑板报和卫生墙报,制作简便,内容应简明,注意版面美观,字体清楚。可结合时令和卫生中心工作编排内容,具有传播信息、宣传教育和普及知识的作用。

4. 卫生宣传画 卫生宣传画是文字与形象艺术的结合。主要以绘画、图片、设计编排及鲜明色彩来表现,极具感染力,可以起到良好的宣传教育效果。

（三）形象化健康教育

形象化健康教育是利用形象、直观的宣传材料，通过人的视觉作用进行健康教育的方法。其不受文化程度的限制，具有普遍适用性。常用的形式包括以图片、照片、标本、模型、实物等方式传递健康信息。其特点是直观性、真实性强，印象深刻，效果良好。

（四）电化健康教育

电化健康教育又称多媒体健康教育，是把语言宣传、文字教育及形象教育结合起来，利用幻灯、广播、电视、电影、录音等手段传播医学科普知识。广播、录音是电化教育中最简单、最容易实施的方法。电视、电影是电化教育中最先进、效果最明显的方法。

（五）同伴教育

同伴是指年龄相近、性别相同或具有相同背景、共同生活经历、相似的生活状况或因某个原因具有共同语言的人。同伴教育是以同伴关系为基础开展信息交流与分享的学习方式，一般以小组讨论为基础开展。

（六）综合健康教育

综合健康教育是将多种教育方法和教育内容综合在一起，能够取长补短，可以大大提高健康教育的效果，主要包括卫生展览会、卫生科普画廊等。

知识拓展

社区护士与患者家属及相关人员的交流技巧

1. 与患者配偶的交流　交流中随时可能接触到配偶的健康问题或家庭矛盾，关注配偶的健康无疑也是护士的工作内容，应积极、适当干预或具体指导。对于患者配偶，不管其年龄大小、态度如何，护士态度应始终保持尊重，表情真诚。要用积极的语言进行交流，并不直接涉及其家务矛盾，注意语音、语调及肢体语言的使用，以免引起误解，交流中随时注意患者配偶的表情、眼神并分析其心理活动。

2. 与患者子女的交流　首先要在子女当中寻找能与护士合作的伙伴，如果子女与患者关系甚好，情感脆弱，一旦知晓病情将可能出现情绪的改变，敏感患者容易察觉，随之产生误会，此人不是护士的合作伙伴；子女与患者或家庭其他成员关系较差，此人也不是护士的合作伙伴。护士选择合作伙伴应考虑文化程度、工作条件、身体状况、心理素质、与患者和配偶间的关系等，通过综合分析判断其能否胜任家庭护理工作中的具体工作，设计与其交流方式。

3. 与患者相关人员的交流　①照顾患者的保姆或护工：根据其性别、年龄、文化程度等情况以及价值观、求知欲等，设计与其交流的方法和具体内容。提高照顾人员对照顾工作科学性的认识，调动其对家庭照顾的积极性，并注意随时协调其与患者或家属的关系。②单位有关人士、街道居委会或街坊邻居等：寻求理解、支持，特别是对患者情感的支持，对这些人士的健康教育工作是为患者家庭护理提供直接或间接帮助。有意识地接触这些人士，与其搞好关系，注意交流，以达到最终提高患者生活质量的目的。

三、社区不同人群健康教育的特点

（一）社区健康教育的对象与特点

社区健康教育面向全体居民，社区护理人员在进行健康教育时，应在分析不同人群特点和需求的基础上，选择不同的内容和形式，针对性开展健康教育。

1. 健康人群　由不同年龄段人群组成，社区中占据比例最大。这类人群中有些人自我保健意识不够，很多人甚至对健康教育缺乏需求，甚至认为疾病与他们距离很遥远而持排斥态度。该类人群应侧重提高自我保健意识，学习保健知识和常见病的预防知识。应帮助其维持良好的生活方式并保持健康，远

Note

离疾病。同时提醒注意对一些常见病提高警惕，不要忽略疾病的预防及早期诊断。

2. 亚健康人群 亚健康人群是指介于健康与疾病之间的一种临界状态的人群，亚健康持续下去可能会成为很多疾病的根源。健康的生活方式和工作方式是消除和防止亚健康的重要措施和前提。社区护理健康教育中应将该群体作为关注的重点之一，使之认识到自己目前的健康处境，及早采取缓解措施，预防疾病。

3. 高危人群 高危人群是指那些目前尚健康，但本身存在某些致病的生物因素或不良行为及生活习惯的人群。致病的生物因素包括个体遗传因素（如高血压、糖尿病、乳腺癌等疾病家族史）、不良的行为及生活习惯（如高盐、高糖及高脂饮食，吸烟、酗酒等）。该部分人群往往没有意识或不了解、否认自己属于高危人群，对自身家族的某些疾病遗传史或自身的不良习惯和生活行为认识不够，因而对健康教育不感兴趣。该类人群教育中应帮助他们认识吸烟、酗酒，高脂、高盐饮食等危险因素及其危害，及早建立良好的生活习惯和行为；了解遗传性疾病、与遗传相关疾病的早期症状，定期体检的重要性及自我检查的方法等。

4. 患者群 包括各种急、慢性疾病的患者。根据疾病分期可分为四类患者，即临床期患者、恢复期患者、残障期患者及临终期患者。临床期患者、恢复期患者、残障期患者一般对健康教育比较感兴趣，他们均不同程度地渴望早日摆脱疾病、恢复健康，应侧重康复知识的教育，以帮助他们积极配合治疗，自觉进行康复锻炼，减少残障，加速康复。对于临终期患者，则应帮助他们正确面对死亡，减少对死亡的恐惧，有尊严地度过人生的最后阶段。

5. 患者家属及照护者 患者家属及照护者是与患者接触时间最长、对患者影响最大的人群之一。他们中大部分人因长期护理，不同程度发生生理和心理上的疲惫感。该类人群的教育重点：一方面应侧重提高他们对家庭护理重要性的认知，坚定护理信念，指导其家庭护理知识与技能，从而科学地护理患者；另一方面，应重视指导他们自我保健的相关知识与技能，在照护患者的同时，维持和促进其自身的身心健康。

（二）社区健康教育的内容

1. 一般性健康教育内容 面向社区群体，目的是帮助增强个人和群体健康的基本知识。其内容包括一般健康知识，如疾病防治、公共卫生、心理卫生、生殖健康、安全防范、食品卫生、环境保护、计划生育、院前急救、家庭药箱的使用与管理等。

2. 特殊人群的健康教育 面向特殊个体或群体，如儿童与青少年、妇女、老年人、慢性病患者、临终患者等，目的是帮助社区特殊人群进行常见健康问题的教育。其内容是人群的保健知识，疾病康复与护理的知识与技能，包括儿童保健、妇女保健、中老年人保健、疾病康复与护理技能、残疾人康复功能训练、死亡教育等。

3. 卫生管理法规的健康教育 面向个体、家庭及社区群体。目的是帮助公众了解卫生法律法规，提高公众的责任感和自觉性，自觉遵守卫生管理法规，维护社会健康。内容包含相关的政策法规，如《中华人民共和国环境保护法》《中华人民共和国母婴保健法》《中华人民共和国食品卫生法》《中华人民共和国传染病防治法》《突发公共卫生事件应急条例》。

第二节　社区健康教育程序

案例引导

每年冬季社区老年人呼吸道疾病发病率较高，社区护士小张针对此问题制订了关于预防呼吸道疾病的健康教育计划，并进行实施。该社区居民通过健康教育，了解了呼吸道相关疾病的相关知识，并在生活中加以重视，降低了今年社区呼吸道疾病的发病率。

(1) 健康教育程序的步骤有哪些?

(2) 制订健康教育计划的原则有哪些?

一、社区健康教育的评估

社区健康教育评估(assessment of community health education)是健康教育程序的第一步,社区健康教育者通过收集教育对象和环境的信息与资料,了解教育对象对健康教育的需求,为确定健康问题,开展健康教育提供依据。

(一) 收集资料

1. 教育对象 健康教育对象的需求是社区护理教育者收集的重点,主要资料包括如下几点。

(1) 一般情况:包括年龄、性别、民族、文化程度、职业、健康状况、经济收入、住房情况、交通情况、自然环境等。

(2) 生活方式:包括吸烟、酗酒、饮食、睡眠、性生活、锻炼等。

(3) 学习能力:包括文化程度、学习经历、学习愿望、学习态度及心理压力等。

(4) 对健康知识的认识和掌握情况:包括常见疾病相关知识、服用药物的注意事项、不健康生活方式和生活习惯对疾病影响的认识等。

2. 教育环境 教育环境包括自然环境和人文环境。

(1) 自然环境:如选择的健康教育场地是否安静、是否有舒适的座位、是否有利于教学等。

(2) 人文环境:如健康教育者与学习对象是否建立良好的信任关系、教育过程中是否可保持双向交流、学习对象之间的交流和态度等,这是保证健康教育成效显著与否的必要条件。

3. 医疗卫生服务资源 医疗卫生服务资源包括医疗卫生机构的数量、地理位置、享受基本医疗卫生服务的状况、卫生政策与卫生立法等。

4. 教育者 主要从教学态度、专业知识和技能、教学能力等方面去评估。健康教育者不仅要有扎实的专业知识和技能,还应具有一定的教育学知识和技巧。

(二) 评估方法

社区健康教育的对象包括社区的所有居民,因此,应针对不同对象采取不同的评估方法。常用的方法有直接评估和间接评估两种。直接评估是通过观察、焦点人物访谈、问卷调查、座谈会等方式直接获得。间接评估是通过查阅文献、查阅档案、询问亲朋好友等方式间接获得。

二、确定社区健康教育问题

收集资料,以此为依据,对资料进行分析和判断,确定社区存在的健康问题和社区居民的学习需求。确定社区健康教育问题的步骤如下。

(1) 列出教育对象现存或潜在的健康问题。

(2) 找出能通过健康教育解决或改善的健康问题,排除由于生物遗传因素所导致的不可干预的健康问题。

(3) 分析健康问题对教育对象的威胁程度,按严重程度对健康问题进行排列。

(4) 分析开展健康教育的可利用资源。

(5) 找出与健康问题相关的行为、环境和促成行为改变的相关因素。

(6) 确定健康教育的优先项目,根据重要性、可行性和有效性原则确定优先项目。

①重要性:对人群健康威胁的严重性,如发病率高、死亡率高、伤残率高、受累人数多、危害大、群众普遍关注等。

②可行性:危险因素的可干预程度,必要的技术条件,是否易于接受。

③有效性:成本效益分析。主要看健康问题是否能够通过健康教育手段得以解决,干预实施后,是否会收到明显效果和社会效益。

三、制订社区健康教育计划

确定社区健康教育问题后，即可制订社区健康教育计划。科学地制订健康教育计划是组织实施健康教育的基础和前提，制订计划时要以教育对象为中心，遵循一定原则，与其他社区卫生服务人员、社区基层组织领导及教育对象共同制订。社区健康教育计划的内容应包括以下两个方面。

（一）设定目标

设定目标是制订计划的基础，是实施计划的结果，也是效果评价的标准。任何一个健康教育计划都必须有明确的目标，它是计划实施和效果评价的依据，如果缺乏明确的目标，整个计划将失去意义。目标有总体目标和具体目标两种。

1. 计划的总体目标　又称计划的目的，是指计划理想的最终结果，是宏观的、笼统的，一个总体上的努力方向。如青少年的控烟计划，其总体目标可以为：造就不吸烟的新一代。

2. 计划的具体目标　又称计划的目标，是为实现总体目标设计的、具体的、量化的指标。其要求归纳为 SMART（specific，具体的；measurable，可衡量的；attainable，可达到的；realistic，可信的；time-bound，有时间性的）5 个英文字母。具体来说，计划目标必须回答 4 个“W”和 2 个“H”。

Who——对谁？

What——实现什么变化（知识、信念、行为、发病率等）？

When——在多长时间内实现这种变化？

Where——在什么范围内实现这种变化？

How much——变化程度多大？

How to measure it——如何测量这种变化？

例：某社区控烟的具体计划

某社区通过实施控烟计划，1 年后 50%的中学、2 年后 85%的中学建立有关学校控烟的规章制度；使 15～20 岁青少年的吸烟率由计划执行前的 50%，下降到 1 年后 30%、2 年后 15%。

Who——某社区中学 15～20 岁的青少年；

What——建立有关学校控烟的规章制度，吸烟率下降；

When——执行计划后 1 年、2 年；

Where——某社区；

How much——建立控烟规章制度的中学第 1 年达到 50%，第 2 年达到 85%；吸烟率第 1 年下降 20%，第 2 年下降 15%；

How to measure it——健康教育的具体目标一般可以分为教育目标、行为目标和健康目标三个方面。

（1）教育目标：反映干预对象知识、态度和技能等变化的指标，也是反映计划近期效果的指标。如在知识方面，控烟计划中，1 年后 80%的青少年能说出三项及以上吸烟对健康的危害，60%的青少年能说出吸烟成瘾的主要原因。

（2）行为目标：反映干预对象行为变化的指标，也是反映计划中期效果的指标。如 60%的青少年吸烟者戒烟，40%的青少年能劝阻家人不吸烟。

（3）健康目标：反映从执行健康教育与健康促进计划到目标人群健康状况的变化，往往是一个较长期的过程，因此健康目标通常反映健康状况和生活质量的指标等。如实施低盐、低脂饮食健康教育计划中，3 年后社区内 35 岁以上居民高血压患病率由目前的 15%下降到 5%以下。

（二）目标设定原则

1. 参与性　目标必须以教育对象为中心，充分尊重教育对象的意愿，必须由教育对象和家属共同参与目标的确立。通过共同讨论，达成共识，激励和调动教育对象的主观能动性，以取得良好效果。

2. 明确的目标　每一项健康教育计划设计都必须有明确的目的和目标，所要达到的目标必须是明确的和可以测量的。

Note

3. 从实际出发 要根据人力、物力、财力因地制宜地制订计划，而不是从主观愿望出发。制订计划前须做细致深入的调查研究，包括健康问题、社会问题、传统观念、兴趣、文化水平、经济状况及工作中可能遇到的困难和障碍等。

4. 重点突出 计划的重点必须突出，切忌面面俱到。否则，势必造成目标不清楚，有限的资源不能集中使用，同时也难以进行效果评价。

5. 前瞻性 制订计划要充分考虑未来发展要求。前瞻性是指计划制订的目标要有一定的先进性，要能体现社区未来卫生工作发展需要，目标不可过低，否则失去了计划的激励作用。

6. 弹性 计划制订后一般不能随意更改。因此，制订项目计划时，要尽可能预见到实施过程中可能遇到或发生的情况，留有余地，并事先预定应变对策，以确保计划的顺利实施。

四、实施社区健康教育计划

社区健康教育实施(implementation of community health education)是将计划中的各项措施变为实践的过程，是对教育计划的执行和完善。在实施健康教育计划过程中应注意如下几点。

（一）确定实施时间表

为了使项目活动有步骤地实施，在计划执行前，应详细制订各项工作的时间表。明确规定各项工作内容、工作要求、实施时间、地点、负责人、经费预算等内容。若在执行计划中有特殊要求，也应在时间表内列出或说明。

（二）建立实施组织

实施组织通常包括项目领导小组与项目技术小组，应充分利用社会动员和行政干预的功能，协调社区内各有关部门的关系，采取多部门合作方式，以保证计划顺利实施。

（三）配备材料与设备

按照计划的各项活动要求准备资料与设备。健康教育设备包括办公设备，如电话机、计算机、打印机、其他办公用品等；音像设备包括照相机、摄像机、录像机、录音机、电视机、VCD 等；教学设备包括幻灯机、投影仪、黑板等；医疗仪器，如身高体重计、血压计，以及交通工具等。

（四）培训实施人员

1. 培训目的 使项目执行人员全面了解计划执行目的、意义，掌握计划活动内容、方法和要求，学习相关专业知识和技术，提高工作水平与技能，激发工作热情，以保证教育计划实施的质量。

2. 培训原则 时间短，内容精，针对性强，要重视技能训练与参与式教学。

3. 培训计划 要具体规定培训的意义、目标、内容、对象、时间、地点、教师、考评方法、组织与承办单位及经费预算等。

4. 培训组织工作 包括教学与后勤两部分。

5. 培训评价 包括对学员学习效果的评价，对教师教学质量的评价，对组织和后勤工作的评价及对远期效果的评价。

（五）实施质量控制

质量控制是信息反馈系统，是对活动进展情况进行监测和评估，根据需要及时调整计划，以保证计划顺利实施。

1. 质量控制内容 包括对计划工作的进度、计划活动内容、计划活动情况进行监测；对目标人群的知、信、行及有关行为危险因素变化情况进行监测；对活动经费使用情况进行监测。

2. 质量控制方法 包括记录与报告方法、现场考察与参与方法、审计方法、调查方法等。

五、社区健康教育计划的评价

社区健康教育计划评价(evaluation of community health education)是确保计划实施成功的关键性措施，也是评估项目计划是否成功、是否达到预期效果的重要手段。完整的社区健康教育计划评价应包括形成评价、过程评价和效果评价三个类型。

（一）形成评价

形成评价是在计划实施前或实施早期对计划内容所做的评价，包括为制定干预计划所做的需求评估，以及为计划设计和执行提供所需的基础资料。总的目的是明确需求，以便于制订计划的目标和干预措施；计划实施前应对教育对象进行了解，以决定适用于该人群的最佳干预方法，产生新观念，探索新策略。

形成评价包括评估现行计划目标是否明确合理、指标是否恰当，执行人员是否具有完成该计划的能力，资料收集的可行性等。总之，形成评价是使计划更完善、更合理、更可行、更容易为人群所接受。

（二）过程评价

过程评价是对计划全过程进行的追踪评价，目的在于控制计划的质量，又称为质量控制或计划质量保证审查。其主要内容如下：监测、评估计划执行中的各项活动是否按计划要求进行，计划实施是否取得预期效果；及时发现计划执行中的问题，有针对性地对计划以及干预方法、策略等进行修订，保证计划执行的质量和目标的实现。

过程评价的指标：①项目干预活动的类型、干预次数、每次持续的时间等，如发放健康教育材料的种类、批次、数量。②健康教育材料拥有情况：健康教育材料拥有率＝（拥有某种健康教育材料的人数/目标人群总人数）×100%。③健康教育干预活动覆盖情况：干预活动覆盖率＝（接受某项干预活动的人数/目标人群总人数）×100%。

（三）效果评价

效果评价是针对健康教育项目活动的作用和效果进行评估。根据干预变化的时效性，可分为近期、中期和远期效果评价。

1. 近期效果评价 近期效果评价是对知识、信念、态度的变化进行评估。主要指标有卫生知识合格率、卫生知识平均分数、健康信念形成率等。①卫生知识合格率＝（卫生知识测试〈考核〉达到合格标准的人数/被调查的总人数）×100%。②卫生知识平均分数＝（被调查者卫生知识测试总分/被测试〈考核〉的总人数）×100%。③健康信念（态度）形成率＝（形成某信念的人数/被调查者总人数）×100%

2. 中期效果评价 中期效果评价是对目标人群的行为改变进行评估，评价的指标如下：①健康行为形成率＝（调查中形成某种健康行为的人数/调查总人数）×100%。②行为改变率＝（在一定时期内某项行为发生定向改变的人数/观察期开始时存有该行为的人数）×100%。

3. 远期效果评价 远期效果评价是对健康教育项目计划实施后产生的远期效应进行评价，包括目标人群的健康状况、生活质量的变化。反映健康状况的指标如下：①生理指标：包括身高、体重、血压、血色素、血清胆固醇等。②心理指标：包括人格测量指标（E. M. P. L 量表）、智力测验指标（智商）、症状自评量表（SCL-90）等。③疾病与死亡指标：包括发病率、患病率、死亡率、病死率、婴儿死亡率、平均期望寿命等。反映生活质量的指标：包括生活质量指数（PQLI）、功能状态量表（ADL）、生活质量量表（LSI）等。

第三节　社区健康促进

案例引导

近年来，我国在控烟问题上愈加重视，采取各项政策，如：签署《烟草控制框架公约》；成立国家控烟办公室，隶属于中国疾病预防控制中心，并作为中央政府层面最直接的控烟部门，负责戒烟医师培训，组织戒烟大赛，开展各种禁烟宣传活动等。

(1) 控烟禁烟活动中应用的是什么健康促进理论？

(2) 控烟禁烟活动的影响因素有哪些？

一、健康促进概述

健康促进的总目标是建立和完善适应社会发展需求的健康教育与健康促进工作体系，提高专业队伍素质。其指导思想是以科学发展观为指导，全面贯彻爱国卫生促进条例，广泛动员社会力量，整合各类资源，实施以“健康传播、健康生活、健康管理、健康建设”为主要内容的全民健康促进活动，传播健康理念，倡导健康文明生活方式，提高群众自我保健意识和自我保健能力。健康促进围绕重大卫生问题，针对重点场所和重点人群，倡导健康的公共政策和支持性环境，以社区为基础，开展多种形式的健康教育与健康促进活动，普及健康知识，增强人们的健康意识和自我保健能力，促进全民健康素质的提高。

(一) 健康促进的概念

健康促进(Health promotion)的概念兴起于20世纪70年代末，世界卫生组织的会议促使此概念逐步形成。随着健康促进的发展，概念也不断发展和完善。

(1) 1986年11月21日，世界卫生组织在加拿大渥太华召开的第一届国际健康促进大会中通过的《渥太华宣言》中指出：健康促进是促使人们提高、维护和改善他们自身健康的过程，是协调人类与他们所处环境之间的策略，规定个人与社会对健康各自所负的责任。

(2) 美国健康教育学家格林对健康促进的定义：健康促进是指一切能促使行为和生活条件向有益于健康改变的教育与环境支持的综合体。其中环境包括社会、政治、经济和自然环境，而支持包括政策、立法、财政、组织、社会开发等各个系统。

(3) 2005年8月8日，第六届全球健康促进大会在曼谷举行，《曼谷宪章》中强调健康促进的落实与政策和伙伴关系的建立，共同开创一个永久性的目标、策略与行动。

健康促进的内涵如下。

①健康促进着眼于人群健康和人们生活的各个方面，致力于促进个体、家庭、社会充分发挥各自的潜能，而不仅仅是针对某些疾病或者某些疾病的危险因素。

②环境因素在人类促进健康的过程中占据重要地位，我们应积极保持和改善环境。

③健康促进不仅作用于卫生领域，还涉及社会各个领域，健康促进指导下的疾病控制已非单纯的医疗卫生服务，而应采取多部门、多学科、多专业的广泛合作。

④健康促进特别强调个体与组织的有效和积极参与，强调个体和群体应对自身健康负责并付诸行动。

(4) 2010年7月，国际健康促进与教育联盟第20届世界健康促进研讨会在瑞士日内瓦举办，研讨会主题为健康促进与永续发展，气候变化严重影响生活环境，对于人的安全与健康也产生重大影响。该会议希望结合健康促进、健康不平等与持续发展模式，探讨人、健康社会与健康地球的三赢策略。

(5) 社区健康促进(community health promotion)：通过健康教育和环境支持改变个体和群体行为、生活方式与社会影响，降低本地区发病率和死亡率，为提高社区居民质量和文明素质而进行的活动。社区健康促进的构成要素包括健康教育，以及一切能够促使行为、环境有益于健康改变的政策、组织、经济等支持系统。

(二) 健康促进的领域和策略

1986年世界卫生组织在《渥太华宣言》中明确指出了健康促进所涉及的五个主要的活动领域和三个策略。

1. 主要活动领域

(1) 制定促进健康的公共卫生政策：健康促进的含义已超出了卫生保健的范畴，其将健康问题作为各级政府、各级组织与各个部门应该共同关心的系统工程。明确要求非卫生部门需实行健康促进政策，

Note

其目的是要促使人们更容易做出更健康的抉择。

(2) 营造支持性的环境：健康促进必须创建一个安全、满意、愉快的生活和工作环境，系统地评估快速变化的环境对健康的影响，以保证我们的社会和自然环境有利于健康的发展。

(3) 加强社区的行动：健康促进的重点是社区，应充分发动社区力量，开发社区资源，积极有效地参与卫生保健计划的制订和执行，帮助社区人群认识自己的健康问题，并提出解决问题的办法。

(4) 发展个人技能：通过提供健康信息、健康教育，帮助社区人群提高做出健康选择的技能，以支持个人和社会的发展。

(5) 调整卫生服务方向：健康促进规定卫生服务的责任应由个人、社会团体、卫生专业人员、医疗保健部门、工商机构和政府共同承担。调整卫生服务类型与方向，将健康促进和预防作为提供卫生服务模式的组成部分，让最广大的人群受益。

2. 主要策略 健康促进策略指的是为达到计划目标所采取的战略措施。

(1) 倡导：一种有组织的个体及社会的联合行动。为创造有利于健康的社会、经济、文化和环境条件，要倡导政策支持，开发领导，争取获得政治承诺；倡导社会对各项健康举措的认同，激发社会对健康的关注和群众的参与意识；倡导卫生及相关部门提供全方位的支持，最大限度满足群众对健康的需求。

(2) 赋权：赋权与政治和权利密切相关。健康是最基本的人权，其重点在于实施健康方面的平等，缩小目前存在的资源分配和健康状况的差异，保障人人享有卫生保健的机会与资源。为充分发挥各自健康的最大潜能，应授予群众正确的观念、科学的知识和可能的技能，把健康权牢牢地掌握在群众自己手里，这是实现卫生服务、资源分配平等合理的基础。

(3) 协调：健康促进涉及卫生部门、社会其他经济部门、政府、非政府组织、社会各界、各行各业的人群和个人。在改善和保护健康的健康促进互动中，必须使个体、社区及相关部门等各利益相关者之间协调一致，组成强大的联盟和社会支持体系，共同协作实现健康目标。

(三) 健康促进与健康教育的关系

1. 健康教育与健康促进的联系 健康教育是健康促进的重要组成部分，与健康促进一样，不仅涉及整个人群，而且涉及人们社会生活的各个方面。健康教育是健康促进的核心，健康促进是健康教育的发展。健康促进需要健康教育的推动和落实，营造健康促进的氛围，没有健康教育，健康促进就缺乏基础。而健康教育又必须有环境、政策的支持，才能逐步向健康促进发展，否则其作用会受到极大的限制。

2. 健康教育与健康促进的区别 健康教育与健康促进紧密联系但又各有不同分工，二者不能等同，也不能互相替代，具体区别详见表 3-1。

表 3-1 健康教育与健康促进的区别

特点	健康教育	健康促进
主体	医护人员	政府或政策制定者
核心	个体行为和生活方式改善	支持性环境
主要任务	动员个人为促进自己的健康改善行为	社会动员
主要方法	传播结合教育，以教育为主	多因素、全方位、整合性，强调组织行为和支持性环境的营造
效果	可致 KAP 的变化，可带来个体健康水平的提高，但难以持久	个体和群体健康水平的提高，具有持久性

知识拓展

卫生宣教、健康教育、健康促进的区别与联系

(1) 卫生宣教属于单向的知识传播，传播对象比较泛化，缺乏针对性。卫生宣教是健康教育的重要手段，侧重于改变人们的知识结构和态度，不着重信息的反馈和效果。

Note

(2) 健康教育是卫生宣教在内容上的深化、范围上的拓展和功能上的扩充。其教育对象明确、针对性强、注重反馈信息，着眼于教育对象行为的改变。然而，健康教育离不开卫生宣教，健康教育要实现特定健康行为目标，必须以卫生宣教作为重要手段。

(3) 健康促进是使人们得以增强控制自身健康的能力以及改善自身的健康状态的过程。包括了健康教育和能促进行为与环境、有益于健康改变的相关政策、法规、组织的综合。健康促进需要健康教育和卫生宣教来推动和落实，即通过传播与教育活动，促进各部门对健康的关注与参与，促进政策制定者、社会群体观念与行为的变化。

由此，卫生宣教是一种单纯的知识传播手段，健康教育更侧重于教育对象行为方式的改变，而健康促进包括了一些旨在直接增强个体和群体知识技能的健康教育活动，也包括对直接改变社会、经济和环境条件的活动。

3. 健康教育与健康促进的发展意义 随着人们生活水平的提高，人们对健康也越来越重视，渴望获得相关的卫生保健知识。开展健康教育需要考虑政策、环境的支持，需要纳入社区发展的规划和卫生服务的职能，需要多部门、多层次人士的协调参与。增进社区健康意识，处理好卫生与经济发展的关系，让社区相关人员做出承诺，采取行动，形成一种可持续发展的机制，从理论到实践都有待于我们去探索、去挖掘。从健康教育到健康促进，前景可嘉。

二、健康促进相关理论

健康促进计划的正确制订，是保证健康促进活动有目标、系统地进行的基础与前提。健康促进模式的基本理论是每一个社区卫生工作者应掌握和具备的基本能力。

(一) 格林模式(PRECEDE-PROCEED)

格林模式又称健康诊断与评价模式。该模式将健康促进计划分为 2 个阶段，共 9 个步骤(图 3-2)。

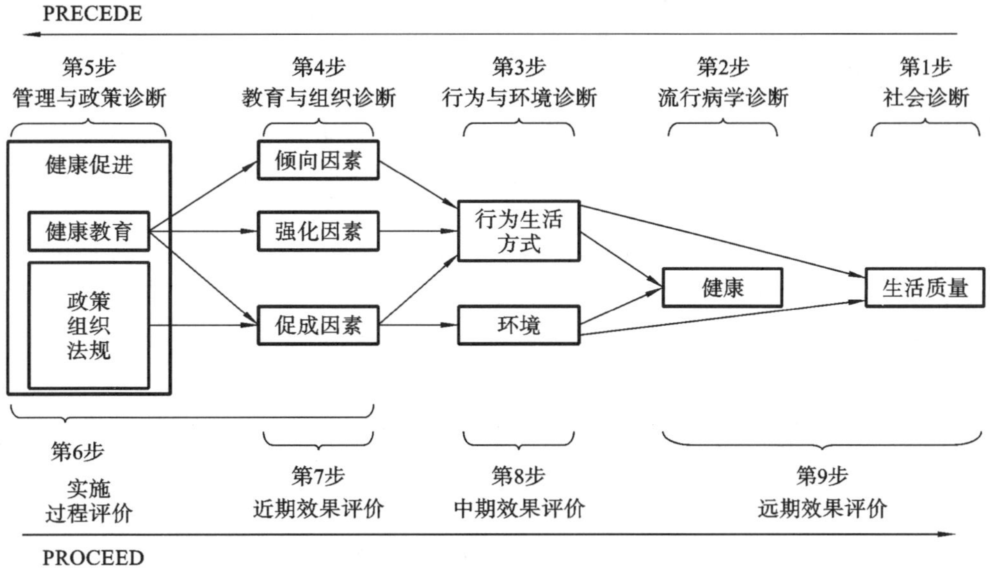

图 3-2 格林模式

第一阶段：PRECEDE，即评估阶段，包括社会诊断、流行病学诊断、行为与环境诊断、教育与组织诊断、管理与政策诊断 5 个步骤。

第二阶段：PROCEED，即执行与评价阶段，包括健康促进计划的实施、过程评价、效果评价和结果评价 4 个步骤。

格林模式 9 个步骤的具体内容如下所述。

1. 社会诊断 包括生活质量和社会环境评价两方面。生活质量受社会政策、社会服务、卫生政策和社会经济水平的影响。社会环境评价包括对社会政策环境、社会经济环境、社会文化环境、卫生服务系统监控教育工作完善性、社会资源利用状况和对健康投入情况的评价。

2. 流行病学诊断 包括威胁社区人群生命与健康的主要问题及其危险因素,健康问题的易感人群及其分布特征,疾病或健康问题在地域、季节、持续时间上的分布规律,哪些干预措施最为敏感,可能获得的预期效果等,为确定干预重点和目标人群提供依据。

3. 行为与环境诊断 找出导致健康问题的行为和环境因素,通过分析各因素的重要性和可变性,确定与健康问题相关的、能够确定为干预目标的行为。

4. 教育与组织诊断 明确特定的健康行为后,分析其影响因素,并根据各因素的重要程度以及资源情况确定优先目标,明确健康促进干预的重点,依据影响健康行为的倾向因素、促成因素和强化因素,进行教育与组织诊断。这3个因素共同作用影响人们的健康行为,其中倾向因素是内在动力,促成因素和强化因素是外在条件。

5. 管理与政策诊断 包括制订和执行计划的组织与管理能力,支持健康促进的资源以及条件(如人力、时间等),有无进行健康促进的机构及其对健康促进的重视程度,政策和规章制度对健康促进项目开展的支持性或抵触性等。

6. 健康促进计划的实施 即按照已制订的计划执行,实施健康促进。

7. 过程评价 在实施健康促进的过程中,不断进行评价,找出存在的问题并及时对计划进行调整,使计划更具有可行性。

8. 效果评价 对健康促进所产生的影响及短期效应进行及时的评价。主要评价指标有干预对象的知识、态度、信念等改变。

9. 结果评价 当健康促进活动结束时,按照计划检查是否达到长、短期目标,重点是长期目标。评价健康促进是否促进了身心健康,提高了生活质量。常见评价指标包括发病率、伤残率和死亡率等。

(二)影响健康促进活动的主要因素

1. 组织与动员社区参与,开发领导是主要策略 社区组织动员的层次包括领导层、社区人群、宗教团体、专业技术群体、家庭及个人参与的动员。发动全社会共同参与,协调社区各部门及社会组织支持和参与,并形成共同支持性网络,对社区的健康承担责任,创造有益的健康促进环境。

2. 干预与支持是中心环节 健康促进从整体上对群众的健康相关行为和生活方式进行干预。其内容涉及疾病防治、生态改变及社会环境改变等,范围广泛,涉及个体、家庭、社区的身心健康,贯通医疗保健服务的各个方面。

3. 加强信息传播是重要手段 信息传播可充分利用社区的传播渠道,采用多种传播手段相结合的方式,扩大健康信息的传播。

4. 开发利用社区资源,加大资金投入是保证 各级各部门通过政策支持、资金投入、设置项目加大投入力度。

5. 加强人员培训是基础 人才队伍建设是健康促进的重要环节之一。健康促进人员的专业水平高低直接影响着健康促进工作的开展质量。

6. 注重计划设计和评价是关键 健康促进应以健康需求评估为基础,应具有明确的目标、任务、方法、所需资源、实施步骤和进度等,形成计划并加以实施。目的是避免健康促进工作的盲目性与减少社区资源浪费,使工作有条不紊地进行。

三、社区健康促进工作方法

社区健康促进工作方法依据健康传播形式和健康生活形式而定。

(一)健康传播形式

1. 舆论宣传活动 通过电视、广播、网络、报纸、微信、微博等大众媒体或网络媒体,广泛宣传全面健康促进行动的意义、内容、要求等。提高全民参与的自觉性;广泛宣传生态文明建设理念,宣传绿色、低碳、环保等健康环境理念，播放健康知识与健康公益广告；宣传正确的价值观、生活观和健康观，增强个人和社会对健康所承担的责任意识，努力形成共建共享的良好局面。

2. 健康巡讲活动 深入机关、企业、学校、社区、农村等相关部门开展以《公民健康素养 66 条》为重点内容的群众性的大型系列讲座和各类咨询活动。社区卫生服务中心每年至少开展 12 次公众健康咨询活动；社区卫生服务站点应至少每个月开展一次健康知识讲座。

3. 防病知识普及活动 加强预防和应对突发公共卫生事件知识的宣传教育和行为干预，提高公众的防范意识和应对能力；积极开展预防控制传染病、地方病的健康促进与教育，重点做好防治霍乱、禽流感、艾滋病、结核病、乙肝等传染病的健康教育与健康促进工作；普及慢性非传染性疾病防治知识；针对农村卫生与农民健康问题，宣传普及饮水饮食卫生等知识。

（二）健康生活形式

鼓励群众自觉参与和自发组织各类健康促进活动，引导群众逐步形成合理膳食、适量运动、控烟限酒、心理平衡的健康生活方式。

1. 全民健身运动 健全全民健身运动组织，科学指导群众掌握正确的锻炼方法，充分利用各种资源，引导居民养成日常健身锻炼的好习惯。

2. 食品安全与健康饮食 普及安全饮用水、食品安全及营养知识，加强对幼儿园、学校、医院及集体用餐单位的营养知识和食品安全知识的培训；普及居民科学营养膳食，提倡健康节约的饮食文化。

3. 控烟限酒 制订公共场所控制吸烟规定，开展吸烟危害健康、控制吸烟的健康教育，树立控烟意识，养成不在公共场所吸烟的行为习惯；加强对未成年人烟草危害教育，严禁向未成年人销售烟草，减少青少年吸烟人群；开展酒精对健康和公共交通危害的宣传，提倡文明健康饮酒方式，控制酒精摄入量，预防和减少酒精造成的各种伤害。

（宋莉娟）

直通护考在线答题

第四章　以家庭为中心的护理

本章 PPT

学习目标

掌握：1．家庭、家庭护理、家庭访视、居家护理的概念。

2．家庭访视的类型及家庭访视程序。

3．结合案例，能正确运用家庭护理程序为服务对象提供家庭护理。

熟悉：家庭结构、家庭功能、家庭生活周期及其发展任务、家庭护理的内容及服务形式。

了解：1．家庭护理评估常用工具及其含义。

2．居家护理的意义及形式。

家庭是构成社区的基本单位，作为个人生活的场所，家庭不但影响着家庭成员的价值观与生活方式，而且担负着预防和维护家庭成员健康的重任。因此，社区护士帮助家庭成员识别其健康需求和存在的健康问题，并提供以家庭为单位的照护是社区护理工作的重要内容之一。

第一节　家　　庭

案例引导

邢某，女，17岁，学生，母亲陪其去某综合医院就诊，诊断为单纯性甲亢，采用药物治疗、定期复查，医师要求母亲对邢某的用药实行督促。然而经过3个月的治疗，邢某的病情未见明显好转。原因是其父认为年纪轻轻不必天天吃药，主张靠锻炼，而母亲不敢多说，致使用药过程断断续续。

(1) 该家庭的权利结构是哪种类型？

(2) 请思考该家庭的健康观对邢某的影响。

一、概念及类型

(一) 家庭的概念

传统意义上的家庭是指由有法定血缘、婚姻、监护或领养关系的人组成的社会基本单位。然而随着社会的发展变化，家庭的概念也在发生改变。广义的家庭概念：家庭是由一个或多个具有血缘、婚姻、供养与情感承诺的永久关系的个体组成，是家庭成员共同生活与彼此依赖的场所。这一概念避免了把家庭局限于法律关系或居住范围内。家庭是社区护士的服务对象，护理学者认为广义的家庭概念较适合于社区护理。

Note

（二）家庭的类型

我国常见的家庭类型有以下几种。

1. 核心家庭 核心家庭是指由父母及其未婚子女组成的家庭，也包括无子女夫妇家庭（如无生育能力或婚后选择不要子女的家庭）及养父母或养子女组成的家庭。核心家庭已成为我国主要的家庭类型，其特点是人数少、规模小、结构简单，家庭内部只有一个权力和活动中心，家庭成员间容易沟通、相处。

2. 主干家庭 主干家庭又称直系家庭，是指由父母、已婚子女及第三代人组成的家庭。在我国，主干家庭曾为主要家庭类型，但随着社会的发展，此家庭类型已不再占主导地位。主干家庭不仅有一个主要的权力和活动中心，还有一个权力和活动的次中心存在。

3. 联合家庭 联合家庭又称旁系家庭，指由两对或两对以上的同代夫妇及其未婚子女组成的家庭。这类家庭存在一个主要的权力和活动中心，几个权力和活动的次中心，其结构相对松散且不稳定，难以做出一致的决定。因其具有人数多、结构较复杂，关系繁多的特点，所以可利用的家庭内、外部资源也相对较多。

4. 其他类型家庭 其他类型家庭包括单身家庭、单亲家庭（离异、丧偶或未婚的单身父亲或母亲及其子女或领养子女组成的家庭）、断代家庭（未婚青少年和祖父母或外祖父母组成的家庭）、重组家庭（夫妻一方或双方离异、丧偶或未婚，和一个或多个来自前次婚姻的子女组成的家庭）、同居及同性恋家庭等。这些类型的家庭虽然不具备传统的家庭形式，但也行使着类似的功能，表现出家庭的主要特征。但此类家庭中，因其主要的家庭角色缺失，其他家庭成员必须做出角色调适，以维持家庭的正常功能，其本身的家庭结构对健康具有不利的影响。所以，家庭成员需面临更多的挑战，也需要社区医护人员更多的支持和帮助。

二、家庭结构与功能

（一）家庭结构

家庭结构（family structure）是指家庭的组织结构和家庭成员间的相互关系，分为家庭外部结构和家庭内部结构。家庭外部结构，即家庭的类型；家庭内部结构指家庭成员间的互动行为，其具体表现就是家庭关系。家庭内部结构包括家庭角色、家庭权利、家庭沟通和家庭价值观四个要素。

1. 家庭角色 角色是与某一特定的身份相关联的行为模式，即每一个社会角色都代表着一套有关行为的社会标准。家庭角色是指家庭成员在家庭中的地位和在家庭关系中的位置，代表着他（她）在家庭中所应执行的职能。

知识拓展

每个人都在其家庭中承担着特定的家庭角色，而且同时扮演着多种角色，称为角色丛。如一个已婚女子可能同时具有女儿、妻子、母亲、姐姐等角色。①角色期待：社会和家庭希望家庭成员按照社会公认的基本模式去完成自己的角色，称为角色期待。如在家庭中，丈夫和父亲的角色期待就是挣钱养家，负责家庭中的重要决策；母亲和妻子的角色期待就是操持家务，照顾家庭成员的生活起居。随着社会的进步，上述家庭角色正在发生变化。②角色冲突：当家庭成员实现不了家庭对其的角色期待，适应不了角色转变，便会产生矛盾、冲突的心理，称为角色冲突。

家庭角色功能的优劣是影响家庭功能的重要因素之一。社区护士在进行家庭评估时，应充分考虑家庭成员的角色功能是否充分。一个健康的家庭，其家庭角色功能应符合以下标准：①每个家庭成员都能适应自己的角色模式；②家庭对其成员的角色期待是一致的；③家庭成员的角色能满足自身和其他家庭成员的心理需求；④家庭角色模式符合社会规范，能被社会接受；⑤家庭成员能适应角色转换，承担多种角色。

2. 家庭权利 家庭权利是指家庭成员对家庭的影响力、控制权和支配权。家庭权利分为传统独裁型、情况权威型和分享权威型三种：①传统独裁型：由家庭所在的社会文化传统规定而来的权威。如男性主导社会，父亲是一家之主，家庭成员都认可他的权威，而不考虑其社会地位、职业及自身的主观意愿等。②情况权威型：指家庭权利会因家庭情况的变化而产生权利转移，即家庭中谁负责供养家庭、主宰家庭经济大权，其权利便最大，可以是丈夫，也可以是妻子或子女。③分享权威型：指家庭成员分担权利，共同协商做出决定，由家庭成员的能力和兴趣决定所承担的责任。这是现代社会所推崇的一种家庭权利结构类型。

家庭权利结构并非是固定不变的，每个家庭可以有多种权利结构并存，不同时期也可以有不同类型的权利结构。

3. 家庭沟通 家庭沟通是指家庭成员之间在情感、愿望、生活需求、价值观念、意见和信息等方面进行交换的过程，最能反映家庭成员间的相互关系。良好的沟通可以增进家庭成员间的感情，增进家庭和睦，完善家庭功能；反之，沟通不良甚至缺乏沟通，可能影响到家庭关系，引起家庭危机。

4. 家庭价值观 家庭价值观是家庭成员对家庭活动的行为准则及生活目标的思想、态度和信念。其形成受家庭所处的文化背景、宗教信仰和社会价值观的影响。家庭对健康和疾病的认识所形成的健康观决定了家庭会采取何种方法促进健康及预防疾病，因此，家庭价值观在家庭保健中具有重要作用。

（二）家庭功能

家庭是社会的基本功能单位，具有满足家庭成员在生理、心理及社会方面各个层次的最基本需要的功能。其功能主要表现在保持家庭的完整性，满足家庭及其成员的需要，实现社会对家庭的期望等方面。

1. 情感功能 情感是形成和维护家庭的重要基础，有了情感支持，家庭成员才能彼此亲近，有一定的安全感和归属感。因此，家庭成员必须满足成员的感情需求以维持家庭的整体性。

2. 生殖养育功能 生殖养育功能包括生育功能、抚养及赡养功能。生育功能指家庭生育子女，培养下一代，以维持社会和家庭的存在与延续；抚养是指夫妻间或家庭同辈间及对下辈人的供养与照料；赡养是指子女对家庭中长辈的供养和照顾，体现下一代对上一辈家庭成员的责任和义务。

3. 经济功能 经济功能指维系家庭生活需要的经济资源，包括物质、金钱、空间等，以满足家庭成员的衣、食、住、行、教育、娱乐、医疗等各方面的需求。

4. 社会化功能 社会化是指一个人通过学习群体文化，学习承担社会角色，把自己一体化到群体中去的基本过程。社会化始于家庭。在家里，小孩学会语言以及对错误和正确的理解；他们可以从亲近的人中学会基本的社会知识和技巧；家庭为年幼的成员提供社会经验，使他们能适应社会。

5. 健康照顾功能 健康照顾功能指保护家庭成员的健康，并在家庭成员患病时能提供各类与疾病恢复有关的支持。家庭健康照顾的主要内容包括提供适当的饮食和衣物，维持适合于健康的居家环境，有足够的维持个人卫生的资源，为患病家庭成员提供各种照顾和康复锻炼及促进家庭成员的健康等。

三、家庭生活周期

家庭生活周期(family life cycle)是指从夫妇组成家庭开始，经过子女出生、成长、工作、相继结婚并组建自己的家庭，夫妇又回到只有二人相处的局面，最后因夫妇相继去世而消失的过程。目前健康领域多用美国杜瓦尔(Duvall)的家庭发展八阶段学说，每个阶段面临不同的健康问题，社区护士应帮助处于不同发展阶段的家庭及家庭成员完成发展任务，促进家庭及家庭成员的健康（表 4-1）。

表 4-1 Duvall 家庭发展各阶段的定义、任务及护理要点

发展阶段	定义	发展任务	护理要点
新家庭	男女结婚至第一个孩子出生的家庭	1. 夫妇生活方式的适应 2. 适应新的人际关系 3. 发展夫妇间亲密关系 4. 分享价值观、承诺及忠诚 5. 要孩子的决定和准备	1. 人际关系指导 2. 性生活指导 3. 计划生育指导 4. 心理沟通指导

Note

续表

发展阶段	定义	发展任务	护理要点
有孩子出生家庭	最大孩子小于2岁半	1.父母角色的适应 2. 婴幼儿的养育 3. 产后恢复 4. 维持稳定的婚姻关系	1.围生期保健指导 2. 新生儿喂养和婴幼儿营养指导 3. 预防接种指导 4. 哺乳期性生活指导 5. 压力应对指导
有学龄前儿童家庭	最大孩子介于2岁半至6岁的家庭	1.预防儿童意外事故和传染病 2. 促进儿童身心健康发育 3. 维持美满的婚姻	1.儿童意外事故防范的宣传 2. 儿童传染病的预防 3. 儿童生长发育的监测 4. 儿童良好习惯的培养
有学龄期儿童家庭	最大孩子介于6岁至13岁的家庭	1.帮助儿童适应学习生活 2.防止意外事故的发生 3. 维持良好的婚姻	1.引导儿童正确应对学习压力,合理指导社会化 2. 儿童安全教育 3. 养育子女与工作关系的平衡指导
有青少年家庭	最大孩子介于13岁至20岁的家庭	1.维持开放的母子和父子关系 2. 孩子的性教育 3. 青少年与异性交往 4. 婚姻生活的责任	1.亲子代沟所致的沟通问题指导 2. 青春期教育及性教育
孩子创业家庭	最大孩子离家至最小孩子离家的家庭	1.鼓励认同孩子的独立 2. 重新适应婚姻关系 3. 照顾关心高龄父母	1.亲子沟通指导 2. 婚姻再适应指导 3. 高龄老年人的保健指导
空巢家庭	所有孩子离家至家长退休的家庭	1.巩固婚姻关系 2. 与新家庭成员建立关系 3. 应对更年期问题 4. 慢性病防治 5. 做好退休准备	1.更年期保健 2. 定期体检 3. 心理咨询
老年家庭	退休至夫妇逝世的家庭	1.适应退休后的生活 2. 应对经济收入变化 3. 维持配偶及个人的功能 4. 面对配偶及亲朋的死亡	1.生活方式指导 2. 自理能力及社交能力指导 3. 慢性病防治 4. 孤独心理辅导 5. 临终关怀

Note

第二节　家庭护理

案例引导

徐女士,59岁,退休工人,平素身体健康,初中文化程度。女儿定居国外,因工作原因很少有机会回国。徐女士的丈夫一年前突发脑出血去世。自从其丈夫去世后,徐女士的女儿只回国看望过母亲一次,平时会定期给母亲打电话。但徐女士性格偏内向,与朋友来往较少,近半年一直情绪低落,有时会独自伤心落泪。

(1) 徐女士可能面临什么样的健康问题?

(2) 作为社区护士,可以为徐女士提供哪些方面的帮助?

社区护理的服务对象包括个人、家庭、人群及整个社区。家庭护理是以家庭为中心的护理,社区护士运用护理学、社会学、家庭治疗与行为健康学等基础理论与技术,为服务对象提供完整、连续、全面的护理服务。

一、家庭护理的概念及内容

(一) 家庭护理的概念

家庭护理(family nursing)是以家庭为单位的护理,是社区护士与家庭及其成员有目的地进行互动,帮助家庭充分发挥家庭的健康潜能,预防、应对、解决家庭发展阶段的各种健康问题,以促进和维护家庭及其成员健康的活动。

(二) 家庭护理的内容

(1) 提供康复保健和家庭健康指导:为出院后的慢性病患者或老年人提出适当的康复护理计划,在对患者照顾的前提下,培养其独立性,协助患者提高生活自理能力。

(2) 协助家庭获得或改善健康的生活环境。

(3) 提供基础护理技术:提供测量血压、换药、导尿、注射、输液、鼻饲、造瘘等可在居家环境下完成的临床护理技术服务。

(4) 提供营养指导、心理护理、卫生宣教、健康咨询等服务。

二、家庭护理的服务形式

1. 指导监督性的护理　指导监督性的护理是护士对患者的照顾者进行相关的护理指导和培训,提高照顾者的照护能力,使其满足患者的护理需求。护士主要帮助照顾者解决在护理患者方面遇到的问题,护士的作用是指导和监督照顾者。这种服务形式一般只适用于病情较轻、护理难度较低的患者。

2. 上门实际操作的护理　上门实际操作的护理适用于病情较复杂、护理难度较高的患者。通常需要护士定时到患者家里开展护理服务。根据服务的连续程度,可分为家庭病床护理和临时出诊家庭护理两种形式。①家庭病床护理:社区护士根据诊疗计划定期上门为家庭病床的患者提供连续性、综合性的专业健康照护服务。②临时出诊家庭护理:社区护士为家庭病床以外的患者提供临时而急需的护理服务。

三、社区护士在家庭护理中的作用

1. 为家庭成员提供医疗、护理及保健服务　社区护士应协助家庭成员发现健康问题,指导家庭成员及早明确诊断,接受治疗。为患者及其家属提供有关疾病、居家护理的知识和和技能及相应的保健指

Note

导，增强家庭应对健康问题的基本能力，督促他们掌握与疾病相关的基础知识。

2. 协助家庭成员提高心理、社会适应能力 社区护士应了解家庭所处的发展阶段及其发展任务，及时发现家庭现存或潜在的健康问题，并帮助其解决，满足家庭成员的生理、心理需求，使家庭成员具有健康的心理和良好的社会适应能力，达到并维持最佳健康状态。

3. 协助家庭获得健康的生活环境和生活方式 社区护士应评估家庭成员的健康观念和健康行为，向家庭成员讲述目前存在的不健康行为及危害健康的因素，与家庭交换意见，共同探讨造成不健康行为的原因及执行健康行为的能力，为家庭成员提供相关的建议和相应的保健指导，督促家庭成员在条件允许的情况下改善不利于健康的生活环境和生活方式，使每个家庭成员都能在安全舒适的环境中成长和生活。

4. 协助家庭利用健康资源 社区护士通过评估家庭与社会组织（社会支持性团体、社会福利机构）和他人（亲属、朋友、同事、邻居等）之间的关系，协助家庭找出并充分利用所拥有的资源，以解决家庭的健康问题。

5. 协助家庭参与社会和社区活动 社区护士应根据社区人群的健康状况或社区疾病的流行情况等开展各种形式的健康活动，同时为家庭提供各种活动的信息并鼓励家庭参与，使家庭获得健康知识和保健技能，促进家庭与社区的联系互动，提高整个社区的健康水平。

第三节 家庭护理程序

案例引导

某家庭丈夫王某，37岁，是一家软件公司的经理；妻子赵某，35岁，在某合资企业任职。婚后一直未要孩子，一个月前赵某剖宫产分娩一个男婴。婆婆张某，64岁，一边帮忙照顾媳妇赵某产后的生活起居，一边照看孩子。在照顾产妇与护理孩子的方式上，赵某坚持按育儿书上介绍的方法，而张某坚持老家传统的方法，认为抚养大了儿子（王某）就是最好的例证。例如，担心孩子长大后腿部弯曲畸形，张某用包布将孩子双腿包扎成蜡烛状（蜡烛包）。婆媳之间多次发生争执，王某多次协调，收效甚微。

近1周来，赵某天天情绪低落，茶饭不思，入睡困难。王某公司最近很忙，天天加班，一时找不到合适的人员来照顾媳妇和新生儿，夫妻双方的亲戚均在外地。

(1) 该家庭目前最主要的家庭问题是什么？

(2) 请为该家庭制订一份可行的家庭护理计划。

家庭护理程序是运用护理程序对家庭进行护理的一种方法。社区护士通过家庭护理评估，判断家庭的健康问题，提出家庭护理诊断和护士需要援助的项目，根据其诊断制订相应的家庭护理计划，并实施和评价，通过评价效果做出必要的修正，以维护家庭正常功能，促进家庭健康。

一、家庭护理评估

家庭护理评估（family nursing assessment）是为确定家庭存在的健康问题而收集主观和客观资料的过程，为进行有针对性护理干预提供有效依据。

（一）评估内容

家庭护理评估的目的是收集与家庭健康相关的资料，明确健康问题给家庭带来的影响和家庭自身应对问题的能力以及家庭应对问题采取的方式和方法。具体内容见表4-2。

表 4-2 家庭护理评估内容

评估项目	评估具体内容
家庭一般资料	1. 家庭地址和家庭结构 2. 家庭成员职业 3. 家庭成员健康状况 4. 家庭健康管理状况 5. 家庭成员社会习惯(饮食、睡眠、家务、育婴、休假) 6. 家庭经济(主要的收入来源、医疗保险等) 7. 住宅环境(住房面积、交通便利程度等) 8. 家庭文化背景、宗教信仰、社会阶层 9. 社区环境(与邻居和友人的交往、社会保健设施有无)
家庭中患病成员的状况	1. 疾病的种类和日常生活受影响的程度 2. 愈后状况的推测 3. 日常社会能力 4. 家庭角色履行情况 5. 疾病带来的经济负担
家庭发展阶段及任务	家庭目前所处的发展阶段及发展任务,家庭履行发展任务的情况
家庭结构	1. 家庭成员间的关系(患者与家庭成员间、家庭成员间) 2. 沟通与交流(思想交流、情感交流、语言交流) 3. 原有角色和变化后角色(家庭主要角色、次要角色、起决定作用者、有无代替者) 4. 家庭权力的分配 5. 家庭与社会的交流(收集和利用社会资源的能力) 6. 价值与信仰
家庭功能	1. 家庭成员间的情感 2. 培养子女社会化的情况 3. 家庭的自我保健行为
家庭资源	1. 家庭内资源 家庭住宅面积、交通便利情况、经济来源、医疗保险、知识、风俗习惯、道德观念、信息、教育、文学欣赏等 2. 家庭外资源 (1) 家庭周围社会支持性团体(邻居、志愿者和家政服务部门等) (2) 社会保障设施(居民委员会、医疗保险机构、养老院、社区卫生服务中心等)
家庭与社会的关系	家庭与亲属、社区和社会的关系,家庭利用社会资源的能力
家庭应对和处理问题的能力与方法	1. 家庭成员对健康问题的认识(疾病的认识和理解等) 2. 家庭成员的情绪变化(不安、动摇、压力反应) 3. 家庭战胜疾病的决心(家庭成员参与护理等情况) 4. 家庭应对健康问题的方式(接受、回避、逃避、交换意见与达成共识、角色转变与调整、收集资料、有效利用社会资源) 5. 家庭对日常生活调整(饮食、睡眠、作息时间)的应对 6. 家庭对家庭成员健康状况的影响(疲劳、失眠、精神压力性疾病)

（二）评估常用工具

家庭护理评估常用的评估工具有家庭结构图、APGAR 家庭功能评估表、社会支持度图等。

1. 家庭结构图 家庭结构图以符号的形式展示家庭结构和关系、家庭生活事件、家庭成员健康问题等家庭信息。社区护士或其他医务人员可以根据家庭结构图迅速了解家庭基本情况，识别及判断家庭中的危机因素和高危因素，对患者进行管理，指导其改变生活方式（图 4-1、图 4-2）。家庭结构图一般由三代人组成，不同性别、角色、关系用不同符号表示。一般长辈在上、子辈在下，同辈中，依年龄大小从左到右排列，年龄大者排在左侧。在代表每个成员的符号旁，可以标注年龄、婚姻状况、出生或死亡日期、患病情况等，也可根据需要标注家庭成员的职业、文化程度、主要健康问题等。

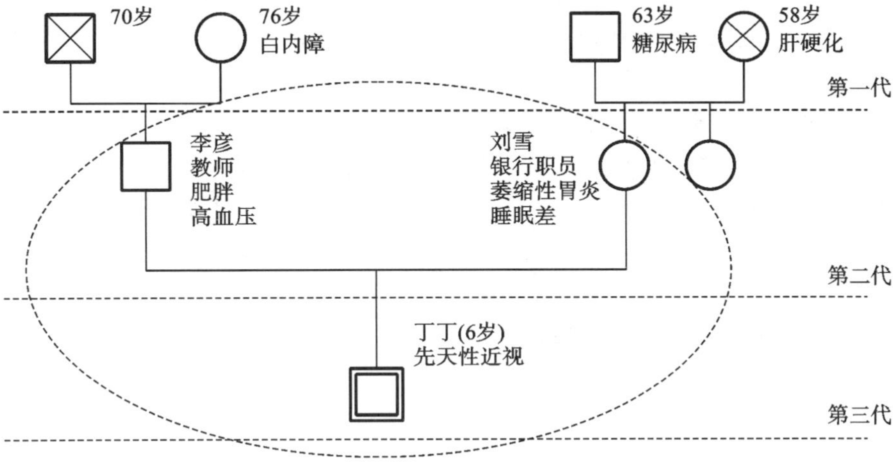

图 4-1 家庭结构图举例

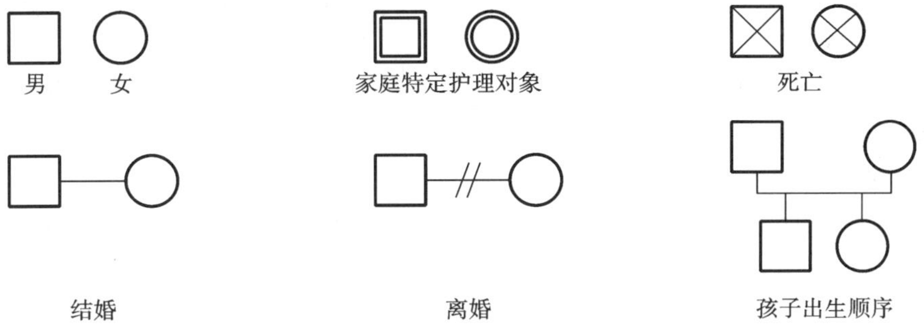

图 4-2 家庭结构图常用符号

2. APGAR 家庭功能评估表 1978 年，由斯密克汀（Smilkstein）设计的用来检测家庭功能的自评问卷，是测量个人对自己家庭功能整体满意程度的主观量化评价工具。该量表简便、易答，适用于初次家访对家庭功能的简单了解。该量表共五个题目，每个题目代表一项家庭功能，分别为适应度（adaptation）、合作度（partnership）、成熟度（growth）、情感度（affection）及亲密度（resolve），简称 APGAR 家庭功能评估表（表 4-3）。评分标准如下：7～10 分表示家庭功能良好，4～6 分表示家庭功能中度障碍，0～3 分表示家庭功能严重障碍。

表 4-3 APGAR 家庭功能评估表

	经常（2 分）	有时（1 分）	几乎从不（0 分）
1. 当我遇到问题时，可以从家人得到满意的帮助（适应度）	□	□	□
2. 我很满意家人与我讨论各种事情以及分担问题的方式（合作度）	□	□	□
3. 当我希望从事新的活动或发展时，家人都能接受且给予支持（成熟度）	□	□	□

续表

	经常 （2分）	有时 （1分）	几乎从不 （0分）
4. 我很满意家人对我表达情感的方式及对我情绪（愤怒、悲伤、爱）的反应（情感度）	□	□	□
5. 我很满意家人与我共度时光的方式（亲密度）	□	□	□

3. 家庭护理评估的注意事项

（1）收集资料要全面，从家庭成员中获得有价值的资料：运用多种方法收集资料，观察法和交谈法是常用的收集资料方法。观察法主要用于评估家庭环境和家庭成员间的相互作用，如沟通交流情况、家属如何照顾患病个体等。交谈法主要通过与家庭成员的交谈，了解家庭状况和家庭成员间的关系、家庭成员的健康状况等。同时，还应充分利用其他人员收集的资料，如社区居民的健康档案、医院的病历记录等。收集资料时除了收集家庭中家庭成员及患病成员健康状况的相关资料外，更要注意收集与家庭功能、家庭发展阶段、家庭环境、家庭与社会的关系及家庭利用资源状况等相关资料，要考虑家庭发展的动态变化、患者与家庭成员间的关系等。

（2）认识家庭的多样性：社区护士应充分认识到家庭的多样性，不同家庭背景下相同健康问题的处理方法可能不同，因此要重视家庭背景的独特性。

二、家庭护理诊断

家庭护理诊断（family nursing diagnosis）又称家庭护理问题，是分析判断收集的资料，确定家庭的主要健康问题，并根据主要健康问题提出护理诊断。确定家庭护理诊断的步骤如下。

1. 整理并分析资料 从收集到的资料中选择有意义的资料，按家庭问题类别进行分类。

2. 确定家庭健康问题 根据患病的家庭成员给家庭带来的变化或者家庭在发展阶段未完成发展任务的情况来判断家庭存在的健康问题。从家庭应对和处理健康问题的角度来判断所需帮助的程度，确定是需要社区护士提供紧急帮助，还是维持现状、继续观察，待家庭自行解决健康问题。从家庭整体上分析各种健康问题之间存在的联系和相互影响，判断家庭护理需求。

3. 明确优先解决的护理问题 社区护士需要按照轻重缓急对家庭健康问题进行排序，把亟待解决、对家庭威胁最大、后果严重的健康问题排在第一位，并立即制订计划，优先解决。

三、家庭护理计划

家庭护理计划（family nursing planning）的制订应以家庭护理诊断为依据，结合家庭日常生活情况，充分发挥家庭资源优势解决健康问题。家庭护理计划包括制订目标（短期目标和长期目标），寻找家庭内、外部资源，确认可运用的方法，拟定护理措施等。在制订护理计划的过程中，社区护士应遵循以下原则。

1. 相互性 社区护士应让家庭参与护理计划制订，并确保每个家庭成员都参与家庭护理活动，鼓励每个成员参与对自己的照顾和护理。护士必须认识到家庭有权做出自己的健康决定，护士的职责是为家庭提供指导、信息和辅助家庭完成计划。

2. 独特性 相同的健康问题也会因家庭的不同而采用不同的护理干预。家庭的结构、价值观、资源及功能水平都会影响护理活动的选择。因此，对于每个家庭的护理计划必须是独特的，适合于各自的特点。

3. 设立的目标应符合实际 由于时间和资源的限制，在设立目标时，社区护士需要考虑是否有解决这些问题的资源，是否符合实际条件。在一定程度上，家庭功能水平也影响目标的层次。

4. 意愿性 即要考虑家庭成员的想法、价值观和健康观念。

5. 合作性 与其他卫生保健人员合作，并充分有效地利用资源。

Note

四、家庭护理实施

家庭护理实施(family nursing implementation)是将家庭护理计划付诸行动的过程。由家庭成员、社区护士、其他健康护理小组成员、家庭社会关系网中的其他人员等一群人共同执行,主要责任者和实施者是家庭成员,这与医院护理不同。护士提供的具体帮助如下:①介绍和强化有效的家庭交流方式,应对技巧及行为;②为家庭营造或指导家庭营造一个安全的具有教育性质的交流环境和场所;③指导家庭成员的行为,使之与计划的目标、需求、活动相一致;④为家庭成员提供感情支持,分担忧愁,给予安慰和鼓励;⑤为缺乏自我护理能力的家庭提供直接的照顾和护理;⑥对家庭进行健康教育,并与家人交流信息;⑦排除影响落实计划的障碍,促进家庭功能完善;⑧帮助家庭对其生活重新安排;⑨与家庭建立长期的合作关系。

五、家庭护理评价

家庭护理评价(family nursing evaluation)是对家庭护理活动进行全面检查与控制,是保证家庭护理计划实施成功的关键措施,贯穿于家庭护理活动的全过程,包括过程评价(阶段评价)和结果评价(总结性评价)。

(一)过程评价

1. 评估阶段 评价收集的资料是否真实完整,是否有利于确定家庭健康问题。

2. 诊断阶段 评价护理诊断是否反映家庭健康问题。

3. 计划阶段 评价家庭护理计划的制订是否考虑家庭资源,家庭成员是否都同意该计划。

4. 实施阶段 计划是否顺利执行,有无障碍,障碍产生的原因等。

(二)结果评价

结果评价是评价家庭接受护理干预后的效果,根据家庭存在的问题,预期目标可能涉及家庭及家庭成员两个方面,应分别对其进行评价。评价内容如下。

1. 家庭成员方面 预期目标是否实现,家庭成员健康需求的满足程度,本次护理活动对家庭成员的影响,家庭成员对社区护士工作的满意度及对本次护理活动的建议和意见。

2. 家庭方面 家庭目标是否实现,家庭成员间的沟通及相互间的支持情况,家庭对护理干预的反应,家庭的情感反应、家庭功能、家庭环境等是向有利于家庭成员健康的方向发展,家庭资源是否有效利用。

社区护士根据评价结果决定是继续执行计划还是修改计划并付诸实施。

第四节 家庭访视与居家护理

案例引导

秦女士来到社区卫生服务中心,希望社区护士给予妹妹帮助。秦女士主诉的情况是:妹妹,36岁,2年前妹夫出车祸致双下肢截肢,现在家里唯一的经济来源就是妹妹的工资,可妹妹既要上班又要照顾残疾的丈夫和5岁的孩子,妹妹感到身心疲惫,自己快要承受不了了。秦女士担心这样继续下去会拖垮妹妹的身体,希望得到社区护士的援助。

(1) 根据以上资料,请说出社区护士进行家庭访视前最应当做的事情是什么?

(2) 第一次访视最需要收集的前3位资料是什么?

Note

一、家庭访视

(一) 概念

家庭访视(home visit)简称家访,是指为了维持和促进个体和家庭健康而在服务对象家里进行的有目的的交往活动,是社区护士用来接触、了解社区居民健康状况和对各家庭进行健康评估、开展社区护理工作的重要工作方法。

(二) 目的

社区护士通过家庭访视,能实地了解访视家庭的环境、设备、家庭成员的健康状况、家庭结构、家庭功能,从而发现家庭的健康问题,运用家庭的内、外部资源,实施护理活动,解决家庭的健康问题。具体内容包括为在家居住的患者或残疾者提供适宜、有效的护理,促进建立足够和有效的支持系统,鼓励家庭充分利用现有的可促进健康资源;促进家庭环境的健康;加强家庭功能的发挥,促进家庭成员之间的相互关系;提供有关健康促进和预防疾病的健康教育,促进家庭及其成员正常成长和发展。

(三) 类型

家庭访视根据其目的不同,可分为以下四类。

1. 预防性家访 预防疾病和健康促进,主要用于妇幼保健性家访与计划免疫等。

2. 评估性家访 评估个体、家庭的需求和状况,为制订护理计划提供依据,常用于考察有家庭危机或心理问题的患者及年老、体弱患者的家庭环境。

3. 急诊性家访 急诊性家访的目的是解决患者出现的临时问题或紧急情况,如外伤、家庭暴力等。

4. 连续照顾性家访 连续照顾性家访的目的是为患者提供连续性的照顾,常定期进行,主要用于患有慢性病或需要康复护理的患者及临终患者。

(四) 家庭访视的程序

1. 访视前准备 准备工作包括选择访视对象、确定访视的目的和目标、准备访视物品、安排访视路线等。

(1) 选择访视对象:当社区护理人员负责访视的家庭数量较多时,应在有限的时间和人力情况下,安排好访视的优先次序,以便充分利用人力和物力。家庭访视时,应优先考虑健康问题影响人数较多的家庭、对生命有严重影响的家庭、易产生后遗症的家庭、利用卫生资源能控制疾病的家庭。

在优先访视的对象中,由于情况各有不同,要具体情况具体分析,灵活安排访视程序和路线。如果同一地点有两名患者,一位患者患有压疮已破溃感染需换药,另一位患者躯体留置引流管需要换药,应安排后者优先处置,洗手后再对前者进行换药;同时需要访视两位患者,一位居住较远且病情较重,另一位居住较近病情较轻,应优先访视前者;同时有两位患者,一位病情已基本得到控制的传染病患者,而居住较近,另一位是一般性访视且居住较远,则应优先访视后者。

(2) 确定访视目的和目标:在初次访视之前,要对访视家庭有一定了解,熟悉该家庭的情况,明确访视目的,并制订初步访视计划;对需要连续性访视的家庭,每次访视前应确定明确的访视目标,并依据目标的评价结果,及时调整访视计划。

(3) 准备访视物品:

①依访视对象准备物品:访视物品分为两类:一类是访视前应准备的基本物品:a. 体检工具,如听诊器、血压计、体温计、手电筒、量尺;b. 常用消毒物品和器械,如酒精、棉球、纱布、止血钳、剪刀;c. 隔离用物,如帽子、口罩、消毒手套、工作衣;d. 常用药物及注射工具;e. 其他,如健康教育材料、记录单及联系工具(电话本或地图)等。另一类是根据访视目的增设的访视物品,如对新生儿的访视目的是测体重、指导母乳喂养及预防接种、婴儿的行为神经测定等,社区护理人员需要准备秤、布包以测量体重;带齐有关母乳喂养和预防接种的材料;准备手电筒、可发音的小盒子和红球以测定婴儿的神经行为能力。

②尽可能利用家中的物品:如体温表、训练婴儿用的各种玩具、冷热敷所需的物品、物理消毒用品等。

Note

(4) 联络访视家庭:具体的访视时间原则上需要事先与访视家庭预约,一般是通过电话预约。如果担心因为预约使家庭有所准备而掩盖了想要了解的真实情况时,可以安排临时性突击访视。

(5) 安排访视路线:基本同优先访视原则,以避免访视护士将病菌带到其他访视对象家中,引起交叉感染;有的访视对象情况紧急,应安排提前访视;一般情况下,访视路线依交通路线安排,可由远而近,或由近而远,以节约时间。

社区护士根据具体情况安排好一天内的家庭访视路线图,确认地址,并准备简单的地图。填写两份路线单,内容包括访视目的、出发时间及返回时间和被访家庭的地址、路线及联络方式,其中一份随身携带,一份留在办公室,以便有特殊情况时,社区能尽快与访视护士取得联系。

2. 访视中的工作 访视分为初次访视和连续性访视。初次访视一般比较困难,因为社区护士进入一个陌生的环境,也可能被拒绝访视。初次访视的目的是彼此间建立良好的信任关系,获取基本资料,确定主要健康问题。连续性访视是社区护士对上次访视计划进行评价和修改后,制订新的访视计划并按计划进行指导和护理,同时需要不断收集资料,为以后的访视提供充分的依据。

(1) 与服务对象及家庭建立信任、友好、合作的关系。

①自我介绍:初次访视时,社区护士要向访视对象介绍所属单位的名称和本人的姓名,向访视对象确认住址和姓名,通过简短的交流使访视对象放松。

②尊重访视对象,提供有关信息:社区护士要倾听、了解且尊重访视对象的感觉、想法及行为,并适时给予关怀,同时必须维护访视对象的隐私权。应向访视对象解释访视目的及必要性、所提供的服务、所需时间等。在其愿意接受访视的情况下提供服务和收集资料,同时应向访视对象明确其权利,必要时可签订家庭访视协议。

(2) 评估、计划和实施护理干预。

①评估:包括初步的个人评估、家庭评估、环境评估、社区资源评估等。掌握现存的健康问题或从上次访问后的变化情况等。初次访视不一定要获取所有资料。

②计划:根据评估结果与访视对象共同制订或调整护理计划。

③实施护理干预:进行健康教育或护理操作。护理操作中,注意防止交叉感染,严格执行无菌技术操作原则和消毒隔离制度。操作后妥当处理污染物,避免污染,整理用物并洗手。

(3) 记录:访视过程中,社区护士要记录收集的主、客观资料及进行指导和护理的主要工作内容,以便日后评价参考,或作为护士本人对自我工作评价及改进工作的依据,同时可供其他工作人员了解访视对象的健康问题,有利于同行间的交流与协作,也能作为教学和科研素材。

3. 预约下次访视时间 实际访视完毕,根据访视对象健康问题的轻重缓急,预约下次访视时间,并将预约时间记录在病历卡上,或在患者家中的日历做好标记,以提醒访视对象做准备。

4. 评价 不论是在访视过程中或访视结束后,社区护士应及时评价访视计划、效果等情况,以便及时修改访视内容,以提高访视成效。

5. 家庭访视中的注意事项

(1) 着装:着装得体、整洁、协调、便于工作,适合社区护士身份。穿舒适的鞋,利于行走方便。不佩戴贵重首饰。随身携带身份证、工作证及零钱。

(2) 态度:要求合乎礼节,稳重大方,尊重被访视对象及其家庭的交流方式、文化背景、社会经历等,保守被访视家庭的秘密。

(3) 访视时间:访视时间以 1 h 以内为宜,避开家庭的用餐及会客时间。如果与访视对象的上班、上学时间发生冲突,可尽量利用早、晚的时间。最好在家庭成员都在的时候进行访视。

(4) 护理服务项目与收费:护患双方要明确收费项目与免费项目,一般访视人员不直接参与收费。访视护士不应接受礼金、礼物等。

(5) 访视人员的安全管理:访视人员的安全管理内容包括:①访视时如果遇到一些敌意、发怒、情绪反复无常的服务对象,应在提供急需护理后立刻离开现场。②尽量要求访视对象的家属在场,访视对象是单独的异性时,应考虑是否需要一名陪同者同行。③尽量避免去一些偏僻的场所如小胡同、地下室、

Note

空的建筑或偏远的地方等，如果必须去最好有陪同人员。④在访视对象家中遇到一些恶性事件，如打架、酗酒、吸毒、有攻击性武器等不安全因素，可立即离开，并与有关部门联系。⑤尽量在计划好的时间内进行访视，若有例外应得到工作机构的同意。

二、居家护理

（一）居家护理的概念

居家护理（home care nursing）是指社区护士直接到患者家中，应用护理程序，向家庭中有疾病的个人即出院后的患者或长期家庭疗养的慢性病患者、残障者、精神障碍者，提供连续的、系统的基本医疗护理服务。

（二）居家护理的意义

1. 在服务对象及其家庭方面 服务对象在家中得到后续的连续性护理服务，可以缩短住院时间，减少住院费用；利于方便生活，增强服务对象自我照顾的意识与能力，提高家庭的照护知识和技能；控制并发症，降低疾病复发率及再住院率。

2. 在护理专业实践与发展方面 可提供个性化、人性化的护理服务；促进医疗卫生资源的合理运用，增加医院病床利用率，降低医疗总费用；拓展护理专业的工作领域，促进护理人员的专业发展。

（三）居家护理的形式

居家护理主要有两种形式，分别为家庭病床和家庭护理服务中心。

1. 家庭病床 家庭病床是以家庭作为治疗护理场所，设立病床，使患者在熟悉的环境中接受医疗和护理，最大限度地满足社会医疗护理要求，是医院住院服务的院外补充形式，也是社区卫生服务的一种重要形式。

2. 家庭护理服务中心 家庭护理服务中心是对家庭中需要护理服务的人提供护理的机构。美国称之为家庭服务中心，日本把它称作访问护理中心。机构是由社会财团、医院或民间组织等设置，工作人员由医师、护士、护理员和家政服务人员、康复医师、心理咨询师、营养师等组成。目前我国一些看护服务公司借鉴发达国家的经验和做法，推出了专业的居家护理试点机构，聘请具有丰富临床护理经验的护理人员，为居家患者或老年人提供病情观察、生活照料、合理用药和居家安全指导、老年常见病护理、康复护理等专业居家护理服务。发达国家正积极推广和使用这种方式，是居家护理未来的发展方向。

（靳晶）

直通护考在线答题

Note

第五章　社区人群预防与保健

学习目标

本章 PPT

掌握：1. 能够陈述社区预防与保健的基本原则、内容和策略。
2. 能够简述社区健康档案的概念、建立社区健康档案的目的和作用。
3. 能够正确陈述社区儿童及青少年保健的意义和内容。
4. 能够陈述学校卫生保健的任务和重要性。
5. 能够阐述妇女保健的作用和指导措施。
6. 能够陈述妇女常见健康问题的预防、保健、护理。
7. 能够陈述老年人常见健康问题的预防、保健、护理。

熟悉：1. 能够建立社区、家庭和个人健康档案。
2. 能够运用本章所学知识，对社区儿童及青少年各期健康问题进行适宜的保健指导。
3. 能够运用所学知识对于社区学生、妇女及老年人进行健康教育。

了解：1. 能够陈述健康档案的管理内容。
2. 能够举例说明各年龄期儿童及青少年保健内容。
3. 学校卫生保健的内容。

社区卫生服务是以人的健康为中心、以家庭为单位、以社区为范围、需求为导向，融预防、医疗、保健、康复、健康教育、计划生育技术服务为一体的基层卫生服务。社区预防与保健是社区卫生服务工作中的重要内容，按照预防医学的观点和基本原理，开展以社区为范围的个体和群体兼顾的预防保健服务。

第一节　社区预防保健的基本原则与策略

案例引导

李某，男，49岁，公司经理。在一次商务会议上，突然手捂胸部跌倒在地，45 min 后被送进了急诊室。心电图显示前导联 ST 段压低 3 mm，随即进行溶栓治疗，但病情发展为室颤，抢救无效而死亡。尸检发现：这位患者的血胆固醇高达 356 mg/dL，心脏的左总和前降支有大块血栓。

思考：从以上内容看，你认为患者生前的预防保健原则和内容分别应该是什么？

Note

一、社区预防与保健的基本原则

(一) 以健康为中心

社区预防与保健必须以人为中心,以健康为中心,而不是以疾病为中心。提高社区人群的整体健康水平,仅靠对个体疾病的治疗工作是远远不够的,社区卫生服务工作者应深入社区和走进家庭,在积极的健康观和生物-心理-社会医学模式的指导下,动员每个社区成员主动改变社区环境,建立健康的生活方式,实施社区预防保健的具体措施,达到预防疾病、减少残疾和促进健康的目的。同时,应根据影响健康的因素考虑社区预防保健的具体措施,人的健康取决于环境因素、卫生服务因素、行为与生活方式因素和生物学因素,这些影响因素之间相互关联和作用构成一个网络关系,如图 5-1 所示。因此,任何社区预防保健的策略必须全面考虑这些因素,以及与这些因素相关的部门对干预措施的影响。

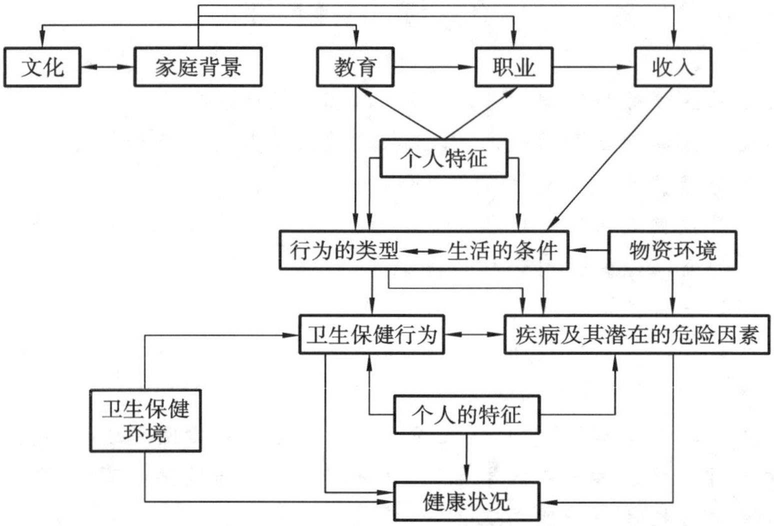

图 5-1 健康影响因素及其相互关系

(二) 以人群为对象,群体与个体兼顾

社区预防与保健旨在维护社区内人群的健康,如改善社区环境、消除不安全因素和干预不健康的生活方式等,因此社区人群是社区预防保健服务的对象。社区医师在实施社区预防保健时不应脱离日常的医疗实践活动,开展个体化预防保健服务,其最佳形式是临床预防服务,即临床场所对健康人和无症状“患者”的健康危险因素进行评价,然后实施个体化的预防干预措施来预防疾病和促进健康。在个体预防中必须强调自我保健的作用,以充分发挥个人在保健活动中的主观能动性,自觉地为改变周围环境而努力,为得到最大可能的健康创造条件。社区预防保健既要制定针对群体的措施,也要制订兼顾个体的措施,并且将两者结合起来。如对每个儿童进行计划免疫接种时,应做好保健咨询工作,关心接种儿童的健康问题,同时,通过每个个体的疫苗接种和保健服务提高整个社区儿童疫苗接种的覆盖率,了解社区儿童的整体健康状况和发育水平,制定针对个体和群体的干预措施等。若发现社区儿童抗体保护率较低或发育不良的现象较多,应考虑是否需要在社区内开展疫苗的集中补种或幼儿合理喂养的健康教育,这就体现了以人群为服务对象、群体与个体兼顾的原则。

(三) 以家庭为单位

家庭是社区中的最基本单元,家庭内部的每个成员之间有密切的血缘、情感和经济关系,以及相似的行为生活方式、居住环境、卫生习惯等,故而在健康问题上存在着相似的危险因素。如幼儿合理喂养的健康教育,必须考虑到不同家庭父母的文化社会背景的差异,并从他们容易接受的角度考虑采用恰当的干预形式。另外,有些危险因素的干预只能在家庭的范围内才可以实施,如改变不良的饮食方式和膳食结构;有些高危行为的改变若得到家庭的支持则比较容易纠正,如糖尿病患者的饮食控制和高血压患者的按时服药、控制食盐摄入量等措施。

Note

（四）以循证保健指导决策

循证是以可靠和可用的信息为依据，利用循证保健的结果作为制订社区预防保健措施的依据，使社区预防保健更具有针对性和科学性。通过社区诊断掌握人群健康问题和可用资源的信息，是制订社区预防保健计划的基础。例如，决定实施一项慢性病社区干预项目时，需经过如下循证步骤：建立需解决的问题（严重危害社区居民健康的主要问题是什么？为什么会出现这些健康问题？可考虑的干预措施有哪些?），获取有效的证据（Meta 分析、系统评价分析），评价证据的可靠性（文献价值的判定、质量分级、恰当的汇总分析），并在此基础上制订社区预防保健干预计划。

（五）实施综合性社区预防保健措施

社区预防与保健策略应是综合性的，即多部门、多场所、多种措施的综合性干预，可直接以个体为干预对象，也可以家庭、社区为单元，既可针对高危人群，也可面向全人群；既可以一种干预策略为主，其他干预策略为辅，也可以多种干预策略并重。个人、家庭和社区三位一体的综合性预防保健就显得尤为必要。社区预防保健的综合性表现为从以群体预防为主转向个体、家庭和社区三者结合，从独立的预防服务转向防治结合，从生物预防扩大到心理行为和社会预防，从被动预防转向主动预防。具体采用何种社区预防保健策略，取决于可用的资源、循证保健的客观依据、对长期或短期效应的预期等。

（六）注重实施过程的监测和评估

在实施社区预防与保健工作时，必须进行有效的监测和评估，并将结果及时反馈给决策者和实施者，以便了解针对个体或群体的策略和措施的效果，为下一步工作计划的制订提供依据。同时，通过评估可以提高社区预防保健工作的水平和社区医护人员的工作能力。效果评价包括知识、态度、行为的改变，健康状况及影响健康因素的改变，社区环境的改变情况，社区的重视程度及其健康相关政策的改变等。

（七）社区预防保健项目应坚持横向管理

社区预防与保健项目的管理应将传统的自上而下的纵向管理模式改为对健康问题的横向管理模式，社区的各部门和成员（如个人、家庭、社团、企业、社区管理机构、社区卫生服务中心等）都应积极融入本社区的预防保健活动中。社区卫生服务中心应积极依托地方政府，实施社区预防保健活动，以满足社区居民卫生需求为目标，动员各部门和成员广泛参与，协调合作，使有限的资源发挥出最大效益。

二、社区预防与保健的内容

在我国，社区是以明确的行政区域或地理界线划分的区域、区域内的人群及其生存的自然环境和社会环境的总称。社区作为人们生存、生活的基本场所，通过社区内的卫生活动，承担着疾病防治、人群保健，生态保护、改善生活条件等促进社区全体居民健康的责任。社区预防保健的基本任务是对不健康的行为生活方式、疾病、伤害等采取三级预防的策略。开展社区健康促进和开展重点人群的预防保健工作，其主要内容有九个方面。需要强调的是根据三级预防原则所开展的工作不仅针对疾病，更重要的是针对所有健康危害因素。

（一）传染病预防与控制

1. 急性传染病预防与控制 急性传染病的病例报告、核实和统计，报告的质量控制，开展社区内医疗机构及居民的漏报调查，急性传染病病例的个案调查、访视与管理，疫情点处理和管理，开展社区的预防和控制传染病宣传教育；协助做好突发疫情和原因不明性疾病暴发的调查和处理工作；开展重点传染病监测，包括病例监测和病原学监测的采样等工作，协助开展流行病学调查等。

2. 免疫接种 重点是计划免疫工作。及时掌握免疫服务对象，建立预防接种证、卡、薄，疫苗和冷链管理，实施免疫接种工作；常规免疫接种率调查，计划免疫资料管理；免疫预防相关疾病的发现、监测和报告；预防接种反应与事故的发现、登记、报告与处理；协助开展人群免疫状况、疫苗效果评价等工作。

3. 寄生虫病防治 “四热”患者查血，血片疟原虫阳性登记和监测；丝虫病纵向监测及晚期患者的治疗；“三病”检疫，阳性者假定性治疗；开展肠道寄生虫病防治等。

4. 病媒消毒 卫生害虫与城市害虫的虫情监测，害虫生态学及抗药性监测的标本采集；害虫处理的技术指导和效果评价；感染性疾病疫情点消毒（终末及随访消毒）；家庭病床消毒监测管理；托幼机构、托老机构等预防性消毒管理。

5. 流动人口管理 做好流动人口传染病预防和控制工作外，还需为外来人口进行健康检查，开展防病宣传教育等工作。

（二）慢性非传染性疾病管理

1. 信息和监测 建立家庭健康档案，人群高血压测量，包括对35岁以上人群首诊测血压；肿瘤监测，包括发病、死亡和现有患者情况调查和随访；高危人群癌症早发现等组织管理。

2. 健康教育 针对吸烟、酗酒、高血压、不平衡饮食、肥胖、静坐习惯和精神压力等危险因素，开展社区健康教育。

3. 慢性病患者管理 高血压患者分级管理、癌症患者分级管理、1型和2型糖尿病患者管理、慢性阻塞性肺疾病患者管理、骨关节疾病患者管理等。

（三）学校预防保健

建立学校基本情况档案；学生健康和学校环境卫生监测，包括体格检查、因病缺课监测、教室和课桌椅监测；学生生长发育评估；学生常见病监测与防治，包括沙眼、视力不良、营养不良和肥胖、肠道蠕虫、贫血和龋齿的监测和防治；学校午餐营养和食品卫生，包括平衡膳食指导、食品安全和卫生指导；开展学校健康教育和学校健康促进工作，建立健康促进学校，调查影响学生健康的危险因素。

（四）营养与食品卫生

食品卫生和营养健康教育，包括影响食品安全的因素（病原微生物、环境污染物）、食物中毒的原因和预防、营养不良的原因（包括营养不足和营养过度）、平衡膳食；特殊人群营养饮食指导，包括老年人、婴幼儿、孕妇、高血压患者、糖尿病患者饮食指导；碘缺乏相关疾病的监测。

（五）环境与职业卫生

掌握饮用水水质情况，开展土井消毒监测和管理；室内污染控制，开展厨房油烟、家装装潢和被动吸烟危害预防的健康指导；家庭化学物安全指导，开展除虫剂、燃料、溶剂、洗涤剂和化妆品指导；意外伤害控制，开展预防交通安全和煤气中毒的健康教育；小企业职业卫生服务，开展监测采样、职业卫生档案、健康咨询；职业病患者访视，包括尘肺和慢性中毒随访。

（六）生命统计

出生调查统计，掌握人口出生情况及人口学信息；死因调查统计，访问死者家庭，调查死因，掌握在家死亡信息；婴儿死亡复核调查。

（七）其他预防工作

1. 精神病防治 收集和汇总精神患者有关资料，统计并填写报表；设立精神病专科门诊，开展防治、康复和宣传教育；指导康复治疗，指导基层人员看护和管理患者，落实康复措施等。

2. 口腔保健 开展口腔卫生宣传教育，建立口腔保健相关资料；完成中、小学和幼儿园儿童牙病矫治；进行全年龄段牙病监测；指导基层人员开展口腔保健工作。

3. 视力保健 开展防盲治盲，对60岁以上老人做视力检查，掌握新发盲人情况，动员手术治疗，降低致盲率；防治急性结膜炎，管理公共场所，做疫情登记和报告；定期组织儿童检查视力，防治弱视和低视力；开展近视、沙眼、外伤和职业性眼病防治的宣传教育等。

（八）妇幼保健

1. 新婚保健 指导新婚期的生理和心理保健；指导避孕和优生。

2. 孕产系统保健 孕前知识指导、早孕初查建册、产前检查、危孕妇登记、转诊及随访；产后访视，指导孕期保健。

3. 妇女保健 协助妇科常见疾病防治；更年期妇女保健，开展针对性保健指导及健康教育。

Note

4. 生殖保健 优生优育咨询指导；性卫生、性保健指导；性病防治、不孕不育指导。

5. 儿童保健 掌握新生儿建卡、访视，生长发育监测；开展"三病"防治和视听保健；督导托幼机构卫生保健，入托儿童体检，托幼机构传染病、事故防范及报告；儿童住院医疗保险投保；开设"儿保门诊"。

（九）老年保健

1. 制订老年人医疗优惠制度 设立"老年专科门诊"，70 岁以上门诊优先，80 岁以上高龄老人和行动障碍者提供就近或上门服务；制作《老年人健康卡》。

2. 老年健康档案动态管理 及时更新老人健康档案内容，造册登记并系统管理；分析社区老年健康状况，开展有针对性的老年保健服务。

3. 老年保健宣传教育 运用举办讲座、参与"老年大学"授课、编发卫生科普资料、开设健康咨询等方式开展老年健康教育，辅导养生防病和自我保健；根据老年健康档案，运用社区慢性病监控网络进行监护，防治老年慢性疾病。

三、社区预防与保健策略

传统医学模式侧重于疾病发生后的治疗，且仅限于生物学措施。随着医学模式的转化，人们正努力摆脱这种被动的局面，三级预防策略由此应运而生。三级预防是贯彻"预防为主"方针的体现，也是实现社区预防保健的重要策略。

（一）一级预防（primary prevention）

亦称病因预防，是在疾病未发生时针对致病因素采取的措施，加强对病因的研究，减少对危险因素的接触，是一级预防的根本。包括针对环境的预防措施，如改善生产环境以减少并消除职业性危害，保护社区生活环境，消除和控制对空气、水、土壤、食物的污染，加强对社区公共场所环境卫生的监督和管理，严格执行卫生法规和卫生标准；针对人群的措施，如计划免疫、婚前检查、儿童保健、老年保健、健康教育等；针对个体的措施如健康咨询、心理辅导、健康危害因素评价、监督执行卫生法规及环境卫生标准等。

（二）二级预防（secondary prevention）

亦称临床前期预防，即主要通过病例的筛查或周期性健康检查，在疾病的临床前期做好早发现、早诊断、早治疗的"三早"预防措施，以便减轻疾病对机体功能的进一步影响或改善预后，如疾病筛检、高危人群重点项目检查、定期健康检查、传染病疑似病例隔离观察及设立专科门诊等。

（三）三级预防（tertiary prevention）

亦称临床预防，即对已患病的患者采取及时、有效的治疗措施，防止疾病的进一步恶化或发生严重的并发症或后遗症，提高生存质量，延长寿命，降低病死率，例如，开展康复治疗以促进早日恢复劳动能力和提高生活质量，采用对症治疗以防止复发、转移、伤残或死亡，对无法施治的危重患者采取临终关怀等。

第二节 社区健康档案

案例引导

2015 年 4 月，陈某在厦门市思明区公安分局派出所办理居住证时发现自己在公安网内被登记为精神分裂症患者。他随即返回户籍所在地派出所进一步了解事情原委，后在福清市城头镇卫生院查询到居民健康档案。据健康档案记载：陈某患精神分裂症最早是在 1995 年 12 月 10 日初次发病，属于重型精神病患者；并且症状在 2003 年 2 月 14 日已经过福州精神病院确诊;患者本人在2011年4月9日对此也签字同意;患者胞兄被指定为监护人。

思考:(1)陈某不是精神分裂患者,为什么健康档案里会有记载?

(2)如何建立一份完整的健康档案?

目前,我国城乡居民健康档案管理服务已经纳入《国家基本公共卫生服务规范》,是居民享有均等化公共卫生服务的具体体现。科学、系统、完善的健康档案是社区卫生机构为居民提供高质量医疗卫生服务的保证,为各级政府及卫生行政部门制定相应政策提供重要参考依据。

一、建立社区健康档案的目的和作用

健康档案(health record)是医疗卫生机构为城乡居民提供医疗卫生服务过程的规范记录,是以居民个人健康为核心、贯穿整个生命过程、涵盖各种健康相关因素的系统化文件记录。完整的社区居民健康档案包括个人健康档案、家庭健康档案和社区健康档案。

(一)目的

建立社区健康档案可以使社区医护人员较全面的认识社区居民健康状况、社区家庭健康状况和社区卫生资源利用状况,帮助社区医护人员动态掌握社区居民现存的或潜在的健康问题,便于有针对性的实施社区健康干预。

(二)作用

1. 为发现并解决社区居民的健康问题和健康需求提供依据 全科医师和社区护士通过建立健康档案,能够全面系统地了解居民的健康问题和健康需求及其发生和发展的相关背景,合理利用社区卫生服务的人力、物力及财力资源,使居住地点分散的居民获得持续的、科学的、便利的卫生服务,从而为社区居民提供高质量的、连续性的医疗保健服务,满足居民对社区卫生服务的需求。电子健康档案的建立和发展使社区卫生服务的管理更加方便和科学,社区护士可根据需要对其进行分类管理,以便为社区居民提供更方便、优质、科学的社区卫生服务,使社区卫生服务走向系统化、程序化、制度化的科学管理轨道。

2. 为教学和科研工作提供重要资料 健康档案涵盖了社区居民个体及其家庭的基本资料、健康状况及健康管理等全面、系统的健康信息。因此,建立社区健康档案可用于全科医学和社区护理学的教学中,有利于培养学生的临床思维能力;也可用于社区卫生服务人员继续教育的相关培训中,提高社区卫生服务人员的业务能力。此外,随着电子化健康档案的建立,可以实现对健康信息数据的科学有效提取和分析,为全科医学和社区护理学的科研工作提供良好的素材。

3. 为卫生行政部门的决策提供依据 完整的健康档案不仅记载了居民建康状况以及与之相关的全部健康信息,还记载了有关社区卫生机构基本情况、卫生人力、物力和财力等社区资源的信息。健康档案可向基层社区卫生服务机构和上级行政管理部门据供居民对各种卫生服务的利用信息,以分析居民健康需求的满足情况。同时,通过对基层卫生机构信息的整理和分析,可为政府对公共卫生的投入提供依据,并为社区卫生政策方针的制定提供参考。

4. 为评价社区卫生服务质量和技术水平提供依据 系统的健康档案能够反映居民获取社区卫生服务数量和质量的情况,可以作为全科医师和社区护士个体、全科医护团队或者区域社区卫生机构服务评价或绩效考核的数据采集来源。

5. 为处理法律纠纷提供重要依据 健康档案的原始记录具有公正、客观、系统和完整等特点,成为基层卫生服务领域内重要的医疗法律文书,应以严谨的态度,真实记录。

二、社区健康档案的种类与内容

(一)健康档案的种类

根据档案主体,健康档案可分为个人健康档案、家庭健康档案和社区健康档案3个类型。根据档案记录形式,健康档案可以为纸质健康档案和电子健康档案。

（二）健康档案的内容

1. 个人健康档案 个人健康档案是以居民个人健康为中心，动态记录人的生命全过程各种健康相关信息的系统性文件。根据国家卫生行政部门相关规定，应为辖区内常住居民（包括居住半年以上的户籍及非户籍居民）建立健康档案。我国居民个人健康档案包括以下部分。

（1）居民健康档案封面：包括姓名、现住址、户籍地址、联系电话、乡镇（街道）名称、村（居）委会名称、建档单位、建档人、责任医师、建档日期。

（2）个人基本信息表：包括一般人口学资料、药物过敏史、既往史、家族史、遗传病史、残疾情况以及生活环境等。

（3）健康体检表：包括一般状况、生活方式（如体育锻炼、饮食习惯、吸烟情况、饮酒情况和职业病危害因素接触史等）、脏器功能、查体、辅助检查、中医体质辨识、现存主要健康问题、住院治疗情况、主要用药情况和非免疫规划预防接种史等。

（4）重点人群健康管理记录表（卡）：包括0～6岁儿童健康管理记录表、孕产妇健康管理记录表、预防接种卡、高血压患者随访服务记录表、2型糖尿病患者随访服务记录表、重型精神疾病患者管理记录表、肺结核患者随访服务记录表等。

（5）其他医疗卫生服务记录表：包括接诊记录表和会诊记录表。

（6）居民健康档案信息卡：正面为居民简要基本信息，反面为家庭地址及电话、紧急联系人及电话、建档机构及电话、责任医师或护士及电话。

2. 家庭健康档案 家庭健康档案是以家庭为单位，记录家庭成员及家庭整体相关健康问题而形成的系统性文件。家庭健康档案在不同国家和地区形式不同，通常包括家庭基本资料、家庭评估资料和家庭主要健康问题3个部分。

（1）家庭基本资料：通常置于家庭健康档案的首页，主要包括家庭地址、家庭成员人数、家庭各成员姓名、年龄，性别、职业、教育程度、联系电话等一般资料，还包活经济状况、居住环境和厨房及卫生设施等资料。

（2）家庭评估资料：包括家庭结构、家庭功能、家庭生活周期、家庭内外资源、家庭压力和家庭危机等内容。目前应用较广泛的家庭评估方法和工具有：家系图和APGAR家庭功能评估表等。

（3）家庭主要健康问题：主要记录家庭生活周期各阶段的重大生活事件及其他危机问题。

3. 社区健康档案 社区健康档案是记录社区健康问题、评估社区特征及健康需求的系统性文件。社区健康档案一般包括社区基本资料、社区卫生服务资源、社区卫生服务状况及社区居民健康状况4个部分。

（1）社区基本资料：包括社区自然环境、社区人口资料、社区经济和组织状况，社区动员潜力。

①社区自然环境：主要包括社区的地理位置、辖区范围、自然气候、卫生条件、饮用水状况、垃圾处理情况、宗教及传统习俗等。

②社区人口资料：主要指标包括社区总人口数、年龄构成、性别构成、婚姻状况、文化程度、平均寿命、出生率、死亡率和人口自然增长率等。

③社区经济和组织状况：社区经济状况主要指标包括社区居民人均收入、消费水平等，常与社会总产值、人均国民生产总值等进行对比。社区组织状况主要包括与社区居民健康相关的社区内组织和机构，如居委会、志愿者协会、疾病康复中心等，要了解这些社区组织提供社区医疗协调性服务的态度和水平。

④社区动员潜力：指可以动员起来为居民健康服务的社区人力、财力、物力等资源。这些潜力需要全科医师和社区护士主动发现或开发。

（2）社区卫生服务资源：指社区卫生服务机构及社区卫生人力资源状况。

①社区卫生服务机构：指现有的、直接或间接服务于社区居民的专业卫生机构，如医院、社区卫生服务中心、门诊部、妇幼保健院、福利院等，这些社区卫生服务机构的服务范围、优势服务项目、交通情况都应记录在社区健康档案中，这对于患者的双向转诊、会诊等工作的开展具有重要意义。

Note

②社区卫生人力资源状况：指社区各类医护人员及卫生相关人员的数量、年龄结构、职称结构及专业机构等。

(3) 社区卫生服务状况：包括门诊利用情况、转会诊情况、家庭访视情况、住院情况。

①门诊利用情况：包括一定时期内的门诊量、患者就诊原因分类、门诊疾病种类及构成情况。

②转会诊情况：包括转会诊率、转会诊病种构成、转会诊适宜程度分析及转诊单位和科室情况。

③家庭访视情况：包括一定时期内家庭访视人次、家庭访视原因、家庭问题的处理情况、家庭病床数等。

④住院情况：包括一定时期内的住院率、平均住院时间，住院患者患病种类及构成等。

(4) 社区居民健康状况：主要包括社区人口数量及构成、社区居民患病资料、社区死亡资料、社区居民健康危险因素评估。

①社区人口数量及构成：社区人口数量是社区卫生服务规划及确定卫生政策的重要依据。全科医师和社区护士可以到当地派出所、居委会、村委会获得辖区内的人口数量。人口构成中最基本的是人口的性别和年龄构成，通常利用人口金字塔的形式表示。人口构成还包括家庭构成、职业构成、文化程度构成和负担人口数等。

②社区居民患病资料：包括一定期间内的发病率、患病率、社区疾病谱及社区疾病的年龄、性别分布和职业分布等。对于社区疾病谱的掌握，可为病程较长的慢性病医疗质量评价、医疗设施规划及医疗经费的投入提供科学依据。

③社区死亡资料：包括死亡率、死因顺位、死因构成、死因别死亡率等。死因顺位是按各种死因死亡数占总死亡数的比重由高到低排出的位次，反映社区居民的主要死亡原因。死因别死亡率指的是某种疾病所致死亡率，能够反映各类病伤死亡对社区居民生命的危害程度。

④社区居民健康危险因素评估：常利用表格的形式，对社区居民生活压力事件、不良饮食习惯、获得医疗卫生服务的障碍因素等进行评估，也可以专门针对社区某部分整体，如冠心病患者进行健康危险因素评估。

三、社区健康档案的建立、管理与应用

为了使社区健康档案完整地反映个体、家庭和社区的健康状况，建立健全社区健康档案，相关制度就显得十分重要。2009 年卫生部印发了《关于规范城乡居民健康档案管理的指导意见》，开始积极推进建立城乡居民健康档案工作。随后卫生部颁布《国家基本公共卫生服务规范(2011 年版)》，其中对城乡居民健康档案管理服务规范和健康档案管理流程做出了明确规定，对健康档案的建立、管理和使用各环节提出具体要求。2013 年国家卫生计生委提出，将扩大建立居民电子健康档案作为当年新增基本公共卫生经费重点强化项目之一。2015 年，国家卫生计生委和国家中医药管理局联合发布《关于进一步规范社区卫生服务管理和提升服务质量的指导意见》中提出：到 2020 年力争实现让每个居民有一份电子化健康档案的目标。2017 年，国家卫生计生委颁布的《国家基本公共卫生服务规范(第三版)》中进一步修改和完善了健康档案的内容(图 5-2、图 5-3)。

(一) 健康档案的建立

1. 建立方式

(1) 个别建档：辖区居民到乡镇卫生院、村卫生室、社区卫生服务中心(站)接受服务时，由医务人员负责为其建立居民健康档案，并根据其主要健康问题和服务提供情况填写相应记录，同时为服务对象填写并发放居民健康档案信息卡。

(2) 普遍建档：通过入户服务(调查)、疾病筛查、健康体检等多种方式，由乡镇卫生院、村卫生室、社区卫生服务中心(站)组织医务人员为居民建立健康档案，并根据其主要健康问题和服务提供情况填写相应记录。

2. 建立原则

(1) 完善性：健康档案中的内容，有些问题通过短期观察和了解即可做出评判，如基本情况；而有些

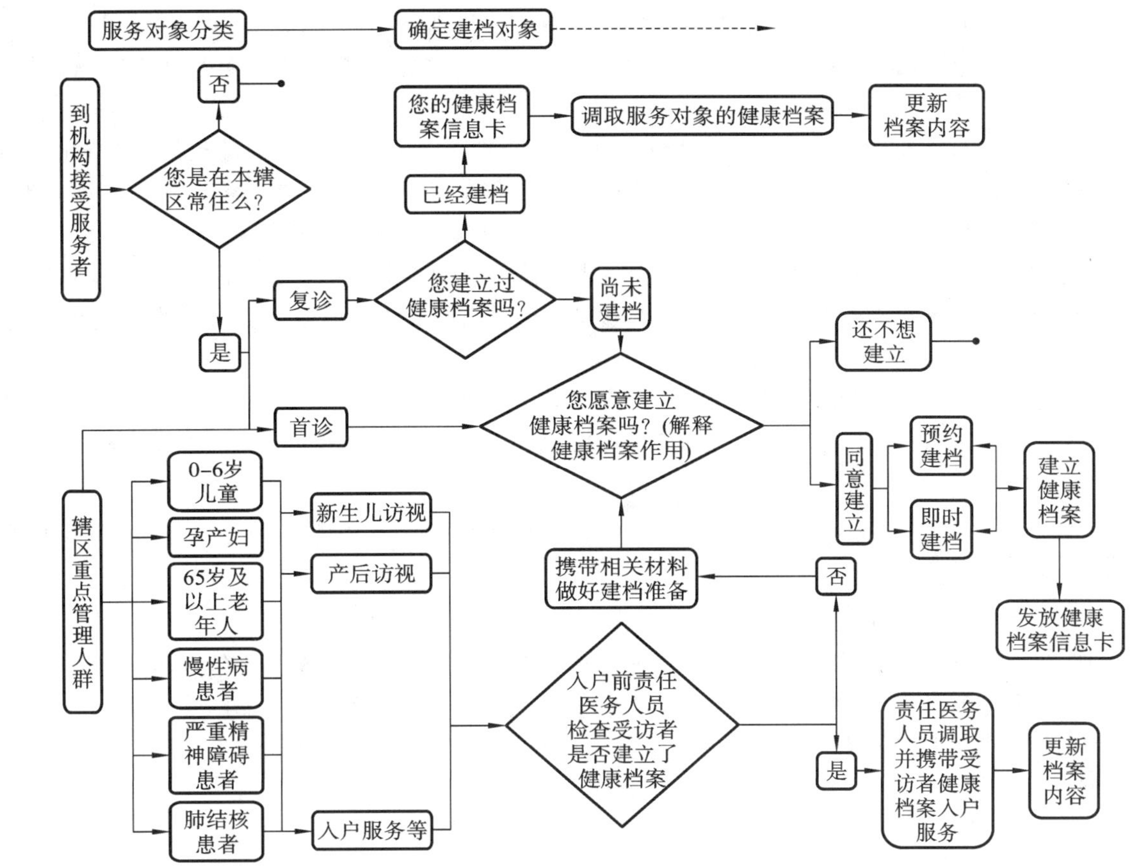

图 5-2　确定建档对象流程

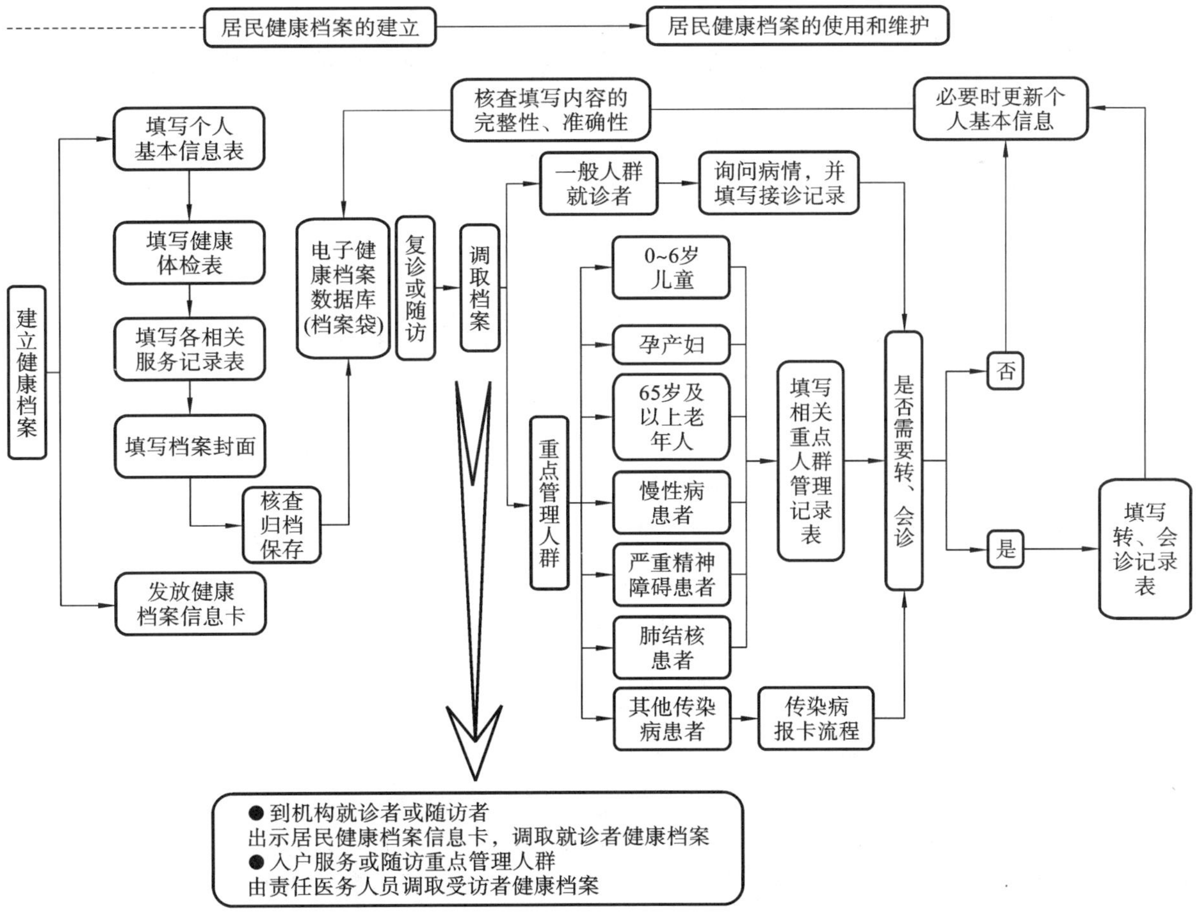

图 5-3　居民健康档案管理流程

问题较为复杂,需要通过长期的观察、分析和综合才能做出正确判断,如家庭关系、社会适应状态等。因此,初步建立档案后,社区工作人员还应积极主动发现居民及其家庭或者社区的相关健康问题,不断完善健康档案的内容。

(2) 前瞻性:健康档案的记录不仅要关注过去和当前个体、家庭、社区存在的健康问题及影响因素,同时也要重视将来可能对个体、家庭、社区健康带来影响的健康问题及其影响因素。在资料收集阶段,应注意收集与健康问题有关的所有信息资料,增加健康档案的参考价值。

(3) 动态性:初次建立健康档案时,资料收集有限,随着时间变化,很多信息需要进一步完善。例如,由于家庭及其成员是在不断变化中,对于家庭住址变迁、家庭成员增加或减少等发生变化的资料要及时更新。

(4) 客观性和准确性:健康档案资料收集时,应本着客观原则,以科学严谨的态度,规范进行记录,决不可弄虚作假。尤其在收集主观资料时,应反复接触相关人员,深入观察,才能了解准确和真实的情况。

(5) 保密性:健康档案中涉及很多个人隐私,社区工作人员应充分保障当事人的权利,不得随意泄露健康档案中的隐私信息。

(二) 健康档案的管理

社区卫生服务机构需指定专职人员负责健康档案的保管和维护,应配置档案信息室和相应的设备及设施,按照要求妥善保管,以国家统一的编号顺序存放,便于查找。积极倡导构建信息平台,完善电子健康档案建设,实现网上资源共享。非社区卫生机构健康档案管理人员,不得随意查阅档案,未经健康档案管理人员同意,任何人不得调取和转借健康档案。

(三) 健康档案的应用

(1) 已建档居民到乡镇卫生院、村卫生室、社区卫生服务中心(站)复诊时,应持居民健康档案信息卡(或医疗保健卡),在调取其健康档案后,由接诊医师根据复诊情况,及时更新、补充相应记录内容。

(2) 入户开展医疗卫生服务时,应事先查阅服务对象的健康档案并携带相应表单,在服务过程中记录、补充相应内容。已建立电子健康档案信息系统的机构应同时更新电子健康档案。

(3) 对于需要转诊、会诊的服务对象,由接诊医师填写转诊、会诊记录。

(4) 所有的服务记录由负责医护人员或档案管理人员统一汇总、及时归档。

第三节　社区儿童及青少年保健

案例引导

出生 26 天的男婴,其父母抱到医院就诊时已死亡。家长:半夜时发现孩子体温 37.8 ℃,体温不高就没给吃药,由于家中室温较低,再加上怕孩子发热时冷,就给孩子穿上了棉衣,盖上两层被子,想采用捂汗的方法进行退热。早晨孩子就已经无法唤醒了。

检查:发育正常、无器质性疾病。

思考:(1)婴儿死亡的原因是什么?

(2) 新生儿期的护理保健要点是什么?

根据世界卫生组织(WHO)的促进健康、预防为主、防治结合原则,儿童青少年卫生保健应按其生长发育特点,提供医疗、预防和保健服务,消除不良因素的危害,促进儿童青少年生理、心理和社会能力的全面发展。社区护士是儿童青少年保健的重要承担者,在工作中应通过有效措施保障其健康成长。

Note

一、社区儿童及青少年保健的意义与内容

（一）社区儿童及青少年保健的意义

儿童及青少年是家庭的希望，是国家、民族和世界的未来，他们的健康状况决定未来的人口素质。WHO指出儿童保健的目标是保障每个儿童都能在健康环境中成长，包括得到充足的营养、接受适宜的健康指导、获得合理有效的卫生资源、有爱及安全感。社区护士应了解各年龄阶段儿童及青少年生长发育规律及其影响因素，并依据其生长发育特点，实施系统、连续的保健服务，促进其生长发育，增强体质，降低儿童患病率和死亡率，培养其社会适应能力及良好品德，促进儿童及青少年健康成长。

（二）社区儿童及青少年保健的内容

儿童及青少年正处于生长发育的动态变化过程中，是人类生命周期中身心发展最快的特殊时期。根据其生理、心理生长发育特点，一般将生长发育过程分为新生儿期、婴幼儿期、学龄前期、学龄期、青春期(青少年期)五个阶段。其中新生儿期、婴幼儿期和学龄前期的儿童又统称为学龄前儿童；学龄期和青春期的儿童统称为学龄期儿童。各年龄期之间既有联系又有区别，并不是截然分开的。根据卫生计生委颁布的《国家基本公共卫生服务规范(第三版)》，社区卫生服务机构对各年龄期儿童提供的系统保健管理内容如下：

1. 学龄前儿童的保健内容 学龄前儿童是社区儿童保健的重点人群，尤其以0～3岁儿童为重点保健对象。

(1) 新生儿期(neonatal period)：指从胎儿娩出、脐带结扎至出生后28天。此期的保健管理是通过社区卫生服务人员进入家庭，为新生儿及其家庭成员提供的家庭访视来实现。服务内容如下：对新生儿进行健康检查、评估与处置；对家长进行母乳喂养、新生儿日常生活照顾、常见疾病和意外伤害的预防等保健指导。

(2) 婴幼儿期(infancy and toddlerhood)：指出生后28天至3岁。其中，婴儿期是从出生后28天至满1岁，幼儿期是从1岁至3岁。此期保健管理是在乡镇卫生院或社区卫生服务中心进行定期的保健服务。服务内容除按免疫规划进行预防接种外，应进行8次随访，时间分别在3、6、8、12、18、24、30、36月龄时，必要时可增加随访次数。每次随访内容如下：询问婴幼儿喂养、患病等情况；进行体格检查、生长发育和心理行为发育的评估；进行母乳喂养、食物转换、心理行为发育、意外伤害预防、口腔保健、中医保健、常见疾病防治等健康指导。在婴幼儿6～8、18、30月龄时分别进行1次血常规检测。在6、12、24、36月龄时分别进行1次听力筛查。

(3) 学龄前期(preschool period)：指从3岁至6～7岁。社区卫生机构除继续按免疫规划进行预防接种外，应为此期儿童每年提供1次健康管理服务。散居儿童的健康管理服务在乡镇卫生院、社区卫生服务中心进行，集体儿童在托幼机构进行。服务内容如下：询问学龄前期儿童的膳食、患病等情况；进行体格检查、生长发育和心理行为发育评估；血常规检测和视力筛查；进行合理膳食、心理行为发育、意外伤害预防、口腔保健及中医保健、常见疾病防治等健康指导。

2. 学龄期儿童的保健内容 学龄期儿童处于小学、初中和高中教育阶段。其中，学龄期(school age period)是指6～7岁至青春期。青春期(adolescence)也称青少年期，是10～20岁由儿童发育到成年的一段过渡时期，即从开始出现青春发育征象到生殖功能发育成熟的一段时期。社区卫生服务机构与学校密切配合，为儿童青少年提供每年1次健康管理服务。服务内容如下：定期体格检查、生长发育和心理行为发育状况的评估，如测量身高和体重、血常规检测、口腔检查及视力筛查等；通过宣传板报、健康教育讲座等形式，普及常见健康问题与疾病的防治以及青春期性教育等方面的知识。

在上述各年龄阶段儿童的健康管理中，如果发现营养不良、贫血、单纯性肥胖、性发育异常及学习困难等儿童，应分析其原因并给出指导或转诊建议。对口腔发育异常、龋齿、视力异常及听力异常的儿童应及时转诊。

二、儿童及青少年各期保健

(一) 新生儿期保健

自胎儿娩出后脐带结扎起至出生后28天，称为新生儿期。

1. 日常保健

(1) 喂养：新生儿的喂养方式包括母乳喂养、混合喂养和人工喂养，社区护士应根据产妇和新生儿的实际情况给予喂养指导，提倡母乳喂养，尽早开奶。在母乳喂养中要注意以下几点：①从按需哺乳到每隔3～4 h按时哺乳；②为使新生儿吸吮有效，应确保其含接乳头的方法正确；③为保证乳汁分泌，每次哺乳时应尽量让新生儿吸空双乳，未吸空时应用吸奶器吸出；④为减少溢奶的发生，哺乳后应将新生儿竖起拍背。

(2) 保暖：新生儿体温调节能力差，易受环境影响，因此保暖非常重要。新生儿居室应阳光充足、空气清新，室内温度宜保持在22～24 ℃，相对湿度宜保持在55%～65%，且应根据气温变化随时调节环境温度和衣被包裹。新生儿洗澡时室温应维持在28 ℃左右，盆浴水温以38～40 ℃为宜。

(3) 衣物：①新生儿的衣服、尿布、包被等应选用柔软、色浅、色牢、吸水性强的纯棉制品；②不用纽扣，尽量宽松，使新生儿有自由活动的空间并易于穿脱；③勤洗勤换，保持清洁干燥；④包裹不宜过紧，以两腿可自由伸屈为宜。

(4) 皮肤：新生儿皮肤娇嫩，护理时应特别注意以下几点。①保持皮肤清洁，洁肤应选用柔和、无刺激性、适合婴儿的专用产品。②每次排便后用温水清洗臀部，并用干净纸巾或毛巾吸干臀部水分，必要时可涂上一层护臀霜。③定期为新生儿修剪指甲，避免划伤皮肤。

(5) 脐带：脐带一般在出生后1～2周脱落。为防止感染，脐带脱落前给新生儿洗澡时应避免浸湿脐部，且应每天用2%碘酊和75%酒精给脐带根部消毒。脐带脱落后，脐带根部的痂皮要让其自行脱落。

(6) 感知觉发展：新生儿通过感官来感知世界，社区护士应指导照顾者创造条件让新生儿多看、多听、多接触，通过丰富的视、听、触等感官刺激，促进其感知觉发展。特别应指导新生儿父母应用语言或非语言的方式多与新生儿沟通，促进亲子关系的建立。

(7) 意外预防：此期新生儿的照顾应特别注意预防窒息、烫伤等意外。社区护士应提醒照顾者注意以下几点：①给新生儿洗澡或使用保暖设施时，要注意安全，预防烫伤；②新生儿使用的被子不要盖住头；③喂奶时要注意观察，避免新生儿口鼻被乳房堵住；④哺乳后应注意观察，如出现溢奶应及时处理。

2. 家庭访视 社区护士应在新生儿自医院回家后24 h内对其进行访视，一般不超过72 h。

(1) 访视目的：①定期对新生儿进行健康检查，早期发现问题，并及时指导处理；②降低新生儿发病率、死亡率；③进行科学育儿的保健指导。

(2) 访视要求：①次数：一般新生儿出生后28天内需要访视3～4次，即初访、周访、半月访、满月访。②用物：访视包、婴儿秤、皮尺、消毒棉签、纱布、碘伏、体温计、压舌板、科学育儿宣传材料等。③内容：可归纳为一视察、二询问、三检查、四宣教、五处置。

(3) 注意事项：①每次访视时应根据新生儿、家长及家庭具体情况进行有针对性的指导；②每次访视后，应认真填写新生儿访视卡；③满月访视结束时做出新生儿访视小结，并指导家长继续进行幼儿的生长发育监测、定期健康检查与免疫接种；④对家庭访视中发现的有营养不良、贫血、单纯性肥胖等情况的新生儿应当分析其原因，给出指导或转诊的建议。对口腔发育异常、视力或听力异常的新生儿应及时转诊。

3. 新生儿疾病筛查 根据《中华人民共和国母婴保健法》，新生儿至少应开展先天性甲状腺功能减退症(CH)和苯丙酮尿症(PKU)两项筛查。目前我国已有27个省、市，81个实验室开展了新生儿CH和PKU等疾病的筛查，诊断和治疗水平也有了较大提高。但从总体来说，我国新生儿疾病筛查工作的开展还比较滞后，全国每年有2100万活产儿，仅有54万接受疾病筛查，覆盖率为2.57%，仍有很多新生儿因未能及时诊断和治疗导致严重的智力残疾，严重影响了出生人口素质的提高。

4. 计划免疫 新生儿出生后 24 h 内应及时接种卡介苗和乙型肝炎疫苗。

(二) 婴幼儿期保健

出生后 28 天至满 1 岁称为婴儿期。1～3 岁称为幼儿期。

1. 日常保健

(1) 喂养:①婴儿期:此期儿童生长发育迅速,合理及充足的营养是保证体格生长和智力发育的物质基础。母乳是婴儿(尤其是 6 个月以下婴儿)最适宜的食物,应鼓励和支持母乳喂养,宣传母乳喂养的优点,教授哺乳的方法和技巧,并指导母亲观察乳汁分泌量,监测儿童体重。4 个月以上婴儿应及时添加辅食(表 5-1),以补充母乳不足,并为断奶做准备。因母乳不足或其他原因不能进行母乳喂养者,可选择混合喂养及人工喂养。②幼儿期:此期社区护士应指导家长掌握合理的喂养方法和技巧,并培养幼儿良好的进食习惯,幼儿膳食安排应注意结构合理、营养均衡、食物多样、粗细搭配、满足需求,预防幼儿营养不良或营养过剩。若已出现营养不良或营养过剩,则应及时就医,根据专业营养师处方调配饮食。

表 5-1 添加辅食顺序

月龄进食技能	食物性状	食物种类	餐数	
			主要营养源辅助食品	
6 个月用勺喂	泥状	菜泥、水果泥、含铁配方米粉、配方奶	6 次奶、断夜奶	逐渐加至 1 次
7～9 个月用杯	末状	稀饭、肉末、菜末、蛋鱼泥、豆腐、配方米粉、水果	4 次奶	1 餐饭 1 次水果
10～12 个月抓食、断奶瓶、自用勺	碎状	软饭、碎肉、碎菜、蛋鱼肉、豆制品、水果	3 次奶	2 餐饭 1 次水果

(2) 衣着:①婴儿期:衣着应简单、保暖、宽松、少接缝、无纽扣,最好穿连衣裤或背带裤,并注意按季节增减衣物,避免受凉。②幼儿期:衣物着色应鲜艳,便于识别。3 岁左右的幼儿应开始学习穿脱衣服和整理用物,为了便于幼儿自理,其衣物应保暖、轻便、易穿脱。

(3) 皮肤:①婴儿期:应每日早晚给婴儿洗脸、脚和臀部,勤换衣服、尿布,保持会阴部皮肤清洁、干燥。②幼儿期;此期要让儿童养成定时洗澡、勤换衣、勤剪指甲、早晚刷牙、饭后漱口、饭前便后洗手等良好的卫生习惯。

(4) 口腔:①婴儿期:儿童 4～10 个月开始萌出乳牙,家长可用软布或专用婴儿牙刷清洁齿龈和萌出的乳牙。每次哺乳后,都应给婴儿喝两口清水,以清洁口腔。②幼儿期:为预防儿童龋齿,此期要做好儿童口腔保健,并注意限制糖果和饮料的摄入。幼儿不能自理时,家长可用软布轻轻清洁其牙齿表面,后逐渐改用软毛牙刷。2 岁后,幼儿应能在家长的指导下自己刷牙,早晚各一次,并做到饭后漱口。

(5) 睡眠:①婴儿期:应保证足够的睡眠时间,养成不拍、不抱、不摇的独立睡觉习惯,家长应为其选择固定的睡眠场所和时间。②幼儿期:睡前可由成人陪伴或自带一个喜欢的玩具上床,睡前不阅读情节紧张的故事书或做剧烈的活动。

(6) 认知发展:父母与儿童之间的关系直接影响儿童的身心发育,尤其是儿童心理的发育。社区护士应指导家长常用目光、语言、拥抱、抚摸、亲吻、游戏等方式与儿童交流互动,既有利于良好亲子关系的建立,又能促进对儿童的教育和培养。

(7) 意外防护:①婴儿期:避免含着乳头睡觉,以免引起窒息;在儿童可触及的范围内应尽量避免放一些体积小的物品,玩具也应避免有细小、可拆卸的部件,以防其误食;4～5 个月儿童翻身时应注意防护,避免坠床;学步时更要注意儿童安全,防止发生意外。②幼儿期:应将药物、洗涤剂、化妆品、杀虫剂等可能有毒的物品收藏好,避免儿童误食;应教其一些用电用火知识,并禁止其接触电门或玩火,以防发生意外。

2. 随访服务 婴幼儿的随访服务均应在乡镇卫生院、社区卫生服务中心进行,偏远地区可在村卫生室、社区卫生服务站进行，时间分别在 3、6、8、12、18、24、30、36 月龄时，共 8 次。有条件的地区，建议结合儿童预防接种时间增加随访次数。

（1）生长发育监测：可以在家庭和社区卫生服务中心及托幼机构开展此项工作。由社区护士、托幼机构的医务人员或儿童家长定期、连续测量儿童体重，然后将历次体重值标记在生长发育监测图上，观察体重曲线的增长趋势，动态监测婴幼儿生长发育趋势，以利于尽早发现生长缓慢儿童，找出原因，采取相应干预措施。目前，我国卫生和计划生育委员会规定的测量体重时间：出生后第一年测 5 次，即出生后 1、3、5、8、12 个月；第二年 3 次，即 15、20、24 个月；第三年 2 次，即 30、36 个月。

（2）定期健康检查。根据儿童生长发育规律决定定期检查的频率“421”，即生后第一年检查 4 次，每2～3 个月 1 次；第二、第三年每年 2 次，每 6 个月 1 次；3 岁以后每年 1 次，但视力、听力及牙齿仍应坚持每半年检查 1 次。如发现异常，应增加检查次数。检查内容：①体格测量与评价；②询问个人史和既往史，包括出生史、喂养史、生长发育史、免疫接种史、过敏史、日常生活及心理社会史、疾病情况、家庭环境与教育等；③全身各系统检查；④常见病的定期实验室检查，如缺铁性贫血、寄生虫病等。对临床怀疑佝偻病、发育迟缓等疾病的儿童应做进一步检查。在婴幼儿 6～8、18、30 月龄时分别进行 1 次血常规检查。在 6、12、24、36 月龄时使用听性行为观察法分别进行 1 次听力筛查。

（3）健康指导：社区护士随访服务应注意在了解婴幼儿喂养、患病、生长发育、心理行为发育等情况的基础上，对儿童家长进行母乳喂养、辅食添加、心理行为发育、意外伤害预防、口腔保健、中医保健、常见疾病防治等的健康指导。

3. 计划免疫 每次进行预防接种前均要检查询问是否有相关禁忌证。若无，体检结束后接受疫苗接种。根据儿童免疫特点和传染病的发生情况制定免疫程序，有计划、有针对性地实施基础免疫（全程足量的初种）及随后适时的加强免疫（复种）。目前我国规定的计划免疫可归纳为“11 苗防 12 病”。

（三）学龄前期保健

3 周岁后到 6～7 岁入学前为学龄前期。

1. 日常保健

（1）饮食：学龄前期儿童的饮食接近成人，并增加上、下午点心的供应。减少零食，注意食物的色、香、味搭配，创造愉悦的进餐氛围，让儿童参与餐桌的布置有利于增加儿童的食欲，并培养儿童良好的进餐礼仪及独立进餐能力。

（2）睡眠：此期儿童需要 11～12 h 的睡眠时间，其中包括 1～2 h 的午睡。晚上临睡前听一些轻松的故事、喝一杯温牛奶等，不仅有助于儿童良好的睡眠，也有利于亲子感情的培养。

（3）排泄：此期儿童逐渐具备独立排便、排尿的能力，老师及家长应培养儿童良好的排便、排尿习惯和便后洗手的卫生习惯。

（4）眼睛：社区护士应指导家长教育儿童保护视力，定期进行视力检查。具体保健内容见“学龄期儿童保健”。

（5）口腔：随着儿童龋齿发病率的升高，培养良好的口腔护理习惯成为此期儿童重要的保健内容之一。社区护士应指导家长选择安全、有效的牙膏及软毛牙刷，并教给儿童正确的刷牙方法，牙齿的三个面中尤其是咬合面要仔细清洁。儿童在此期要养成每天早晚刷牙、饭后漱口的好习惯，减少零食及含糖量高的食物的摄入，定期进行口腔检查。

（6）体格锻炼：此期儿童对各种活动及游戏有浓厚的兴趣。因此，开展安全、健康、积极的活动，特别是户外活动及游戏、体操、舞蹈等，不仅能增强儿童体质，还可以寓教于乐，促进儿童智力的发育，陶冶情操。

（7）自理能力：在家长及老师的帮助下，逐渐培养儿童独立穿衣、刷牙、洗验、进食、洗澡等自理能力。

（8）个性培养：社区护士应指导家长、老师积极创造良好的家庭氛围及教育环境，培养此期儿童礼貌、爱劳动、团结友爱、尊老爱幼的优良品质及积极的个性。

（9）意外防范：此期儿童仍属意外伤害的高发人群，车祸的发生率明显增加。因此，安全教育仍是此期的重要保健内容。此期儿童安全教育的内容主要包括遵守交通规则、不在马路上玩耍、不玩电器、不到河边玩耍等。另外，必要时可在儿童衣物上缝上写有家长姓名、家庭地址、联系电话的小布条，教育儿童在出现意外时找警察帮忙。

2. 心理指导 吮吸拇指、咬指甲、攻击性行为、遗尿、手淫是此期儿童特别是托幼机构的儿童常见的心理行为问题。社区护士应指导家长和老师正确对待儿童的心理行为问题，帮助其寻找病因，对吮拇指、咬指甲的儿童给予更多的关爱、呵护；对有攻击性行为和破坏性行为的儿童讲道理，帮助其反省；对遗尿和手淫的儿童应提供充足的游戏机会，帮助其树立自信心，避免责怪、讽刺，以免造成儿童心理障碍。

3. 随访服务 随访服务即为1～6岁儿童每年提供一次健康管理服务。散居儿童的健康管理服务应在乡镇卫生院、社区卫生服务中心进行，集体儿童可在托幼机构进行。服务内容包括：询问上次随访到本次随访之间的饮食、患病等情况；进行体格检查、生长发育和心理行为发育评估；血常规检测和视力检查；进行合理膳食、心理行为发育、意外伤害预防、口腔保健、中医保健、常见疾病防治等健康指导。在每次进行预防接种前均要检查和询问有无相关禁忌证，若无，体检结束后儿童接受疫苗接种。

(四) 学龄期儿童保健

从6～7岁入学开始到11～12岁前为学龄期。

1. 饮食指导 保证足够的营养摄入，合理安排进餐时间和营养分配，培养良好的饮食、卫生习惯，纠正儿童偏食、挑食、吃零食、暴饮暴食等坏习惯。

2. 作息指导 注意劳逸结合，合理安排学习、活动、休息时间，避免学业过重和精神过度紧张。

3. 视力保健指导

(1) 卫生用眼：①读书写字时眼睛应距离书本30 cm以上，禁止躺着看书；②连续看电视时间不宜超过0.5～1 h，与电视的距离最好是3 m，不可少于2～2.5 m，同时室内应有适当的照明；③操作电脑或玩电子游戏的时间不宜过长，每隔10～30 min要适当休息(年龄越小，间隔时间应越短)。

(2) 视力保健：①眼保健操，每天至少一次；②晶体操，即交替看远和看近，原则是看远、看近都要有目标；③望远可缓解疲劳，且简单易行。

(3) 视力检查：儿童应每半年检查一次视力，以便及时发现、及时矫正。

4. 疾病防护指导 定期进行体检，做好近视、龋齿等常见病的预防和矫治。

5. 意外防护指导 加强防范交通事故、溺水、外伤等常见意外损伤的宣传教育。

(五) 青春期保健

青春期(或青少年期)是指以生殖器官发育成熟、第二性征发育(女性出现月经初潮、男性出现遗精)为标志的时期，是由儿童向成年过渡的时期。其年龄范围一般为12～18岁。

1. 日常保健

(1) 合理的营养指导：①营养供给充分，膳食搭配合理：膳食中各种营养素的供给必须满足青少年的生长发育需求；注意膳食的构成和合理搭配；食物应多样化，应包括谷类、动物类、蛋类、奶类、蔬菜和水果类；注意主副食搭配，荤素搭配，粗细搭配。②三餐分配合理，进餐时间充足：三餐能量合理分配，早、中、晚的热能分配以3∶4∶3较为合理；每次进餐应保证有充足的时间，不宜匆忙，以免影响食物的消化吸收。

(2) 生活方式指导：保持生活规律，注意劳逸结合，保证充足睡眠，养成不熬夜、不贪睡的生活习惯；注意加强体育锻炼，增强体质；不吸烟，不酗酒，远离毒品，防止药物依赖。

(3) 意外防护指导：青少年生理成熟而心理不成熟，这种身心发展的不平衡常导致青少年自我调节能力不足，容易出现心理及行为偏差。家长和学校应加强安全教育，培养青少年的自我保护意识，使其掌握基本的防护知识和技能。必要时，应提供适当的心理咨询与辅导，预防自杀、暴力等意外伤害的发生。

(4) 视力保健指导：①养成良好的用眼习惯，看书、写字的姿势正确，眼睛与书本之间应保持30 cm左右的距离；看书与写字时光线应适度，不宜过强或过暗，光线应从左前方射入，以免手遮挡光线；看书时间不宜过长，每看 40～50 min 应休息 10～15 min，闭眼或向远处眺望数分钟或做眼保健操，防止眼睛过度疲劳；不要看字太小或字迹模糊的书报，写字不要写得太小。②坚持做眼保健操，眼保健操通过对眼睛附近穴位的按摩，可缓解睫状肌的紧张状态，消除眼疲劳；在儿童看书、写字、学习 1 h 后，可做眼保健操 1～2 遍，每日 4～6 次。③改正不良用眼习惯，包括趴在桌上，歪头看书或写字，躺在床上看书，吃饭时看书，在强光下或暗淡的路灯、月光下看书，以及在开动的车上及走路时看书等，这些不良习惯都会使眼睛过度疲劳。④加强体格锻炼，通过锻炼，增强身体素质，可以减轻减慢近视的发生，尤其是室外体育锻炼；在空气新鲜、视野开阔的郊外进行远眺，也是保护眼睛的好方法。⑤注意营养补充，尤其是维生素 B 和矿物质，它们是眼睛发育所必需的营养素；⑥定期检查视力，儿童应每半年检查一次视力，及时发现、及时矫正。

2. 生殖保健

（1）女性生殖保健：此期要注意指导少女做好迎接月经初潮的准备，认识月经是女性的一种正常生理现象，防止初潮时的惊恐，指导其做好经期保健。经期应注意：不游泳、不盆浴，以防止逆行感染；避免寒冷刺激和重体力劳动；注意保持适当休息和精神愉快；保证营养，避免吃辛辣和刺激性食物。

（2）男性生殖保健：此期要注意指导少年坦然面对阴茎勃起和遗精等现象；此期男性体内雄激素水平提高，性意识开始觉醒，有关性方面的刺激都可能使阴茎勃起，睡眠时甚至会出现性梦和遗精。这属于正常生理现象，无须治疗，这是青春期性功能发育成熟的一种标志，也是性激素分泌引起的一种正常表现，所以无须焦虑紧张。

3. 心理保健

（1）性心理指导：青少年生殖系统功能发育、性意识觉醒。由于我国性教育的滞后，当今社会各种媒介（电视、网络、图书等）对性的宣传可能误导青少年的性观念，使其对正常的性生理、性心理产生困惑甚至恐惧，或因此放纵自己，过早出现性行为、早孕，甚至性传播疾病等，影响其身心健康。因此，社区护士应配合家长和老师指导青少年正确认识自身的生理、心理变化，坦然面对由此产生的性冲动、性幻想，学会控制自己，不过分沉溺其中，并引导其与异性正常交往，不早恋、不过早发生性行为。

（2）社会交往指导：青少年受独立意识的影响，人际交往更多地转向社会，家长如果过于溺爱、保护过于严格，可能导致其疏远家庭成员、易与父母发生冲突，或与同龄人拉帮结派，甚至走上违法犯罪的道路。社区护士应指导青少年积极发展自身的人际交流能力，保持与父母和成年人的良性沟通，学会处理家庭、学校中遇到的挫折或危机，形成健康的心理、健全的人格、乐观的情绪和良好的适应能力，防止行为出现偏差。

4. 疾病防护

（1）痛经的防护指导：此期少女应注意如下几点。注意腰腹部保暖，经期避免穿低腰裤；生活上适度调理，规律作息，保证充足的睡眠；经期保持下半身血液循环畅通，适当运动锻炼；非经期加强体格锻炼，改善血液循环，增强身体对寒冷的适应能力；经期少吃寒性食物（如冷饮），尤其禁食生冷或辛辣、刺激性食物。

（2）痤疮的防护指导：此期青少年应注意如下几点。日常生活中少吃辛辣、刺激性食物；保持皮肤清洁，可用温和的洗面奶洗脸；保持心情愉快，学会自我调节，快乐生活；不抽烟、不酗酒，不养成熬夜等不良生活习惯；多喝水，多吃蔬菜水果，养成每天排便的习惯；不要用手挤压痤疮，以免引起感染或加重炎症，留下瘢痕；避免毛孔进一步堵塞。

第四节　学校卫生保健

案例引导

据媒体报道，2018 年 10 月 11 日，江西省南昌市某学校的多位家长反映称，孩子出现呕吐、腹泻症状，经过学校统计，该校某班20名学生中的13名学生相继出现类似的身体不适情况，经南昌市疾病预防控制中心相关人员调查发现，考虑是诺如病毒感染。

思考：(1)根据此病例该如何对学生及家长进行健康教育？

(2)在学校该如何预防类似事件？

一、学校卫生保健的作用

学校保健是以学校内学生群体为主要服务对象，在学校内提供预防性保健服务，促进儿童和青少年的身心健康。

学生时期学习任务重，学生的思想变化大，心理承受能力差，情感脆弱，是个性形成的关键时期，也是疾病的好发时期，各种传染性疾病时有发生，严重影响学生健康。学校卫生工作应根据学生的生长发育规律和心理特点展开，培养学生正确的人生观和价值观，建立良好的个人卫生习惯，加强各种常见病的防治和意外伤害的防范工作，促进学生身心健康发展。

学校卫生保健是社区卫生保健的一部分，它可以有效保护儿童身心健康成长，减少儿童常见病和多发病的患病率和死亡率，从而提高社区儿童的健康水平。

二、学校卫生保健的工作内容

根据《学校卫生工作条例》的规定，学校卫生保健的工作内容包括学校健康教育、学校心理咨询、学校环境卫生、学校营养与饮食、学校卫生服务等。

（一）学校健康教育

学校健康教育是指通过有计划、有组织、有系统的教育活动，使健康信息在学校健康教育者与受教育者之间传递和交流，使受教育者树立健康意识，自觉、自愿地改变不良行为，建立有益于健康的行为和生活方式，消除或减轻影响健康的危险因素，从而达到预防学校常见病和多发病、维护和促进健康的目的。

学校健康教育内容包括五个领域，分别为健康行为与生活方式、疾病预防、心理健康、生长发育与青春期保健、安全应急与避险。

学校健康教育的方式主要包括系统化教育和渗透式教育两种方式。

1. 系统化教育 在学校开展健康教育课程，每周安排在特定的时间段，系统地介绍学生的生理、心理、饮食、情绪和社会健康等多方面的知识。

2. 渗透式教育 在学校的一些学科教学中融入相关的健康科学知识。例如，在生物、体育、社会、心理健康等课程的教学过程中，可渗入生物致病、社会因素对健康的影响、运动与健康、心理与健康等知识，从而帮助学生更深刻地理解各种与健康相关的现象，了解健康知识。

（二）学校心理咨询

学生时期正是长知识、长身体及心理发育成熟的关键时期，这一时期，如果出现心理问题，将导致生活和行为的偏离，将严重影响学生的学习效果和生活质量。社区护士和学校保健人员应对学生开展心理辅导和心理咨询，解除学生在学习生活人际关系中所面临的困惑和压力，提高学生的应对能力，保持心理健康。

（三）学校环境卫生

学校环境对于学生的身心健康有着重要的影响，包括物理环境、社会环境、文化环境三个部分。学校应该控制或改善不利的环境因素，对学校物理环境、社会环境、文化环境进行评估和改善，为学生提供安全、舒适、愉快的学习环境。

（四）学校营养与饮食

营养是保证人体生存及健康的必需物质基础，对于处在生长发育期的学生们非常重要，学龄期儿童保健重点为保证营养摄入，加强体格锻炼。合理的营养有助于学生的生长发育，学校应该根据不同的生长发育阶段为学生们提供更加适合的营养膳食。目前测量儿童生长发育最常用的方法为身高体重指数。

（五）学校卫生服务

通过建立学生健康档案，及时了解每位学生的健康成长资料及疾病状况，并给予科学的分析，针对主要健康问题，提出具体的护理和预防保健措施。利用媒体及宣传机会宣传保健知识，减少常见病、多发病的发生，如龋齿、视力问题等。治疗弱视的最好时机是四岁前，多动症儿童最典型的症状是注意力不集中或过于短暂，严重影响学习，对于患病的学生应该及时给予治疗，促进疾病的早日康复，克服不良心理因素，促进和增强学生身心健康。

第五节　社区妇女保健

案例引导

一名 26 岁的已婚女性前来社区就诊，社区护士小李在询问中了解到该患者今日出现食欲缺乏，轻度恶心，晨间起床后发生呕吐，喜食酸性食物，平素月经规律，现停经 42 天。

思考：(1)根据上述表现判断该患者出现何种情况？

(2) 社区护士小李应如何对其进行健康指导？

一、社区妇女保健的概念及意义

社区妇女保健是以维护和促进妇女健康为主要目的，以预防保健为中心，以家庭为单位，以社区为范围，防治结合，开展的各项保健工作。其目的在于促进妇女的身心健康，降低孕产妇的死亡率，控制疾病的传播和遗传病的发生，从而提高妇女的身心健康水平。

社区妇女保健意义在于通过积极的普查、预防保健及监护和治疗措施，开展各项针对女性围婚期、围生期、围绝经期的保健工作，降低妇女的发病率、孕产妇及婴儿死亡率，提高人群的平均寿命。

二、社区妇女保健工作内容

妇女保健工作内容包括：妇女各期保健、计划生育技术指导、常见妇女疾病及恶性肿瘤的普查普治以及妇女劳动保护等。

（一）妇女各期保健

1. 青春期保健　根据青春期女性的生理、心理和社会行为特点，为培养良好的健康行为而给予保健指导，目的是早期发现各种疾病和行为异常，减少或避免诱发因素。

2. 围婚期保健　围婚期指从婚前择偶到结婚后怀孕前这一阶段，围婚期保健是指围绕结婚前后，为保障婚配双方及其后代健康所进行的一系列保健服务措施，包括婚前医学检查、围婚期健康教育及婚前卫生咨询。做好围婚期保健，可以避免近亲间、传染病及遗传病患者间不适宜的婚配或生育。

3. 性成熟期保健　此期主要工作是给予计划生育指导，根据妇女的生理、心理及社会特征，加强疾病普查及卫生宣传，保健的主要目的是维护正常的生殖功能。

4. 围生期保健　主要指从妊娠前开始历经妊娠期、分娩期、产褥期、哺乳期、新生儿期，持续为孕产妇和胎儿、婴儿提供高质量、全方位的健康保健措施，降低围生儿及孕产妇死亡率。

5. 围绝经期保健　围绝经期，即绝经前后一段时期，指妇女从 40 岁左右开始至停经后 12 个月内的时期。此期保健指导要在对症治疗的同时，提高围绝经期妇女的自我保健意识和生活质量。

Note

其中，围婚期、围生期和围绝经期是生殖、生理和心理功能发生明显变化的时期，是社区妇女保健工作的重点。

（二）计划生育技术指导

积极开展计划生育知识的健康教育及技术咨询，使育龄妇女了解正确的生育知识，明确各种节育方法的安全性和有效性，指导夫妇双方选择适宜的节育方法。

（三）妇女病及恶性肿瘤的普查普治

做到早期发现、早期诊断及早期治疗，提高妇女生命质量。针对普查结果，制订预防措施，降低发病率，提高治愈率，维护妇女健康。

（四）妇女劳动保护

妇女的生殖器官和生殖功能可能受到职业性有害因素影响，并且可以通过妊娠、哺乳等影响胎儿及婴儿的健康。因此，根据妇女生理特点，做好妇女劳动保护。

三、妇女特殊时期的保健指导

（一）围婚期保健指导

围婚期保健包括配偶的选择、选择最佳生育年龄、适宜的受孕时机、婚前检查、计划生育的咨询与指导。其目的在于优生优育、提高人口质量。

1. 配偶的选择 择偶不仅要有感情基础，还要有科学的态度。要全面考虑遗传、健康及其他因素的影响，要相互了解健康状况，避免近亲结婚。

2. 选择最佳生育年龄 据统计，小于 20 岁或大于 35 岁的妇女妊娠，其胎儿发育不良、畸形，以及早产、难产、高血压等机会有明显增高。女性的最佳生育年龄在 25～29 岁，男性的最佳生育年龄在25～35 岁。

3. 适宜的受孕时机 在受孕前，还要注意工作与生活的环境，避免接触对于胎儿有害的物质，如放射线、可能致畸的化学物质等。若有接触，应与有害物质隔离一段时间后再受孕。若服用避孕药物，改用工具避孕半年后再受孕为宜。应选择夫妻双方身体状态良好的情况下进行，与此同时，选择受孕季节也很重要，7—9 月是最佳的受孕时间，各种蔬菜、水果比较充足，有利于胎儿组织器官的发育。一般冬末春初是风疹、流感、腮腺炎等多种病毒感染性疾病好发的季节，孕妇一旦感染后，很容易造成胎儿畸形。

4. 婚前检查 结婚前男女双方均应进行婚前检查，通过婚前全身或专项检查，确定有无影响结婚和生育的疾病，如是否可以结婚、是否可以生育和应注意的问题，可防止遗传性疾病在后代中延续，提高人口素质。

5. 计划生育的咨询与指导 对婚后不准备立即怀孕的新婚夫妇选择避孕方法的要求是方法简便，容易掌握，停用后对内分泌及生育功能无影响的避孕措施。如外用避孕套、安全期避孕法等；对已经生育小孩的妇女避孕方法首选宫内节育器，但对于有生殖道急（慢）性炎症、月经过多过频或不规则出血、生殖器官肿瘤、子宫畸形、宫颈口过松、重度陈旧性宫颈裂伤或子宫脱垂、严重全身性疾病的妇女，则不宜放置。因避孕失败所致的意外妊娠，可在妊娠早期采取措施终止妊娠。早期妊娠可采用药物流产和手术流产，中期妊娠可采用引产术。术后康复期应加强营养，注意休息，提供避孕指导，如有异常及时就诊。绝育是指通过手术或药物，达到永久不育的目的，女性绝育方法主要有经腹输卵管结扎术、经腹腔镜输卵管绝育术和经阴道穹窿输卵管绝育术。

知识拓展

(1) 安全期避孕法:又称自然避孕法。女性生理周期中,排卵前后4~5日内为易孕期,其余时间不易受孕,为相对安全期。在相对安全期内进行性交而达到避孕的目的,称为安全期避孕法。使用此法,应该根据妇女的基础体温测定、宫颈黏液检查或月经规律确定排卵日期。但由于其排卵会受到情绪、健康状况以及外界环境等因素的影响而推迟或提前,还可能发生额外排卵,所以安全期避孕法并不安全。

(2) 紧急避孕法:在无保护性生活或者避孕失败后的72 h内,妇女为了防止非意愿妊娠而采取的避孕方法,可选择宫内节育器和服用紧急避孕药两种方法。前者可以在无保护性性生活五天内放置,有效率高达99%以上,适合长期避孕,且无放置宫内节育器禁忌证的妇女使用;后者在无保护性性生活72 h内服用紧急避孕药,主要是激素类(如左炔诺孕酮片)和非激素类(如米非司酮)两类药物。该方法只能一次性起到保护作用,一个月经周期只能使用一次。

(二) 围生期保健指导

围生期是指一次妊娠从孕前、孕期、分娩期、产褥期(哺乳期)、新生儿期为孕妇、产妇和胎儿、婴儿的健康所进行的一系列的保健措施,其目的是为了保障母婴安全,降低孕产妇的死亡率和围产儿的死亡率。

1. 孕前保健的内容

(1) 双方的年龄及健康:例如,女性小于18岁或大于35岁是妊娠的危险因素,易造成难产或影响胎儿发育,以及染色体疾病。

(2) 其他(如心理社会环境等)问题:应避免高强度工作和家庭暴力,积极对待负性生活事件。男女双方的职业均应注意,应无长期接受有害物质的历史。如有接触影响生殖细胞的毒物应做必要的检查,必要时脱离,等恢复正常再怀孕,怀孕后应继续避免接触有毒物质,直至哺乳期后。

(3) 疾病处理问题:双方患有疾病均应考虑是否适合妊娠。尤其女方如患有心脏病、肾病、高血压等应考虑能否承受孕产全过程。如不适合妊娠应在避孕情况下积极治疗。

(4) 生活方面:养成健康的生活方式,如合理营养和作息时间,孕前3个月注意补充叶酸,戒烟酒,避免接触猫、狗等宠物。口服避孕药时间较久,应于停药后半年再怀孕,期间可改用避孕工具等。总之,做好孕前保健可以减少许多高危妊娠和高危胎儿的发生。

2. 孕期保健内容 孕期是从确定妊娠之日起至临产前。整个孕期可分为三个时期:第一孕期(孕12周前),又称孕早期;第二孕期(孕12周后至孕28周前),又称孕中期;第三孕期(孕28周后至分娩),又称孕晚期。

(1) 日常保健:

①休息及锻炼:起居规律,睡眠充足,避免过度劳累。孕妇应避免重体力劳动;避免接触有胚胎毒性或致畸危险的化学物质、放射性的工作;避免剧烈振动或冲击可能波及腹部的工作。孕妇可选择散步、游泳或骑自行车等,但不要过于激烈。运动量应以不感觉疲劳为标准。孕期应尽量避免长途飞行,因长途飞行可引起代谢及生理功能紊乱,静脉淤滞、水潴留,导致下肢水肿。

②体重管理:尽量保持体重持续稳定增长,避免体重增加太快。在孕早期(1~3个月)孕妇体重每个月增加0.5 kg左右;孕中期(4~6个月),体重每周增加0.25~0.35 kg;孕晚期,体重每周增加0.5 kg左右。足月妊娠时体重总共增加12 kg,整个妊娠期体重的增加要视个人孕前体重而定,社区护士应定期监测孕妇的体重增长情况。孕期应当禁止饮用含酒精的饮料,酒精有潜在的致畸危险,可能导致胎儿酒精综合征。

③清洁与舒适:应选择宽松、穿脱方便、质地柔软的衣物。孕期应当经常洗澡,妊娠晚期由于子宫增大,孕妇容易失去平衡,浴室内应铺设防滑垫,以防摔伤。一般以淋浴为宜。由于孕妇体内激素水平的改变,牙龈易肿胀出血,饭后及睡前应刷牙漱口,防止细菌滋生,应用软毛牙刷刷牙,患龋齿或其他牙病

Note

应及时就诊治疗。

④性生活：正常妊娠对性生活虽无禁忌，但孕早期应节制或避免，以防流产的发生。妊娠最后6周应避免性生活，以防胎膜早破；应避免强烈刺激孕妇的乳头或子宫；对有反复流产、早产、阴道出血或严重妊娠合并症者，应避免性生活。因此，妊娠12周内及32周后尽量避免性生活。

⑤药物：因多数药物可通过胎盘输送给胎儿，对胎儿产生副作用。因此，孕期应当避免不必要的用药，特别是受孕后3～8周更是用药的危险期。孕期使用任何药物要考虑对胎儿的影响，必须使用的药物要权衡利弊，并征得孕妇及其家属的同意。当孕妇有妊娠合并症与并发症时不可拒绝必要的药物治疗，应正确对待治疗性用药，以免贻误治疗，给母婴带来不良后果。

(2) 产前检查：为了监护孕妇和胎儿的健康状况，应从确认怀孕开始进行产前检查，简称产检。社区护士应协助并鼓励孕妇进行产前检查，并对孕妇的健康状况作出评估，以尽早发现和处理不正常或危险的妊娠。正常情况下，产妇整个孕期的产检次数为12～13次。如果孕妇有其他疾病，或者孕期出现明显的不良反应和症状，产检的次数会有增加，需要遵医嘱进行。一般初查时间在孕12周之前，复查时间为12周后每4周检查1次，28周后每2周查1次，孕36周后每周查1次。内容包括：

①详细询问病史：包括年龄、胎产次、职业、月经史，了解初潮年龄及月经周期。若为经产妇，应了解以往分娩情况，有无难产史、死胎死产史，分娩方式，末次分娩或流产日期，新生儿情况，既往史，有无高血压、心脏病等；本次妊娠过程，出现早孕反应的时间、程度，有无发热、病毒感染和其他不适，用药情况等；丈夫健康情况，双方家族史中需要注意有无出生缺陷和遗传病，对于相关的疾病需要进行记录。

②推算预产期：按末次月经第一日算起，月份数字减3或加9，日数加7。例如，末次月经为3月8日，则其预产期为12月15日。需要注意月经不规律的孕妇由于排卵时间的异常而不能机械使用本方法确定预产期，可以根据早孕反应出现的时间、胎动开始时间、宫底高度等进行判定，必要时需要行超声核对孕周。

③全身检查：身高和体重指数(BMI)。一般来讲，身材矮小的孕妇骨盆狭窄的机会增加，而BMI值与妊娠预后有相关性，体质指数(BMI)＝体重(kg)÷身高^2(m^2)，BMI指数高者孕期需要警惕妊娠期高血压、糖尿病等并发症的发生。

④产科检查：测量宫高与腹围：宫高是指耻骨联合上缘至子宫底部的距离。宫底超过正常孕周的范围时，需要考虑是否为双胎妊娠，巨大儿以及羊水过多，尤其是胎儿畸形引起的羊水量的异常增多。腹部过小则需要注意是否存在胎儿宫内发育受限，胎儿畸形等。

a. 胎心音：听诊胎心音往往在胎儿的背侧听诊比较清楚，对子宫壁较敏感，或者肥胖等其他原因导致的胎位评估困难者有一定的帮助。

b. 阴道及宫颈检查：阴道检查往往在早孕期6～8周进行，需要注意无孕前检查的孕妇需要进行常规的宫颈细胞学检查以排除宫颈病变，如果发现有宫颈细胞学的异常需要酌情行阴道镜检查。

c. 超声检查：妊娠期中最为重要的检查项目。

d. 电子胎心监护：妊娠34～36周开始，应每周进行1次电子胎心监护。37周后根据情况，每周1～2次，若为高危孕妇尤其存在胎盘功能下降风险者应增加胎心监护的次数。

e. 心电图检查：首次产检和妊娠32～34周时，分别做1次心电图，由于在孕晚期存在血容量的增加需要了解孕妇的心脏功能的情况，必要时需要进行超声检查。

3. 分娩期保健内容

(1) 确定分娩地点：及早确定合适的分娩地点，根据孕妇的具体情况，指导并协助孕妇提前做好联系，及早了解其情况，一旦有分娩先兆，立即做好待产准备。

(2) 识别分娩先兆：

①假阵痛：又称假临产，在分娩前2～3周时就发生阵痛，持续的时间很短，两次阵痛的间隔时间也不规则。

②见红：在分娩24～48 h，下腹开始阵痛，阴道有少量血性黏液样的分泌物流出，即为见红。见红是分娩开始的可靠指标。

(3) 做好分娩准备：做到“五防一加强”，即防出血、防感染、防滞产、防产伤、防窒息，加强产时监护和产程处理。

4. 产褥期保健内容 产褥期是指从胎盘娩出至产妇全身各器官除乳腺外恢复或接近正常未孕状态的一段时期，一般为6周。在产褥期产妇及其家庭需经历生理、心理及社会的适应过程。社区护士应为其提供产褥期保健指导。

(1) 一般护理：产妇休息和哺乳婴儿都需要有一个良好的居室环境，居室要安静、整洁、光线充足，保持空气新鲜、温度适宜。夏天可将居室内不直接对着产妇和婴儿的窗户打开通风，应避免电扇直接吹向产妇，谨防感冒。冬季注意保暖，每日开窗换气，先将产妇和婴儿送到另一房间，然后通风，每次20 min，上下午各一次。被褥要清洁、松软。

(2) 产后护理：①注意休息，保证充足睡眠：产后处于疲劳、兴奋和喜悦中，产妇容易睡眠不足，充分的睡眠休息有助于身体迅速康复，丈夫和家人应主动分担家务，照顾宝宝和产妇，产妇最好不要自己服用安眠药。②保持个人卫生：特别要注意会阴清洁，每天至少早、晚各洗一次，会阴垫要及时更换。产后阴道排出物叫恶露，恶露无臭味，量逐日减少，持续3～4周。产妇不宜盆浴，以防污水进入阴道引起上行感染。③加强营养：食物要多样化。

(3) 产后活动：产褥期是产妇机体恢复的阶段，但并不是产妇完全卧床，不能活动。适当活动与合理的运动有助于产妇康复，若无疾病需要逐渐增加活动量，可做产后体操。产后1～2天卧床休息，大小便可下床，产后2～3周可从事日常轻微劳动，但要避免下蹲及增加腹压的劳动。

(4) 心理调节：心情愉快、精神放松，对自身康复和新生儿生长充满信心，且心理平衡可增加乳汁分泌。

(5) 注意大小便通畅：分娩后容易出现便秘，同时由于伤口痛不敢用力，致使便意消失，大便秘结，因此，要定期排便。不可憋尿，以免胀大的膀胱影响子宫收缩，引起产后出血。

(6) 性生活与避孕：产褥期禁止性生活，因为产后子宫正处于创面出血、易感染的阶段，产后恶露干净需要6～8周，所以产后两个月内禁忌性生活。产后一旦恢复性生活，必须采取相应的避孕措施，以哺乳代替避孕的做法是不可靠的。避孕方法：最好用避孕套或用避孕药膏；产后6个月，女方可放置宫内节育器；希望永久避孕，也可做绝育术；断奶后，女方可口服避孕药物。

(7) 乳房护理：乳房应保持清洁干燥，避免用肥皂水等洗涤剂擦洗，每次哺乳前用柔和的温水擦拭。哺乳时应让新生儿吸空一侧乳房后再吸另一侧。哺乳后佩戴适中棉质乳罩，避免过松或过紧。对于平坦或凹陷乳头，婴儿很难吸到乳汁，可指导产妇做如下练习：①乳头伸展练习：将两拇指平行放在乳头两侧慢慢由乳头向两侧外方牵拉，牵拉乳晕皮肤及皮下组织，使乳头向外突出，接着两拇指分别放在乳头上侧和下侧，将乳头向上向下纵行拉开，此练习重复多次，做满15 min，每天两次。②乳头牵拉练习：用一只手托乳房，另一只手的拇指和中、示指向外牵拉乳头，重复10～20次，每天两次，此外指导产妇改变哺乳姿势，以利婴儿含住乳头和乳晕。

(8) 母乳喂养指导：母乳喂养对母婴均有益，母乳中所含的营养物质最适合婴儿的消化吸收，生物利用率高，母乳中含有丰富的免疫蛋白和免疫细胞，可提高婴儿的免疫功能，明显降低腹泻、呼吸道和皮肤感染率，母乳喂养有利于促进母婴间情感交流，母乳喂养可以有效防止产后出血。喂养方法的指导内容如下：产妇于产后0.5 h内开始哺乳，哺乳时间为0.5 h以上，按需哺乳，哺乳前应洗手及清洁乳头，哺乳时，母亲和新生儿均应选择最舒适的位置，母亲一手拇指放在乳房上方，其余四指放在乳房下方，将乳头和乳晕大部分放入新生儿口中，每次哺乳后应将新生儿抱起轻拍背部1～2 min以便排出胃内空气，以防吐奶，纯母乳乳喂养的时间一般要求至少6个月为宜，世界卫生组织指出婴儿应当在持续母乳喂养的基础上接受补充食品直到2岁或更久。

(三) 围绝经期保健指导

围绝经期是指妇女绝经前后的一段时期(从45岁左右开始至停经后12个月内的时期)，包括从接近绝经出现与绝经有关的内分泌、生物学和临床特征起至最后1次月经后1年。其主要表现如下：

1. 月经改变 大多数妇女月经变化从40岁左右开始，绝经年龄平均为49.5岁。少数妇女出现功

Note

能失调性子宫出血(简称功血),甚至造成严重贫血。

2. 泌尿生殖道改变 生殖器官开始萎缩,黏膜变薄,易发生阴道炎及憋不住尿等。

3. 神经精神症状 主要为潮红、阵阵发热、出汗等血管舒张症状。情绪不稳定、激动易怒、抑郁多烦、记忆力减退、工作能力下降等。

4. 皮肤、脂代谢变化 皮肤皱纹逐渐增多,有的出现瘙痒、毛发开始变白脱落,腹部和臀部脂肪堆积,容易发胖。

5. 心血管系统变化 血压易波动,常出现高血压、心前区不适、心悸,动脉硬化发生率增加,冠心病发病率也上升。

6. 骨质疏松 从 40 岁左右起,女性骨质开始脱钙,每年钙丧失 1%,如不补钙,可导致骨质疏松。其后果是脊柱的压缩,身材变矮,脊柱后突和行走困难,严重时产生脊柱压缩性骨折,容易发生骨折,常见于上肢桡骨远端及下肢股骨。女性骨折的发生率为男性的 6～10 倍。

针对上述问题,采取以下保健措施。

(1) 心理调整:鼓励以平静的心态、愉快的心情迎接此期出现的各种生理和心理上的变化,培养广泛的兴趣爱好,多参加集体活动,增加人际交往,保持乐观性格和良好的心理状态。

(2) 提供信息:开展围绝经期科学知识讲座,让妇女了解围绝经期的正常心理生理特点,掌握必要的卫生保健常识,正确对待围绝经期。

(3) 活动与运动指导:围绝经期妇女应参加各项体育活动,根据个人爱好及具体情况选择运动方式。

(4) 性生活指导:围绝经期后随着激素水平逐渐下降,妇女普遍阴道黏膜萎缩,分泌物减少,造成性生活困难。妇女每月应进行一次到两次性生活,保持生殖器官的健康。

(5) 合理饮食:围绝经期妇女膳食要清淡,要少吃或不吃富含胆固醇和饱和脂肪酸的食物。多吃蔬菜,许多富含纤维的蔬菜,如萝卜、黄瓜等,可增加胃肠蠕动,促进胆固醇的排泄,木耳、香菇能补气强身,益气助食。围绝经期妇女由于内分泌的改变,可能会出现水肿、高血压,因此每天食盐摄入量应控制在 3～5 g。由于体内激素水平降低,骨组织合成代谢下降,易发生骨质疏松。因此,围绝经期女性要常食用奶制品等含高钙的食品。

此外,定期检查远离疾病侵扰对于围绝经期的妇女也是非常重要的。

第六节 社区老年人保健

案例引导

某社区服务中心,准备开展空巢老人相关调研活动,最近组织社区护士学习《中国老龄事业发展"十二五"规划》。规划中提出我国人口老龄化加速发展,空巢化趋势日益显著,需要照料的老人数量在不断增加。

思考:(1)什么是老龄化?

(2) 什么是空巢老人?

(3) 社区里老年人保健如何进行保健指导?

一、概述

随着社会经济和医疗保健服务的发展,人民生活水平在逐年提高,人均寿命在不断延长,老年人口增多成为社会发展的一大趋势。我国从 1999 年 10 月已经进入了老龄化社会,实现健康老龄化是我国现阶段发展所面临的重要课题。

（一）人口老龄化相关概念

按照发达国家规定，65 周岁以上的人确定为老年；在中国，60 周岁以上的人为老年人。我国相关划分标准如下：45～59 岁为老年前期，即中老年人；60～89 岁为老年期，即老年人；90 岁以上为长寿期，即长寿老人；100 岁以上为百岁期，即百岁老人。

人口老龄化（aging of population），简称人口老化，是人口年龄结构的老龄化，是指总人口中老年人口比例不断增长的过程。

（二）社区老年人保健的必要性

我国养老事业进入了快速发展期，无论是针对孤寡、残疾等困难群体老人的公共服务还是针对空巢老人的社会化养老服务，都取得明显进展。老年人随着年龄的增长，其生理功能与对社会环境的适应能力逐渐下降，心理和社会环境中的刺激都可诱发情绪和精神方面的各种障碍，加强老年人保健是减缓老年人机体运动功能的衰退、减少意外伤害的发生、保持身体健康、恢复基本的生活功能、提高生活质量的有效途径。

（三）社区老年人保健的现状及问题

我国是世界上唯一老年人口过亿的国家，未来 20 年间我国老年人口将以平均每年 1000 万的数量快速增长，到 2050 年左右将达到全国人口的三分之一。可以预见，我国养老事业面临的挑战将持续加大，养老服务需求将进入“井喷期”。能否有效应对人口老龄化挑战，考验着各级政府和全社会的智慧。妥善应对人口老龄化，事关经济社会和谐稳定。加快养老服务工作，需要各级政府、社会各界付出更多的热情和精力。目前我国养老机构多停留在解决老人看管和衣食温饱的初级水平，面对空巢老人不断增多、老年人缺乏心理关爱的现实，如何针对老年人的精神需求提供高质量的养老服务，更有待于深入探索。

二、社区老年人的健康需求

（一）老年人的特点

1. 生理特点　外貌和形态的改变，主要由于老年人骨质疏松及椎间盘脱水变薄，身材呈现弯腰驼背，身高下降。头面部及皮肤均有不同程度的改变，须发变白、脱落，部分老年人眉毛白色化。鼻毛出现白色化是评价衰老指标之一。因皮下脂肪变少，弹力纤维退化、外分泌腺萎缩，皮肤变薄、松弛、弹性差，皱纹加深，眼睑、面颊下垂，牙龈萎缩，牙齿松动脱落，关节活动不灵活，皮肤色素沉着，出现老年斑等。器官功能方面，各器官和组织随着年龄的增长发生不同程度的减退。视力和听力均有所下降，老年性白内障、老年性耳聋的老人越来越多，嗅觉减退，味觉敏感性降低，皮肤感觉迟钝，呼吸功能减退，基础代谢率下降，器官储备能力减弱，出现各种慢性退行性疾病。

2. 心理特点　记忆和思维的改变，与学习和记忆有关的神经递质随着年龄的增长而减少，老年人出现记忆力下降，尤其是机械记忆能力下降明显，导致思维的敏捷程度、灵活性和创造性明显下降，出现思维迟钝、思维逻辑障碍等表现；情绪和情感的改变，如退休、子女“离巢”、丧偶、收入减少、疾病等，老年人较多表现出失落感、孤独感、焦虑、抑郁、恐惧、自卑、疑虑、依赖等等消极情绪。人格改变，表现为不同性质的行为障碍，如过于谨慎、保守、固执、多疑、不接受新鲜事物、喜欢回首往事等。

3. 患病特点　患病率高且多种疾病并存；临床症状不明显；病程长且恢复慢，并发症多，病情进展迅速，容易引起药物的不良反应。

（二）社区老年人的健康需求

老年人在老化的过程中，不仅关注着自己的健康，更加学会如何养生保健，社区护士应该了解老年人的健康需求，进行科学的健康指导，提高老年人的生存质量。老年人的健康需求主要体现在以下几个方面。

1. 营养需求

(1) 蛋白质：老年人的体内代谢需要丰富的蛋白质来补充组织蛋白的消耗，由于体内胃胰蛋白酶分泌减少，摄入过多的蛋白质会加重老年人消化系统的负担，因此蛋白质的供应应该质优量少。

(2) 脂肪：由于胆汁酸分泌减少和脂酶活性降低，使得机体对脂肪的消耗功能下降，因此，脂肪的摄入应适量。

(3) 碳水化合物：由于基础代谢率低级能量消耗降低，对热量的需求较成人少。老年人碳水化合物的供给应占总热量的55%～65%。

(4) 维生素：富含维生素的饮食可以增强机体抵抗力，因此老年人应该多吃富含B族维生素的食物来增加老年人的食欲。全谷类、酵母、小麦胚芽、豆类、肉类、肝脏等富含B族维生素。

(5) 无机盐：老年人由于味觉敏感性降低，喜欢偏咸的食物，容易引起钠的摄入过多而导致钾不足。

(6) 膳食纤维：每天30 g的摄入为宜，主要目的是为了防止心血管疾病的发生，降低餐后血糖，防止热量摄入过多。

(7) 水：每日的饮水量应该在1500 mL左右，饮水过多会加重心脏、肾脏负担。饮水不足，会引起机体生理功能紊乱，加上老年人肠蠕动减弱，会诱发便秘的发生，严重时还可引起脱水和水、电解质的紊乱。

2. 心理需求

(1) 依存需求：人到老年，精力、体力、脑力都有所下降，有的生活不能完全自理，希望得到关心照顾，子女的孝顺，将会使他们感到老有所依。

(2) 安静需求：老年人一般都喜欢安静，怕吵怕乱，应该为老年人创造一个较为安静的环境，保证足够的睡眠与休息。

(3) 和睦需求：老年人都希望自己有个和睦的家庭环境，全家和睦，邻居关系融洽，互敬互爱，互相帮助，老年人就会感到温暖和幸福。

(4) 支配需求：老年人原来多为一家之主，掌握家中的支配权，但由于年老后社会经济地位的变化，老年人的家庭地位、支配权都可能受到影响，这也可能造成老年人的苦恼。

(5) 求偶需求：老年人丧偶后生活寂寞，子女照顾也非长久之计，所以子女应该支持老年人的求偶需求。

(6) 尊敬需求：老年人离开工作岗位可能会情绪低落，如果得不到尊重，就会产生悲观情绪，甚至不愿出门，长期下去，则会引起抑郁和低沉，为疾病埋下祸根。

三、社区老年人的保健指导

(一) 社区老年人保健的目标

随着年龄的增长，老年人的心、脑、肾等各个脏器生理功能减退，代谢功能紊乱，免疫力低下，易患高血压、糖尿病、冠心病及肿瘤等各种慢性疾病。这些疾病致残率及病死率极高，开展老年人保健服务能早期发现疾病，早期开展治疗，可以预防疾病的发生发展，减少并发症，降低致残率及病死率。社区每年都会对老年人进行社区保健服务，对老年人的生活及饮食方面进行调查，对老年人进行全身检查，年龄在65岁及以上的，在社区住半年以上的老年人，都能在当地乡镇医院等地方享受老年人健康保健服务。

(二) 社区养老模式与健康管理

每年对老年人进行一次健康管理服务。内容包括：①生活方式和健康状况评估：通过询问，了解老年人基本健康状况、生活自理能力与吸烟、饮酒、饮食、体育锻炼等生活方式，以及既往所患疾病、目前慢性疾病常见症状与治疗情况等。②每年进行一次较全面的健康体检，包括一般体格检查与辅助检查。③告知本人或其家属健康体检结果并进行提供针对性健康指导，对发现确诊的原发性高血压和2型糖尿病等患者纳入相应的慢性病患者健康管理。④告知下次体检时间。

(三) 社区老年人的保健指导

社区护士要帮助老年人恢复健康，消除各种障碍，同时指导老年人进行自我保健，减少意外伤害的发生。

Note

1. 娱乐与运动 老年人若长期不活动,新陈代谢就会减弱,组织器官会加速退行性变化,甚至出现早衰。科学地进行体育锻炼,可促进血液循环,增强心肺功能,增加肠蠕动促进消化液的分泌,活跃神经系统,延缓身体功能的衰退。因此,要鼓励老年人进行适宜的娱乐和健康活动。可根据年龄、性别、体质状况、锻炼基础、兴趣爱好和周围环境等因素综合考虑选择适宜的项目进行活动。适宜老年人健身的项目有唱歌、跳舞、散步、慢跑、游泳、体操、太极拳、气功等。卧床的老年人,可在床上做肢体屈伸、翻身、梳头、洗脸等活动,争取坐起、下床、辅助行走。要重视有助于心血管健康的运动,如散步、慢跑、游泳、骑车等。进行适度的重量训练,如握小杠铃、举小沙袋、拉轻型弹簧带等,注意空腹及饱餐后不宜立即运动,运动时注意病情、气候变化,运动量不宜过大,活动动作应柔和,动作不宜过猛,以免跌倒或引起扭挫伤。合理安排运动时间,刚开始运动时,运动时间不宜过长,可根据自身情况安排,形成规律后,可每天活动1～2次,每次0.5 h左右,一天运动时间以不超过2 h为宜,气温适宜时运动最好选择在早晨。

2. 营养与饮食 糖、盐的摄入量增加是老年人内分泌疾病和心血管疾病发生的主要诱因。另外,老年人消化吸收功能低下,常导致消瘦、贫血等疾病的发生,因此,社区护士应该在了解老年人生理功能下降情况的前提下,结合老年人活动量减少的情况,指导老年人选择合理的膳食。应注意营养平衡与饮食搭配,避免高糖、高脂肪食物的摄入,应多食新鲜蔬菜、水果等。应在条件允许的情况下给予生物价值高的优质蛋白质,如瘦肉、蛋、鱼、奶、大豆等,提倡食用植物油和低盐饮食。此外,还应适当增加钙质丰富的食物的摄入,如奶类及奶制品、豆类及豆制品、核桃、花生等。鼓励老年人多饮水,每天饮水量在1500 mL左右为宜。在烹调上可将食物加工成菜汁、菜泥、肉沫、膏、羹等,既可以避免老年人因咀嚼困难而影响进食,又可以促进营养物质的吸收。进食时选择合适的体位,根据老年人的体质情况,尽量取坐位或半坐位。有自理能力的老年人,应鼓励其自己进餐,自己不能进餐者应喂食,不能经口进食者可在专业人员的指导下通过鼻饲、肠道高营养等方法为老年人输送食物和营养。

3. 休息与睡眠 老年人在一天中应适当安排休息时间,注意经常变换体位。另外,老年人在改变体位时,应注意防止直立性低血压或跌倒等意外的发生。起床时应先在床上休息片刻,活动肢体后再准备起床。社区护士应在尊重老年人的睡眠习惯的基础上,逐步调整老年人的睡眠,使其养成良好的睡眠习惯。合理安排老年人的日常生活,劳逸结合,提高睡眠质量。

4. 安全与防护 意外事故是老年人第五大死因,老年人由于各系统组织器官功能退化、平衡失调、感觉减退或其他方面的问题,常会发生一些意外事故。最常见的事故有跌倒、坠床、服错药、交叉感染等。因此,社区护士应注意采取必要的措施保证老年人的安全。社区护士应对老年人起居等情况进行评估,保证老年人所居住的环境应有足够的采光,夜间室内应有照明,应结合老年人生活习惯和生活需要合理布置居室,穿合脚合体的鞋袜与衣裤,且要保持地面平整防滑。老年人用药应注意先就医后用药,用药种类宜少不宜多,用药剂量宜小不宜大,用药时间宜短不宜长,药性宜温不宜剧。

(张风、张利君)

直通护考在线答题

Note

第六章　社区慢性病患者的护理与管理

学习目标

掌握：1. 慢性病的概念及危险因素。

2. 高血压和糖尿病的危险因素及社区管理内容。

3. 临终关怀的概念。

4. 临终患者的健康需求。

熟悉：1. 慢性病的流行病学特点。

2. 高血压和糖尿病的管理流程及随访检测。

3. 临终患者的常见症状及护理。

了解：1. 高血压和糖尿病的诊断、评估及居家护理内容。

2. 帮助临终患者家属应对悲伤。

本章 PPT

随着社会经济的发展和城市化进程的加快，人民生活水平逐渐提高，人类疾病谱发生了变化，慢性病已逐渐取代急性、传染性疾病，成为影响我国社区居民健康的主要问题，如心血管疾病、脑血管疾病、恶性肿瘤、慢性呼吸系统疾病和糖尿病等，慢性病已成为全世界最主要的死因。慢性病通常是终身性疾病，疼痛、伤残、昂贵的医疗费用等都影响着慢性病患者的健康状况和生活质量，也给家庭和社会带来巨大的经济负担。

慢性病患者大多数时间是在家庭和社区生活中度过的，在社区中开展慢性病患者的护理与管理，提高社区慢性病患者群体的自我护理能力，对控制慢性病的发病率、致残率和死亡率，改善和提高患者的生活质量具有积极的作用。

第一节　概　　述

案例引导

胡某，男，48 岁。因突发剧烈头痛、头晕伴视力模糊 2 h 入院。既往“高血压”病史 5 年，间断服用复方降压片、心痛定，血压控制在(130～150)/(90～110) mmHg。3 天前熬夜时出现头痛、头晕，无恶心、呕吐，自服“心痛定”后稍缓解，未去医院诊治。查体：T 37.1 ℃，P 92 次/分，R 20 次/分，BP 240/140 mmHg。神志清楚，烦躁不安，视物不清，心肺正常；腹部平软。初步诊断：高血压危象。

思考：(1) 患者患有何种疾病？

(2) 此病的危险因素有哪些？

Note

(3) 作为社区护士，应对该患者进行怎样的管理和护理？

一、慢性病概念与分类

(一) 慢性病的概念

WHO 将慢性病(chronic disease)定义为病情持续时间长、发展缓慢的疾病。我国《全国慢性病预防控制工作规范(试行)》指出，慢性病是慢性非传染性疾病(noninfectious chronic disease，NCD)的简称，是对一类起病隐匿、病程长且病情迁延不愈、缺乏明确的传染性生物病因证据、病因复杂或病因未完全确认的疾病的概括性总称。

WHO 的调查显示，在西太平洋区域每天约有 2.65 万人死于慢性病，近半数的慢性病死亡发生在 70 岁以下的人群。不健康的生活方式和环境变化是慢性病常见的危险因素。慢性病的危险因素大多可通过有益的干预措施加以预防。据估计，约 80％的早发心脏病、脑卒中和 2 型糖尿病及 40％的癌症，可以通过调节饮食、定期锻炼和避免吸烟等生活行为方式的干预加以预防。

(二) 慢性病的分类

根据病变对人体产生的影响不同，可分为致命性慢性病、可能威胁生命的慢性病和非致命性慢性病三类。

1. 致命性慢性病 ①急发性：各种恶性肿瘤，如急性白血病、肺癌、肝癌、胰腺癌、乳腺癌转移、恶性黑色素瘤等。②渐进性：如肺癌转移中枢神经系统、后天免疫不全综合征、骨髓衰竭、肌萎缩性侧索硬化等。

2. 可能威胁生命的慢性病 ①急发性：如脑卒中、心肌梗死、血友病、镰状细胞性贫血等。②渐进性：如糖尿病、肺气肿、老年痴呆、慢性酒精中毒、硬皮病等。

3. 非致命性慢性病 ①急发性：如痛风、支气管哮喘、偏头痛、胆结石、季节性过敏等。②渐进性：如风湿性关节炎、慢性支气管炎、帕金森病、骨关节炎、青光眼等。

二、慢性病的特点及危险因素

(一) 慢性病的特点

1. 病因复杂 与急性病不同，慢性病是在多种致病因素的长期作用下，相互影响而逐渐形成的，常与遗传因素、环境因素、生活行为因素和卫生服务等因素有关。

2. 起病隐匿 通常慢性病的症状和体征在初期不明显、难以被重视，但患病后可持续数年，甚至终身。通常患者在体检时或在出现典型症状后才意识到自己可能患病，而此时多数患者已经伴有并发症或进入晚期。

3. 病程较长 慢性病的病理改变是不可逆的，如原发性高血压、糖尿病、心血管病等，这些疾病不易治愈，一旦确诊则终身伴随。但通过长期的用药和康复治疗，良好的自我健康管理或他人的护理及照顾可以控制或暂时终止疾病发展，延缓并发症的出现。

4. 并发症多 慢性病难以根治，加之疾病本身或长期卧床等原因，患者可出现不同程度功能障碍甚至丧失，最终导致多器官的损害，产生多种并发症，从而对个人、家庭及社会造成沉重的负担。虽然慢性病难以治愈，但与之相关的一些并发症是可以预防的。

(二) 慢性病的危险因素

慢性病的危险因素分为不可改变的和可以改变的因素两大类。其中年龄、性别、遗传等因素是不可改变的，而行为和环境因素是可以改变的。

1. 行为因素

(1) 吸烟：烟草中含有苯、焦油和多种能致癌的放射性物质。吸烟是恶性肿瘤、慢性阻塞性肺疾病、冠心病、脑卒中等慢性病的重要危险因素，吸烟者心脑血管疾病的发病率要比不吸烟者增高 2～3 倍，吸烟量越大、吸烟起始年龄越小、吸烟史越长，对身体的损害越大。WHO 将烟草流行作为全球最严重的

Note

公共卫生问题列入重点控制领域。

(2) 饮酒:饮酒与冠心病、原发性高血压密切相关;饮酒与咽喉癌、口腔癌和食管癌的发病有关;饮酒和吸烟协同作用可使很多癌症的发病率明显增加。

(3) 不合理膳食:均衡饮食是机体健康的基石,而不合理膳食是慢性病的主要原因之一。不合理膳食具体表现为饮食结构不合理、烹饪方法不当、不良饮食习惯等。膳食结构不合理包括高盐、高胆固醇、高热量饮食、低纤维素饮食;不当的烹饪方法如腌制和烟熏等;不良饮食习惯可体现为进食时间无规律、暴饮暴食等。

(4) 体力活动缺乏:运动可以加快血液循环,增加肺活量,促进机体新陈代谢;增强心肌收缩力,维持各器官的健康。但是,由于现代生活节奏快和交通工具便利,人们常常以车代步,活动范围小,运动量不足。调查显示人群中11%～24%属于静坐生活方式,31%～51%体力活动不足,大多数情况下每天活动不足0.5 h。缺乏运动是造成超重和肥胖的重要原因,也是许多慢性病的危险因素。

2. 环境因素

(1) 自然环境:环境污染可对人体健康产生直接、间接或潜在的有害影响,如汽车尾气、工业废气及废水对外部环境的污染,以及室内装修、厨房烹调油烟对生活环境的污染,都可导致肺癌、白血病等恶性肿瘤,并成为慢性阻塞性肺疾病的危险因素。

(2) 社会环境:政府的卫生政策,卫生资源的配备,依赖系统的可利用程度,社会风俗习惯,人口的构成与流动状况,个人的受教育程度,社会经济地位等也可影响人们的健康。

(3) 心理环境:情绪是适应环境的一种必要反应,但强度过大或时间过长都会使人的心理活动失去平衡,导致神经功能失调,对健康产生不良影响。现代社会的生活工作节奏加快,竞争的日益激烈和人际关系的复杂,使生活中的紧张刺激增加,而心理因素和情绪反应也已成为目前重要的致病因素之一。此外,长期或过度的精神紧张,可出现神经功能紊乱、内分泌失调、血压持续升高等症状,加重某些器官和系统的疾病。

3. 个人的遗传和生物以及家庭因素 慢性病可以发生于任何年龄,但发生的比例与年龄成正比。年龄越大,机体器官功能老化越明显,发生慢性病的概率也越大。家庭对个体健康行为和生活方式的影响较大,许多慢性病,如高血压、糖尿病、乳腺癌、消化性溃疡、精神分裂症、冠状动脉粥样硬化性心脏病等都有家族倾向,这可能与遗传因素或家庭共同的生活习惯有关。

三、慢性病对患者和家庭的影响

慢性病对患者的影响不仅局限于身体功能的损害,还涉及心理、社会、经济等方面。与此同时,患者的家庭和社会也受到不同程度的影响。

(一) 慢性病对患者的影响

1. 对生理功能及自理能力的影响 ①慢性病患者的身体抵抗力下降,容易发生感染及并发症。②慢性病患者常由于多种原因食欲减退,使患者出现因蛋白质、铁、钙等营养素缺乏而引起营养不良的表现。③慢性病的各种症状及后遗症,如疲劳、疼痛、畸形和残疾等,会影响患者的自理能力、自我评价和对生活的满意度,并可影响排泄功能,使患者出现便秘、尿失禁、尿潴留等。④长期卧床易导致压疮和感染,同时由于慢性病造成永久性病理损害可影响患者的自理能力。⑤长期缺乏运动及锻炼,可产生关节挛缩变形、骨质疏松、肌肉废用性萎缩、泌尿系统结石、循环系统功能障碍、体位性低血压、坠积性肺炎等生理功能障碍。

2. 对心理方面的影响 慢性病给患者带来心理上的冲击,由于慢性病迁延难愈,给家庭成员带来各种麻烦,使得慢性病患者常易出现焦虑、内疚、自责,甚至悲观、绝望、厌世心理。因疾病种类和严重程度,心理社会环境及个体心理特征的不同,慢性病患者常见的心理及行为反应为怨天尤人、自怨自艾、服从依赖等。

3. 对工作职业的影响 慢性病可使患者的生活方式发生一定程度的改变,也可对患者的工作性质、工作时间、工作责任等方面产生影响。尤其是那些工作顺利、事业成功人士在患慢性病后很容易产

Note

生悲观厌世心理。

4. 对社交活动的影响 慢性病可影响患者参与社交活动，造成社交生活的隔离，尤其是当出现慢性病病容或病态时，患者往往拒绝参加社交活动。

（二）慢性病对患者家庭的影响

1. 家庭成员的心理压力增加 由于患者的痛苦，对患者的照顾及经济等方面的问题，会使家庭成员对患病亲人表现出内疚，自身表现出焦虑不安、否认、退缩、愤怒等心理反应。

2. 家庭的经济负担加重 由于疾病可影响患者的工作而使收入减少，如果家庭成员参与照顾患者也可能影响其收入。同时，慢性病患者需要按计划接受长期治疗和医疗护理，加上患者的营养需要及各种医疗护理器械的购买，都会给家庭带来沉重的负担，甚至使家庭陷入经济困境。

3. 家庭成员的角色调整与再适应 在日常生活中，每个人在家庭中都沉担着一定的角色，而疾病必然会影响患者及其家庭成员的角色。由于慢性病患者身体功能的改变，需要家庭成员角色的重新调整及适应，以承担照顾患者及代替患者以往所承担的家庭角色，从而维持家庭的完整性。否则可能造成家庭原有和谐关系的破坏，出现家庭适应困难和家庭问题。

四、社区护士在慢性病管理中的角色

社区护士管理慢性病时，在不同场合、不同时间及不同的情况下扮演着不同的角色，在某一时间内可能有一个最主要的角色。社区护士需灵活运用自己的知识和技能，完成各种角色所赋予的义务及责任。

1. 照顾者角色 照顾者或服务者是社区护士管理慢性病的最基本角色。这一角色意味着社区护士将服务对象从个体扩展到人群、社区，将服务内容从疾病治疗扩展到疾病预防和健康促进，以健康需求为导向，以被照顾者的健康为中心，扩展自身的知识和技能。

2. 教育者角色 教育者或健康教师是社区护士管理慢性病的一个主要角色。护士通过社区健康评估，发现社区中的高危人群，与服务对象共同改变其危险行为以预防疾病。社区服务对象通常不是在疾病的急性期，她们对健康教育的需求很迫切，在教育后能付之行动。健康教育的内容多、范围广，主题从个人、家庭水平的体重控制、家庭计划等扩展到社区水平的环境安全、学校卫生、药物滥用等，社区护士利用各种机会（社区团体活动、学校家长会等）、多种途径（系列讲座、专题讲解、个别劝导等）向社区居民进行教育。

3. 倡导者角色 倡导者即作服务对象的代言人。社区护士经常为服务对象的利益、与利益有关的活动作解释：期待什么服务、应该接受什么服务、服务的安排、为她们写信给有关部门、促成相关的健康政策和立法，并支持、创造一个健康的社区。

4. 管理者角色 管理者即社区护士经评估，发现社区资源，协助服务对象选择最适合的健康照顾，并为服务对象制订计划，提供持续性的服务。随着慢性病成为发达国家主要的健康问题，人们强烈要求从根本上改变卫生保健服务提供的方式。即强调把患者看做是其卫生服务的首要提供者，而不是卫生保健服务的消费者，将一些卫生保健活动转交给患者去做。因为慢性病患者长期与疾病作斗争，熟悉疾病的全过程，他们自己才是慢性病控制与管理的最佳人选。社区护士管理的最终目标是帮助和促进慢性病高危人群自我教育、自我学习、树立自我责任感，而不是依赖他人。

5. 合作者角色 合作者或协调者角色，意味着社区护士与其他人共同努力、合作管理慢性病患者。社区护士在管理慢性病时须与许多人合作，主要合作者是专科护士、全科医师、服务对象、社会工作者、营养师、心理医师、流行病学专家、教师、行政部门领导等，以协调不同专业间的要求，使团队顺利开展工作，发挥管理慢性病的最大功能。

6. 领导者角色 领导者角色与管理角色有区别，其焦点是致力于有关慢性病患者的健康、健康行为等的变化。社区护士应寻找并启动变化，成为变化的代言人，主动引导一些不了解潜在危险的社区民众了解问题，并促使其变化。变化要有明确的目标，有长计划、短安排。在社区水平，作为领导角色，要与专业团队共同合作、指导预防性计划、协调计划的实施、参与社区健康决策、刺激企业对健康促进的兴

Note

趣、启动群体治疗、影响卫生政策等。

7. 研究者角色 研究者即社区护士利用敏锐的观察力，系统地调查、收集和分析慢性病患者的资料，解决问题、发掘新知识、科学地评价护理干预效果等，为慢性病患者循证护理实践提供依据，提升社区护理服务质量，推动护理学科的发展。

知识拓展

慢性病社区防治发展历史

从20世纪70年代早期开始，发达国家陆续开展了多个慢性病社区干预项目。芬兰于1972年开始的"北卡勒尼亚研究方案"(简称北卡项目)，被誉为心血管疾病干预成功的典范。美国1979年实行Kebtuckev高血压控制计划，经过5年的干预，使冠心病和脑血管病死亡率分别下降了近40%和50%。其他国家也开展了一些小规模的研究，取得了一定成效。

我国自20世纪60年代开始进行大规模的心脑血管疾病流行病学调查和病因研究。20世纪70年代建立了一批心脑血管病和肿瘤防治基地。此后开展了一系列针对疾病危险因素的干预实验。1995年，世界银行贷款中国疾病预防项目健康促进子项目在我国7市1省启动，主要针对危险因素进行干预，历时8年，效果明显。2001年卫生部对24个慢性病社区综合防治示范点进行全面评估，探索适合不同经济、文化、社会条件的慢性病防治模式，以便在全国推广，促使慢性病防治在我国的可持续发展。

第二节 慢性病的社区管理

案例引导

患者，女，69岁。高血压，间断服用降压药物，血压控制在(120～150)/(70～90)mmHg。今晨测血压120/80 mmHg。

思考：(1) 该患者目前血压是否正常？

(2) 社区护士如何对其进行血压控制？

一、社区卫生服务机构开展慢性病管理的意义

(1) 有利于利用慢性病的自身特点，提高治疗效果。慢性病多是由不健康的生活方式造成的，治疗方法以非药物治疗为主，药物治疗为辅。社区卫生服务机构对慢性病患者进行健康管理，可以有目的地改善患者的生活方式，改变导致慢性病的可改变危险因素，可以从根本上提高慢性病的治疗效果。

(2) 有利于降低成本，增强社区居民的健康。社区卫生服务机构在社区开展健康管理，可以利用慢性病的一些相同的危险因素，对社区居民进行群体健康管理，针对全体人群和不同疾病的高危人群，预防和控制一组慢性病的共同危险因素，从管理学和经济学角度分析，这都是一种低投入、高效益的慢性病防治措施。

(3) 有利于发挥社区卫生服务机构的优势，更好地利用卫生资源。在防治慢性病方面，社区卫生服务机构有诸多优势：面对的是相对稳定的社区居民；慢性病患者居住距离社区卫生机构近；社区卫生服务机构价格较低廉有相对完备的卫生人力资源等。这些都有利于对慢性病的持续、稳定的治疗，便于与居民之间的充分沟通，促进防治效果的提高。另一方面也有利于分流患者，达到合理利用卫生资源的目的。

(4) 有利于降低医疗费用。社区健康管理的投资小，效益高。在社区卫生服务机构开展慢性病健

Note

康管理，不仅可以缓解国家不断增长的医疗费用，而且可以减轻慢性病患者及其家庭的经济负担。

二、社区慢性病管理原则和策略

1. 原则 WHO防治慢性病的行动框架中，强调个人在慢性病防治中的责任，建立伙伴关系等。任何地区和国家在制订慢性病防治的策略和选择防治措施时，都要考虑以下的原则。

（1）强调在社区及家庭水平上降低最常见慢性病的共同危险因素，进行生命全程预防。

（2）三级预防并重，采取以健康教育、健康促进为主要手段的综合措施，把慢性病作为一类疾病来进行共同的防治。

（3）全人群策略和高危人群策略并重。

（4）传统的卫生服务内容、方式，包括鼓励患者共同参与、促进和支持患者自我管理、加强患者定期随访、加强与社区和家庭合作等内容的新型慢性病保健模式发展。

（5）加强社区慢性病防治的行动。

（6）改变行为危险因素预防慢性病时，应以生态健康促进模式及科学的行为改变理论为指导，建立以政策及环境改变为主要策略的综合性社区行为危险因素干预项目。

2. 策略 WHO给出的慢性病防治行动计划主要含有以下三个层次的策略。

（1）环境层次：通过政策和监管干预措施。

（2）共同和中间危险因素的层次：通过人群生活方式干预。

（3）疾病早期和已明确阶段的层次：通过对全人群（筛查）、高危个体（改变危险因素）和患者（临床管理）进行临床干预。促使在三个层次发生变化，需要宣传研究、监测和评价领导、多部门合作和社区动员加强卫生系统等努力。

知识拓展

慢性病防治行动计划的策略和行动领域

（1）临床干预：包括临床预防服务，发现和控制危险因素，急性期治疗，长期治疗和康复，姑息照顾。

（2）生活方式干预：包括行为干预，健康促进，信息和教育，改善现有环境。

（3）环境干预：包括管理，政策和立法，建立支持性环境。

（4）宣传。

（5）研究、监测和评价。

（6）全社会的反应：包括领导，多部门合作，社区动员。

（7）卫生系统的反应：包括初级卫生保健，长期治疗和管理，加强卫生系统。

三、慢性病社区管理的工作任务与模式

慢性病社区管理的工作任务主要由3个部分组成，即健康调查、健康评价和健康干预。健康调查即收集社区居民的健康资料；健康评价即根据所收集的健康信息对居民的健康状况及危险因素进行评估、分析；健康干预即针对居民的健康状况和危险因素，制订实施合理的健康改善计划，以达到控制危险因素、促进健康的目的。由于慢性病病种多样，进行慢性病的社区管理首先要由社区卫生服务机构通过健康体检、健康调查等方式收集健康信息；在所收集信息的基础上，确定居民的健康状况和危险因素，对患者群和高危人群进行筛选；针对不同人群进行重点干预。

目前，社区卫生服务机构进行慢性病患者社区管理多采用全科团队的模式；由全科医师、社区护士、公共卫生医师等组成专业团队，为一定数量的社区居民提供服务。这一管理模式可以充分发挥团队成员的优势和特长，相互协作，共同为社区居民提供服务。

Note

四、慢性病的社区管理流程

慢性病的社区管理流程如图 6-1 所示。

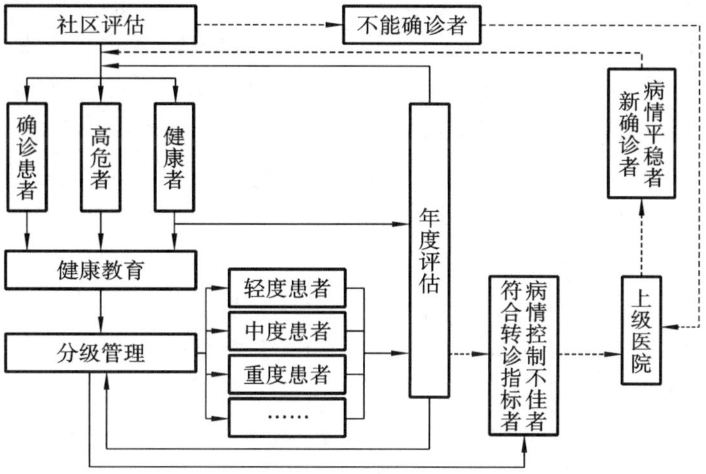

图 6-1 慢性病的社区管理流程

第三节 社区慢性病患者的社区护理与管理

案例引导

王某，女，60 岁，高血压病史 6 年，一直服用心痛定(5 mg/次、2 次/日)控制血压，半月来头痛、头晕、乏力、视力模糊，自行将心痛定次数增加为每日 3 次，仍不见好转，来社区卫生服务中心就诊。现血压 150/95 mmHg(服药后)；查眼底显示视网膜动脉变细；血脂略高；血糖正常。无高血压家族史，经主管医师诊断为高血压，控制血压失败的主要原因为降压方案不合理，应加用小剂量利尿剂，并配合非药物疗法进行综合治疗和护理，收入居家护理中心。

患者现已退休在家，平日喜欢高盐、高脂饮食，近日睡眠不规律、烦躁易怒，不爱运动，无烟酒嗜好，日常生活能力正常，喜欢看电视、打麻将等娱乐活动，无宗教信仰。老伴杨先生，身体健康，他们住在一处普通居民小区，两居室有单独的洗手间及浴室，小区环境好。两位老人初中文化，对高血压的认识不足，误以为可以自行调整服药量控制血压；由于此次的病情加重，使患者及家属对居家护理的期望较高，希望能得到医务人员的帮助。他们有一个 35 岁的女儿，已结婚生子，独立居住，节假日回家看望老人，家庭关系融洽。经济状况和家庭支持系统良好。

思考：请根据王某的情况为她提出护理诊断并阐述如何做好居家护理？

一、高血压患者的社区护理与管理

高血压可分为原发性和继发性两大类。原发性高血压(primary hypertension)又称高血压病，指病因不明的，以体循环动脉血压升高为主要表现的临床综合征，占高血压总数的 95%以上；另有不足 5%的患者，其血压升高是由于某些疾病而导致的临床表现，称为继发性高血压(secondary hypertension)。高血压是心脑血管病的重要危险因素，被认为是危害社区人群健康的最严重疾病，被列为国家社区慢性病管理和预防的重点疾病。

(一) 高血压的流行情况

1. 高血压流行的一般规律 流行病学研究显示，我国高血压流行具有以下规律：①患病率与年龄呈正相关；②女性更年期前患病率低于男性，更年期后男女性别差别不大；③地理分布有差异，华北、东北属于高发区，西北及东南沿海各地属于低发区；④冬季患病率高于夏季；⑤高盐高脂饮食者高血压患病率高，中等量以上饮酒者高血压患病率高；⑥经济发达地区人均高血压水平高；⑦患病率与人群肥胖程度和精神压力呈正相关，与体力活动水平呈负相关；⑧高血压有一定的遗传基础。

2. 高血压流行特点 近年来，由于社会经济的快速发展和人们生活方式的变化，高血压发病率高，并发症多而重，且呈增长的趋势。目前，我国成人高血压发病率为 18.8%，60 岁及 65 岁以上者分别可达 33%和 50%，估计全国患者数达 2.0 亿。心脑血管病占总死亡的 44.4%，居死因首位，其危险因素就是高血压，可见我国高血压存在患病率高、死亡率高、致残率高的特点。调查资料还显示，高血压知晓率为 30.2%，治疗率为 24.7%，控制率为 6.1%，即呈知晓率低、服药率低、控制率低现象。

（二）高血压发病的危险因素

原发性高血压的病因和发病机制尚不完全清楚，研究表明与遗传、肥胖、精神紧张、摄盐过多等因素有关。通俗地讲，高血压危险因素可分为不可改变的危险因素和可改变的危险因素。

1. 不可改变的危险因素 遗传、年龄和性别是高血压不可改变的危险因素。高血压的发病以多基因遗传为主，有较明显的家族聚集性。父母均有高血压者，其子女的发病率高达 46%，60%的高血压患者可询问到有高血压家族史。高血压发病的危险度随年龄而升高；老年心血管发病率高，绝对危险很高。男性发病率高于女性。但 60 岁以后性别差异缩小。

2. 可改变的危险因素 超重和肥胖、膳食高钠低钾、吸烟、饮酒、缺少体力活动、心理因素等，是高血压可改变的危险因素。

（1）超重和肥胖或腹型肥胖：超重和肥胖是高血压的主要危险因素之一，同时也是其他多种慢性病的独立危险因素。2002 年对我国 24 万人群的汇总分析显示，体重指数（BMI）≥24 者的高血压患病率是 BMI＜24 者的 2.5 倍，BMI≥28 者的高血压患病率是 BMI＜24 者的 3.3 倍。男性腰围达到或超过 85 cm，女性腰围达到或超过 80 cm 者，其高血压患病率是腰围正常者的 2.3 倍。可见肥胖与高血压发生的关系密切。因此，在加强对高血压控制的同时，也应强化对超重和肥胖者的管理，减轻体重，减少高血压发病的概率。

（2）膳食高钠低钾：钠盐的摄入量与血压水平呈显著相关。高钠摄入可使血压升高，而低钠摄入可降低血压。北方人群每人每天食盐摄入量（12～18 g）高于南方（7～8 g），北方人群血压水平也高于南方。在控制总热量后，膳食钠与收缩压和舒张压的相关系数分别达到 0.63 和 0.58。人群平均每人每天摄入食盐增加 2 g，收缩压和舒张压分别升高 2.0 mmHg 和 1.2 mmHg。钾盐的摄入量则与钠盐相反，保持足量的钾盐摄入可降低血压，也降低心血管疾病的发病率和死亡率。

（3）饮酒：长期大量饮酒是高血压的重要危险因素之一。北京、广州两地的纵向研究表明，男性持续饮酒者比不饮酒者 4 年内发生高血压的危险性增高 40%。我国 10 组人群前瞻性研究显示饮酒量与高血压发病率呈显著正相关，饮白酒每日增加 100 g，患高血压的危险性增高 26%。另有报道，若每日饮酒两次或两次以上，可使收缩压上升 1 mmHg。

（4）吸烟：公认的心脑血管疾病发生的重要危险因素。香烟中的尼古丁可使血压一过性升高、增加降压药物的剂量。

（5）缺少体力活动：造成超重和肥胖的主要原因之一，它可增加高血压患者心血管病发生的危险。

（6）心理因素。

（三）高血压的临床表现

高血压的诊断标准：在未用抗高血压药的情况下，收缩压≥18.7 kPa（140 mmHg）和（或）舒张压≥12.0 kPa（90 mmHg）。

高血压一般起病缓慢，部分患者无症状，仅在偶测血压或普查时发现，一般可有头晕、头痛、头胀、耳鸣、眼花、心悸、失眠等症状，多于情绪波动、精神紧张或劳累后出现，随着病情的发展，血压升高逐步明显而持久，上述症状渐见频繁。但症状的轻重与血压升高的程度可不完全成正比。早期除血压升高外，可无其他体征或实验室检查异常，后期则因并发心、脑、肾等不同程度的损害而有相应的表现。

还有少数患者发病急骤，进展迅速，血压显著增高，伴器官损害、肾功能损害突出，预后差，称恶性高血压或急进型高血压。可表现为头痛、视力模糊、眼底出血、渗出或视神经乳头水肿、持续蛋白尿、血尿、管型尿等，患者可死于肾衰竭、脑卒中或心力衰竭。

（四）高血压的治疗

1. 治疗目标 首要治疗目标是最大限度降低心血管病和死亡的总危险。因此，治疗不仅是为了降低血压，还需要控制相应的危险因素（如吸烟、血脂异常、糖尿病），合理控制并存的临床情况。

2. 高血压药物治疗原则 采用较小的有效剂量以获得可能有的疗效，而使不良反应最小，如效果不满意，可逐步增加剂量以获得最佳疗效；为了有效地防止靶器官损害，要求每天 24 h 内血压稳定于目标范围内，最好选用一天一次给药而持续 24 h 起作用的药物；用低剂量单药疗效不满意的，可采用两种或多种降压药物联合治疗。

3. 常用的抗高血压药物

（1）利尿剂：如双氢克尿塞、呋塞米等，对老年人收缩期高血压和肥胖高血压患者降压尤佳，但不适宜痛风、肾功能减退、高脂血症及糖尿病患者。可与其他各类抗高血压药联合使用，增加降压效果。不良反应有低钾血症、高尿酸血症、高钙血症、高血糖和高血脂等。

（2）β 受体阻滞剂：如阿替洛尔、美托洛尔（倍他乐克）等，适用于年轻人和心率偏快的高血压患者，对合并冠心病者尤佳。不良反应有心动过缓、诱发支气管哮喘、高血糖、高血脂等。因此，心动过缓、心脏传导阻滞和哮喘的高血压患者禁止服用。

（3）钙离子拮抗剂：常用的有两类：①二氢吡啶类，如硝苯地平（心痛定）、氨氯地平（络活喜）等，可产生面部潮红、头痛、心率加快、踝部水肿等不良反应；②非二氢吡啶类，如维拉帕米（异博定）等，不良反应是可产生心脏传导阻滞，抑制心肌收缩。

（4）血管紧张素转换酶抑制剂：高血压合并心力衰竭和糖尿病的首选药物，分为短效（卡托普利）、中效（依那普利）和长效（苯那普利）降压药。常见的不良反应是咳嗽，以咽痒、干咳为主，发生率 10%～20%，其他少见的不良反应有血管神经性水肿、高血钾、白细胞下降、低血糖等。

（5）血管紧张素Ⅱ受体拮抗剂：这类最新的降压药是在血管紧张素转换酶抑制剂的基础上研制的，不会引起咽痒、干咳等不良反应，被认为是不良反应最少的一类降压药，常用的有氯沙坦（科素亚）、缬沙坦（代文）、依贝沙坦等。目前尚未发现明显不良反应，可有轻度头晕、恶心等。

知识拓展

“知己”健康管理模式

“知己”健康管理是国家医学教育发展中心、中国医师协会等机构在借鉴美国健康管理成熟经验的基础上，组织国内有关专家和资源，通过近 10 年实践而逐渐形成的一个新的医学模式。

“知己”健康管理模式以 WHO 倡导的健康“四大基石”（合理膳食、适量运动、戒烟限酒、心理平衡）为理论基础，以“饮食、运动、能量平衡、促进健康”为理念，以能量监测仪和健康管理软件为高科技手段，对健康人群、亚健康人群和疾病患者群提供生活方式相关的慢性非传染性疾病系统的、互动的、个性化的健康管理的一种诊疗服务。该模式通过量化饮食和运动等非药物干预手段，帮助人们建立新的健康的生活方式，从而达到降低血糖、血压、体重、血脂等代谢紊乱指标，实现控制疾病及其并发症的发生和发展、改善健康效果，减少医疗费用，提高生活质量的目标。

（五）高血压患者的社区管理与居家护理

1. 高血压病的社区管理

（1）一级预防：主要针对社区健康人群的保健管理。包括建立健康档案；通过广泛宣传，使人们认识高血压发病的危险因素，设计有针对性的干预计划；倡导以健康生活方式为主要内容的健康教育和健

Note

康促进活动，增强自我保护意识，如合理的饮食，适当的运动，戒烟酒等。

(2) 二级预防：主要针对高危人群的管理。筛查和监测危险因素（如血脂、体重指数等）；进行行为干预（指导戒烟、减轻体重等），定期体检（每年至少1次），以早期发现、早期诊断高血压；建立健康档案、定期随访、用药指导，进行规范化治疗和管理，预防并发症；培训社区血压监测员，为居民测量血压，并对高血压人群的血压动态变化、影响因素变化、认知情况变化、行为变化等进行监测。

(3) 三级预防：主要针对高血压患者的管理。社区护士对患者及其家属进行健康教育，改变不良生活习惯，遵医嘱长期、规律服药；每周1～2次监测血压并记录，密切观察药物的不良反应和疗效；同时针对患者的具体情况给予干预，以最大限度减低心血管病死亡率和致残率。

2. 高血压患者的社区管理内容 根据《国家基本公共卫生服务规范（第三版）》的要求，高血压患者的社区管理内容如下。

(1) 筛查：

①对辖区内35岁及以上常住居民，每年为其免费测量一次血压（非同日三次测量）。

②对第一次发现收缩压≥140 mmHg和（或）舒张压≥90 mmHg的居民在去除可能引起血压升高的因素后预约其复查，非同日3次测量血压均高于正常，可初步诊断为高血压。建议转诊到有条件的上级医院确诊并取得治疗方案，2周内随访转诊结果，对已确诊的原发性高血压患者纳入高血压患者健康管理。对可疑继发性高血压患者，及时转诊。

③如有以下六项指标中的任一项高危因素，建议每半年至少测量1次血压，并接受医务人员的生活方式指导：血压高值（收缩压130～139 mmHg和（或）舒张压85～89 mmHg）；超重或肥胖，和（或）腹型肥胖；高血压家族史（一、二级亲属）；长期膳食高盐；长期过量饮酒（每日饮白酒≥100 mL）；年龄≥55岁。

(2) 随访评估：对原发性高血压患者，每年要提供至少4次面对面的随访。

①测量血压并评估是否存在危急情况，如出现收缩压≥180 mmHg和（或）舒张压≥110 mmHg；意识改变、剧烈头痛或头晕、恶心呕吐、视力模糊、眼痛、心悸、胸闷、喘憋不能平卧及处于妊娠期或哺乳期同时血压高于正常等危急情况之一，或存在不能处理的其他疾病时，须在处理后紧急转诊。对于紧急转诊者，乡镇卫生院、村卫生室、社区卫生服务中心（站）应在2周内主动随访转诊情况。

②若不需紧急转诊，询问上次随访到此次随访期间的症状。

③测量体重、心率，计算体质指数（BMI）。

④询问患者疾病情况和生活方式，包括心脑血管疾病、糖尿病、吸烟、饮酒、运动、摄盐情况等。

⑤了解患者服药情况。

(3) 分类干预：

①对血压控制满意（一般高血压患者血压降140/90 mmHg以下；65岁及以上老年高血压患者的血压降至150/90 mmHg以下，如果能耐受，可进一步降至140/90 mmHg以下；一般糖尿病或慢性肾脏病患者的血压目标可以在140/90 mmHg基础上再适当降低）、无药物不良反应、无新发并发症或原有并发症无加重的患者，预约下一次随访时间。

②对第一次出现血压控制不满意，或出现药物不良反应的患者，结合其服药依从性，必要时增加现用药物剂量、更换或增加不同种类的降压药物，2周内随访。

③对连续两次出现血压控制不满意或药物不良反应难以控制以及出现新的并发症或原有并发症加重的患者，建议其转诊到上级医院，2周内主动随访转诊情况。

④对所有患者进行有针对性的健康教育，与患者一起制订生活方式改进目标并在下一次随访时评估进展。告诉患者出现哪些异常时应立即就诊。

(4) 健康体检：对原发性高血压患者，每年进行1次较全面的健康检查，可与随访相结合。内容包括体温、脉搏、呼吸、血压、身高、体重、腰围、皮肤、浅表淋巴结、心脏、肺部、腹部等常规体格检查，并对口腔、视力、听力和运动功能等进行判断。

Note

3. 高血压病患者的居家护理

(1) 控制体重：控制体重可使高血压的发病率减低 28%～40%，减轻体重的主要措施为限制热量的摄入和增加体力活动。

(2) 合理膳食指导：高血压患者的饮食应低脂肪、低饱和脂肪酸、少糖和低盐，适当增加钾、钙、镁的摄入。正常人每天摄盐量应在 5 g 以内，而高血压患者钠的摄入量应在 1.5～3.0 g。除食盐外，还要考虑其他钠的来源，包括腌制食品以及食物本身含有的钠盐。有研究报道，钾摄入量每增加 1 mg，血压就下降一个百分点，因此，专家建议高血压患者多进食含钾丰富的食物，如香蕉、番茄、橙子、马铃薯等；而钙摄入量与血压水平呈负相关。在限制能量时应做到营养平衡，合理搭配脂肪、蛋白质和碳水化合物的热能比，每日进食水果、蔬菜；不吸烟、不酗酒。

(3) 适量运动：体育运动既能增加能量的消耗，又能改善葡萄糖的耐量，增加胰岛素的敏感性，对控制血压有利。患者血压稳定且无明显并发症时，可进行适当运动，如快步走(每天 30 min 以上，每周 5 次)、慢跑、骑自行车、游泳、跳绳、打羽毛球等，当患者血压控制不理想或有明显并发症时，只能进行较温和的运动，如散步、做操、打太极拳等。

(4) 血压监测指导：根据患者实际情况，可以采用三种方法评价血压水平：诊所血压、自测血压、动态血压监测。一般情况下每日测量血压 1～2 次，当出现头晕、头痛、眼花、耳鸣、失眠等症状时应增加次数。严密自测血压者，指导正确测量血压的方法，要求定体位、定部位、定时间、定血压计，并准确记录。

(5) 正确用药指导：绝大多数的高血压患者需终身服药，降压药的选择主要取决于药物对患者降压的效果和不良反应。能有效控制血压并适宜长期服用的药物是合理的选择，必须督促患者遵医嘱服药，指导患者及其家属观察药物效果和不良反应，避免降压过快、过低而致体位性低血压的发生。

(6) 心理护理：高血压患者的情绪直接影响治疗与康复的效果。鼓励患者树立积极向上的生活态度、消除各种不良因素、选择适合个体的文娱活动、增加社交机会。针对不同情况制订个体化的心理调适与护理方案，如采取支持性心理护理、情绪治疗、松弛疗法和音乐疗法等。

(7) 预防心脑血管意外：嘱患者保持良好的心态，学会控制情绪，保持有规律的生活、充足的睡眠，避免受寒，避免剧烈运动、过度用力和强烈应激等，避免使血压突然升高的各种因素，以防心脑血管意外。

二、糖尿病患者的社区护理与管理

案例引导

刘某，男，50 岁，近 1 个月来明显多食、多尿伴体重下降就诊。身高 172 cm，体重 52 kg，尿糖(＋＋＋～＋＋＋＋)，空腹血糖 12.1 mmol/L，经过一个月规范饮食控制后，复查空腹血糖为 10.5 mmol/L，经主管医师诊断为 2 型糖尿病，治疗方案为饮食控制加磺脲类降糖药，收入居家护理中心。刘先生无糖尿病家族史，机关部门工作，平日喜欢甜食、动物性脂肪多的饮食，近日睡眠不规律、烦躁易怒，不爱运动，无烟酒嗜好，家庭关系融洽，经济状况和家庭支持系统良好。

思考：请根据上述情况，为刘先生制订一个适宜的居家护理计划。

糖尿病(diabetes mellitus)是一组由遗传和环境因素相互作用而引起的临床综合征。因胰岛素分泌绝对或相对不足以及靶细胞对胰岛素敏感性降低，引起糖、蛋白质、脂肪、水和电解质等一系列代谢紊乱，以血糖升高为主要标志，久病可造成多个系统损害。

(一) 流行情况

据 WHO 报道，全球糖尿病患者总量达到 2.4 亿人，年平均增长率为 10%。印度、中国、美国是世界糖尿病患者最多的三个国家。近十年，随着我国经济的快速发展，居民糖尿病患病率也处于急剧上升阶段，据调查，糖尿病患病率已达 3.21%，总量已达 3100 万人；还存在大量血糖升高但未达到糖尿病诊断标准者，预示着糖尿病流行的趋势还在继续发展，且发病年龄趋于年轻化。我国糖尿病患病率与居民生活水平高低紧密相关，东部沿海地区高于内地，城市高于乡镇；多为2型糖尿病；随年龄增加患病率增高。

（二）危险因素

糖尿病的病因目前尚未完全明了，总的来说，是遗传因素与环境因素共同参与其发病过程。目前普遍认为，糖尿病的发生主要与下列几个方面的因素有关。

1. 不可改变的危险因素 包括遗传因素、年龄、先天的子宫内营养环境不良等。

（1）遗传因素：国内外报道普遍认为糖尿病具有遗传倾向，表现为糖尿病有明显的家族聚集现象。有糖尿病家族史者的患病率比无糖尿病家族史者高，其中2型糖尿病的遗传倾向更为明显。

（2）年龄：由于身体各组织老化，功能下降，胰岛素分泌不足，加之运动、饮食、健康问题积累等，糖尿病的发病率随着年龄增长而逐渐增加。

（3）先天的子宫内营养环境不良：子宫内营养环境不良可致胎儿体重不足，而低体重儿在成年后肥胖则发生糖尿病及胰岛素抵抗的机会增加。

2. 可改变的危险因素 包括不良生活方式、生物源和化学因素等。

（1）不良生活方式：不合理饮食，包括高热量、高脂肪、高胆固醇、高蛋白、高糖、低纤维素食物，静坐生活方式，酗酒，心境不良等。

（2）生物源和化学因素：病毒感染，如1型糖尿病与柯萨奇B4病毒、腮腺炎病毒、风疹病毒、EB病毒有关。有专家指出，持续性病毒感染可引起自身免疫反应，T淋巴细胞亚群的改变与2型糖尿病自身免疫致病有关。化学毒物和某些药物可影响糖代谢并引起葡萄糖不耐受，对这类药物敏感者可导致糖尿病。

（三）临床特征

1. 临床分型 糖尿病主要分成四大类型，即1型糖尿病、2型糖尿病、其他特殊类型和妊娠糖尿病。临床上以1型与2型糖尿病多见。1型糖尿病多发生于幼年，临床特点为起病急、多尿、多饮、多食、体重减轻较明显，容易发生酮症酸中毒，必须依赖胰岛素治疗；2型糖尿病多见于40岁以上的中老年人，有家族发病倾向，肥胖是重要的诱因，一般起病缓慢。临床症状相对不明显或缺如，无酮症酸中毒倾向，但在一定诱因下可发生酮症酸中毒。

2. 诊断标准 根据糖尿病症状和空腹血糖情况可做出糖尿病的诊断。诊断标准为症状加随机血糖≥11.1 mmol/L或空腹血糖≥7.0 mmol/L或餐后2 h血糖≥11.1 mmol/L。症状不典型者需在另一天再次检测血糖。

3. 并发症 糖尿病对人们健康的影响主要在于其慢性并发症，其中血管病变所致的心、脑、肾等重要脏器的损害是糖尿病患者死亡的主要原因，下肢坏疽可造成残疾，糖尿病引起的视网膜病变和白内障可导致失明。

4. 治疗 糖尿病一般采用综合性治疗措施。

（四）糖尿病患者的社区管理与居家护理

1. 糖尿病患者的社区管理

（1）一级预防：其目的是纠正可控制的糖尿病危险因素，预防糖尿病的发生。通过宣传糖尿病知识，提高居民对其危害性的认识；提倡健康的生活方式，加强自我保健，有效降低危险因素；定期体检，一旦发现有糖耐量或空腹血糖异常，应及早实施干预，同时加强体检和筛查血糖，尽早发现糖尿病。

（2）二级预防：其目的是早发现无症状的糖尿病患者，确立血糖控制目标。为患者制订饮食计划、运动计划、血糖监测计划；教会患者如何检测血糖及尿糖；若患者存在可能导致并发症的危险因素，进行并发症筛查。

（3）三级预防：其目的是提高糖尿病患者的生活质量，减少糖尿病的致残率和死亡率。应督促患者定期进行肾功能、视网膜、周围神经等检查，以减少糖尿病肾病、糖尿病眼病、周围神经病变等慢性并发症的发生。

2. 糖尿病患者的社区管理内容 根据《国家基本公共卫生服务规范(2017 年版)》的要求，糖尿病患者的社区管理内容如下。

(1) 筛查：对工作中发现的 2 型糖尿病高危人群进行有针对性的健康教育，建议其每年至少测量 1 次空腹血糖，并接受医务人员的健康指导。

(2) 随访评估：对确诊的 2 型糖尿病患者，每年提供 4 次免费空腹血糖检测，至少进行 4 次面对面随访。

①测量空腹血糖和血压，并评估是否存在危急情况，如出现血糖≥16.7 mmol/L 或血糖≤3.9 mmol/L；收缩压≥180 mmHg 和(或)舒张压≥110 mmHg；意识或行为改变、呼气有烂苹果样丙酮味、心悸、出汗、食欲减退、恶心、呕吐、多饮、多尿、腹痛、有深大呼吸、皮肤潮红；持续性心动过速(心率超过 100 次/分)；体温超过 39 ℃或有其他的突发异常情况，如视力突然骤降、妊娠期及哺乳期血糖高于正常值等危险情况之一，或存在不能处理的其他疾病时，须在处理后紧急转诊。对于紧急转诊者，乡镇卫生院、村卫生室、社区卫生服务中心(站)应在 2 周内主动随访转诊情况。

②若不需紧急转诊，询问上次随访到此次随访期间的症状。

③测量体重，计算体质指数(BMI)，检查足背动脉搏动。

④询问患者疾病情况和生活方式，包括心脑血管疾病、吸烟、饮酒、运动、主食摄入情况等。

⑤了解患者服药情况。

(3) 分类干预：

①对血糖控制满意(空腹血糖值<7.0 mmol/L)，无药物不良反应、无新发并发症或原有并发症无加重的患者，预约下一次随访。

②对第一次出现空腹血糖控制不满意(空腹血糖值≥7.0 mmol/L)或药物不良反应的患者，结合其服药依从情况进行指导，必要时增加现有药物剂量、更换或增加不同种类的降糖药物，2 周时随访。

③对连续两次出现空腹血糖控制不满意或药物不良反应难以控制以及出现新的并发症或原有并发症加重的患者，建议其转诊到上级医院，2 周内主动随访转诊情况。

④对所有的患者进行针对性的健康教育，与患者一起制订生活方式改进目标并在下一次随访时评估进展，告诉患者出现哪些异常时应立即就诊。

(4) 健康体检：对确诊的 2 型糖尿病患者，每年进行 1 次较全面的健康体检，体检可与随访相结合。内容包括体温、脉搏、呼吸、血压、空腹血糖、身高、体重、腰围、皮肤、浅表淋巴结、心脏、肺部、腹部等常规体格检查，并对口腔、视力、听力和运动功能等进行判断。

3. 糖尿病患者的居家护理 社区护士应运用健康教育的技巧，使患者明确血糖控制的目标，积极开展运动、饮食治疗，按医嘱进行药物治疗，控制血糖于理想状态，预防各类并发症。

(1) 饮食疗法：目标是控制血糖、维持理想体重，最大限度减少或延缓各种并发症的发生。饮食疗法是糖尿病最基本的治疗方法，应向患者介绍其目的、意义、原则及具体措施，以取得患者的配合。

①糖尿病膳食原则：摄取适量的热量、营养均衡、正确而规律地进食。具体要求：适当的碳水化合物、适量蛋白质(优质蛋白)、低脂肪、低胆固醇；充足的无机盐、维生素和高膳食纤维；少量多餐(每日不少于 3 餐)，定时定量；正确使用食品交换份，平衡膳食，烹调以清淡为主，保证营养需要。多饮水，忌烟酒。

②计算方法：标准体重(kg)＝身高(cm)－105。

每日总热量＝标准体重(kg)×每千克体重每日需要的热量(kcal/kg)，见表 6-1。

表 6-1 糖尿病患者每千克体重每日热能摄入量 单位：kcal/kg

指标	体重		
	消瘦	正常	肥胖
重体力劳动(如搬运工)	45～50	40	35

续表

指标	体重		
	消瘦	正常	肥胖
中体力劳动（如电工安装）	40	35	30
轻体力劳动（如坐着工作）	35	30	20～25
休息状态（如卧床）	25～30	20～25	15～20

食品交换份的换算：能够产生 90 kcal 热量的食物为一个食品“份”，即每日总热量/90 kcal=需要的食品“份”。护士根据上述的饮食原则和患者每日所需膳食总热量，指导其根据自己的口味和饮食习惯进行食物搭配，选择适合自己一天的食谱。

除上述介绍的“食品交换份”系统外，目前国家采用一种新的糖尿病饮食控制方法——碳水化合物计数法，可以更方便、灵活地在不同种类食物中进行选择、交换，而不必每天吃同样的食物，见表 6-2 至表 6-8。

③注意事项：要结合患者平时的饮食量、心理特点、日常活动量等进行计算；在热量相等的情况下患者可以使用食品交换表，在保证营养素均衡的同时，要注意患者的生活质量；充分考虑患者的饮食习惯、经济条件和市场条件，尽量让患者与家属一起进餐；当胰岛素用量较大时，两餐间或晚睡前应加餐，以防低血糖的发生；注意观察进餐与血糖、尿糖变化的规律，保证血糖、血脂、体重尽量接近正常水平，以减少和避免并发症的发生。

表 6-2　谷薯类食物交换表

食品名称	重量/g	食品名称	重量/g
大米、小米、糯米	25	燕麦片	25
高粱、玉米粉	25	苏打饼干	25
面粉、米粉、玉米面	25	烧饼、烙饼、馒头	35
各种挂面	25	咸面包、窝头	35
通心粉	25	马铃薯	100
绿豆、红豆、干豌豆	25	湿粉皮	150
干莲子	25	鲜玉米(带棒心)	200

注：每交换份谷薯类食物供蛋白质约 2 g，碳水化合物约 20 g，热量 90 kcal。

表 6-3　蔬菜类食物交换表

食品名称	重量/g	食品名称	重量/g
大白菜、圆白菜、菠菜、油菜	500	白萝卜、青椒、茭白、冬笋	400
韭菜、圆蒿	500	倭瓜、南瓜、菜花	350
芹菜、苤蓝、莴笋、油菜薹	500	鲜豇豆、扁豆、洋葱、蒜苗	250
西葫芦、西红柿、冬瓜、苦瓜	500	胡萝卜	200
黄瓜、茄子、丝瓜	500	山药、荸荠、藕、凉薯	150
芥蓝菜、瓢儿菜、干豌豆	500	蘑菇、百合、芋头	100
蕹菜、苋菜、龙须菜	500	毛豆、鲜豌豆	70
绿豆芽、鲜蘑菇、水浸海带	500		

注：每交换份蔬菜类食物供蛋白质约 5 g，碳水化合物约 17 g，热量 90 kcal。

表 6-4　肉蛋类食物交换表

食品名称	重量/g	食品名称	重量/g
熟火腿、香肠	20	鸡蛋粉	15
瘦猪肉	25	鸡蛋(带壳)	60
熟叉烧肉(无糖)、午餐肉	35	鸭蛋、松花蛋(带壳)	60
熟酱牛肉、熟酱鸭、大肉肠	35	鹌鹑蛋(6个带壳)	60
瘦肉(猪、羊、牛)	50	鸡蛋清	150
带骨排骨	50	带鱼	80
鸭肉	50	草鱼、鲤鱼、甲鱼、比目鱼	80
鹅肉	50	大黄鱼、鳝鱼、黑鲢、鲫鱼	80
兔肉	100	对虾、青虾、鲜贝	80
蟹肉、水浸鱿鱼	100	水浸海参	350

注：每交换份肉蛋类食物供蛋白质约 9 g，脂肪约 6 g，热量 90 kcal。

表 6-5　大豆类食物交换表

食品名称	重量/g	食品名称	重量/g
腐竹	20	北豆腐	100
大豆(黄豆)	25	南豆腐(嫩豆腐)	150
大豆粉	25	豆浆(黄豆重量 1 份加水 8 份磨浆)	400
豆腐丝、豆腐干	50		

注：每交换份大豆类食物供蛋白质约 9 g，脂肪约 4 g，碳水化合物约 4 g，热量 90 kcal。

表 6-6　奶类食物交换表

食品名称	重量/g	食品名称	重量/g
奶粉	20	牛奶	160
脱脂奶粉	25	羊奶	160
奶酪	25	无糖酸奶	130

注：每交换份奶类食物供蛋白质约 5 g，脂肪约 5 g，碳水化合物约 6 g，热量 90 kcal。

表 6-7　水果类食物交换表

食品名称	重量/g	食品名称	重量/g
柿子、香蕉、鲜荔枝(带皮)	150	李子、杏(带皮)	200
梨、桃、苹果(带皮)	200	葡萄(带皮)	200
橘子、橙子、柚子(带皮)	200	草莓	300
猕猴桃(带皮)	200	西瓜	500

注：每交换份水果类食物供蛋白质约 1 g，碳水化合物约 21 g，热量 90 kcal。

表 6-8　油脂类食物交换表

食品名称	重量/g	食品名称	重量/g
花生油、香油(1 汤匙)	10	猪油	10
玉米油、菜籽油(1 汤匙)	10	牛油	10
豆油	10	羊油	10

Note

续表

食品名称	重量/g	食品名称	重量/g
红花油(1 汤匙)	10	黄油	10
核桃、杏仁	25	葵花子(带壳)	25
花生米	25	西瓜子(带壳)	40

注：每交换份油脂类食物供脂肪约 10 g，热量 90 kcal。

(2) 运动疗法：主要适用于 2 型胰岛素依赖型且无并发症、病情稳定的肥胖或超重者，以及血糖控制良好、无酮症酸中毒的患者。运动处方应根据患者的工作、生活习惯、个体差异及病情而定。

①运动目的：运动是糖尿病治疗的重要手段，可达到控制血糖和减少降糖药使用的作用，同时也可降低体重、改善代谢和减少心血管并发症的发生。经常参加运动的患者还可以防止骨质疏松、提高生存质量。

②运动方法：以规律、有序、有度的有氧运动为宜，低至中等强度的有氧运动最适用于糖尿病患者，如步行、慢跑、登楼、游泳、划船、有氧体操及球类活动，也可利用活动平板、功能自行车等器械进行，运动方式因人而异。运动频率每周 3～5 次，每次 15～30 min。患者应学会自己测脉搏，检测心率以确定运动量，还应掌握计算自己的目标心率，即靶心率(运动中能获得较好运动效果并能确保安全的心率)的方法，靶心率 =170－年龄(岁)或(70%～80%)×最大心率。如果运动中的心率接近靶心率，则运动强度适度；若明显快于靶心率，应减少运动强度，反之应增加。判断运动量是否适度，还应根据患者运动后的反应：适量，运动后精力充沛，睡眠改善，不易疲劳，心率常在运动后 10 min 内恢复至安静时的心率；过大，运动后感到精神不振，疲乏无力，心率增快，需调整运动量；若运动后无任何感觉，心率无改变亦无微汗，说明运动量过小，亦需调整方案。运动应循序渐进，持之以恒，在确保安全的前提下进行，不宜参加比赛和剧烈运动。

③注意事项：运动时间相对固定，运动前后应测血糖；穿舒适的鞋袜，运动前做好准备；运动中出现胸痛、胸闷症状，应立即停止运动，原地休息，含服硝酸甘油，若不缓解应立即就医；最好与他人一起运动，发生意外时可得到及时救助；若发生低血糖应立即停止运动，口服含糖饮料或食品，若不能缓解应立即就医；病情控制不佳、有急性并发症或慢性并发症在进展期的患者不宜参加运动；运动时应随身携带糖尿病急救卡(注明姓名、地址、电话号码)、饼干或糖果，并随时补充水分；胰岛素注射部位以腹壁脐旁为宜，尽量避开运动肌群，以免加快该处胰岛素的吸收，诱发低血糖。

(3) 指导正确用药：糖尿病是终身性疾病，需长期坚持药物治疗，患者应严格按医嘱正确服药，了解常用药物的作用和副作用，不要擅自停药或加药。

常用药物使用方法：①磺脲类降糖药：常用有达美康、糖适平等，应餐前半小时服药。②双胍类：常用盐酸二甲双胍，应餐后服药。③α-葡萄糖苷酶抑制剂：常用拜糖平，应在进食第一口饭时服用。④胰岛素增敏剂：常用文迪雅，一般早餐前空腹服药。⑤胰岛素：可分为短效、中效和长效。教会患者注射胰岛素，包括如何计算单位、选择注射部位(上臂内外侧、腹部、大腿外侧)、如何保存胰岛素(2～8 ℃冷藏室内)、选择注射时间(餐前 30 min)、如何使用胰岛素笔以及注射时注意事项(剂量准确、注射后 30 min 内要进食)等。

(4) 自我检查指导：教会患者自我观察和记录病情的方法，包括每天饮食、精神状态、体力活动、胰岛素注射及血糖、尿糖、尿酮的检查结果等；指导患者掌握有关血糖及尿糖检测的具体要求。教会患者自我检测血糖、尿糖的方法，提供患者正确用药的技巧，告知血糖异常的表现及其相关处理方法。

(5) 并发症的预防：糖尿病常见的并发症有以下两种。

①低血糖：轻度低血糖时可出现心慌、手抖、饥饿、出汗等表现。严重时可昏迷，甚至死亡。预防低血糖应注意：药物治疗逐渐加量，谨慎进行调整；定时定量进食；在体力活动前吃一些碳水化合物食物；不要过多饮酒。若患者出现上述低血糖症状，应立即口服含糖饮料，如橙汁、糖水、可乐等，或吃一些糖果、点心。意识不清的患者应立即送医院抢救。

Note

②糖尿病足：糖尿病足是中晚期糖尿病患者的常见并发症，也是糖尿病致残的主要原因之一，其特

点为下肢疼痛、皮肤溃疡、间歇性跛行和足部坏疽。早期腿部发凉，足部疼痛和间歇性跛行常不被重视，晚期则下肢皮肤发黑、继发感染、局部溃疡不愈合，严重者导致糖尿病性肢端坏疽。糖尿病足自我护理的重点是防治“高危足”，即糖尿病史在 5 年以上，并有上述症状者应提高警惕。

糖尿病足的预防和护理措施如下：保护高危足：穿合体鞋（不穿高跟鞋），鞋袜要舒适透气，冬季注意足部保暖，正确修剪脚趾甲；经常检查足部有无外伤与破损，处理伤口方法：小伤口应先用消毒剂（如乙醇）彻底清洁后用无菌纱布覆盖，若伤口在 2～3 天仍未愈合应尽早就医，避免使用碘酒等强烈刺激性的消毒剂和紫药水等深色消毒剂，不用刀削足部鸡眼，不使用鸡眼膏等腐蚀性药物，以免发生皮肤溃疡。

（6）心理康复护理：糖尿病是一种慢性疾病，病程较长，患者易出现各种心理障碍，而不良的心理行为可导致血糖的升高，对病情的控制不利。因此，要重视糖尿病患者的心理干预，采取有效的心理疏导措施，减少各种不良刺激。通过有目的地与患者进行交谈，消除不良心理因素，保持情绪稳定，使患者掌握转移、宣泄、逃避与控制、自我安慰等心理调适方法。

（7）健康教育：糖尿病的健康教育是整体康复护理的一个重要组成部分，应根据患者的具体情况制订糖尿病健康教育计划，通过举办专题讲座或看专题录像，发放宣传资料，召开联谊会，设立糖尿病护理专题门诊或电话随访等，提高患者对糖尿病的认识，了解持久高血糖的危害性以及有效控制的重要性，加强自我监护，主动配合治疗。

第四节　社区临终关怀

案例引导

许老太被诊断为癌症晚期，可能只有 3 个月的生命了，她的家人尊重老人的决定，将许老太安排到了临终关怀病房。许老太目前还有很多事情放心不下：老伴一个人以后日子怎么办？孙子还那么小，谁来带他？儿子媳妇那么忙家里事情怎么办？每当想起这些，老人就在病床上唉声叹气，愁眉不展。许老太的家人面对老人即将离世伤心欲绝，无法接受这个事实；同时，由于长期照顾老人压力繁重、心力交瘁。

思考：（1）请叙述临终患者的心理反应有哪几个阶段？

（2）社区护士如何为临终患者进行护理？

一、概述

（一）概念

关于临终的时间范围的界定，各个国家有不同的标准，国外多将临终界定在预期生存时间不超过 6 个月。我国多数学者界定临终预期生存期不超过 2～3 个月。但总的来说，临终是指身体日趋恶化，特别是体力、食欲和知觉出现恶化，临近死亡的阶段。

临终关怀是指通过控制症状，给患者提供生理、心理、社会的全面照顾，提高患者的生活质量，在有限的生存期间内保持其舒适和尊严，并帮助他们平静地接受死亡。临终关怀是姑息护理的一部分，也称为终末期护理，它包含了一种护理理念，也是一种护理方法，为无法治愈的患者提供了科学系统的护理方法。

临终关怀的内容涉及对患者生理、心理、社会等方面的全面照顾，并对患者及家属进行死亡教育，帮助患者平静地接受和面对死亡，帮助家属顺利度过悲伤期。护士在这一过程中将承担多种角色。从事临终关怀，不但需要熟悉临终关怀的理念，还应在症状评估和控制、咨询、照顾、沟通、决策等方面不断学习新的知识和技能。同时，从事临终关怀的护士会经常面对临终或濒死患者，面对需要抚慰的悲伤家属，常常会感到压力，学习临终关怀的知识和技能，有助于提高护士面对困境的应对能力，增强在工作中的自信，减轻工作压力。

（二）临终关怀的目标与原则

1. 目标 临终关怀的目标是缓解疼痛和其他痛苦症状；肯定生命并将死亡视为生命的一部分；既不加速也不延缓死亡；提供生理、心理、社会的全面照顾，支持患者积极、安详地度过生命的最后一刻；帮助家属度过悲伤期。

2. 原则 临终关怀的原则主要体现在四个方面。

(1) 在护理过程中以患者和家属为单位，并强调患者和家属的参与。

(2) 强调对患者的全方位的整体照顾，终末期患者经常存在生理、心理、精神等多方面的问题，因此多学科协作共同解决问题是临终关怀工作中特别强调的。

(3) 有效地控制症状是临终关怀的首要工作。

(4) 临终关怀小组成员应连续评估患者和家属的需求并提供帮助。

（三）临终关怀的常见模式

1. 居家照护模式 终末期患者住在家里，由家属提供基本的生活照顾，由医疗机构定期巡诊，提供帮助。社区卫生服务机构的医护人员承担定期访视的工作，访视小组的构成形式有两种：一种由全科医师、社区护士及志愿者组成；另一种由经过专科知识培训和认证的护士组成。医护人员有明确的岗位职责、医患双方需履行约定的规范及收费标准。工作内容主要包括注射药物、伤口换药、疼痛控制、生活护理、心理支持等。居家照护模式满足了一部分患者希望最后的时间能和家人在一起的愿望，而且费用低，又能够缓解医院床位紧张的状况。但是照顾者的负担较重，压力大，对一些症状的处理不熟练，他们需要更多的帮助。

2. 住院机构模式 如临终关怀院、临终关怀病区、护理之家等。由医院的专科医师、护士、咨询师、志愿者等多学科工作人员提供照顾。专门的临终关怀机构有其优势，首先由专科医师和护士负责症状控制更有效。其次，不必要的治疗和检查能及时停止，节约了医疗费用。另外，多学科协作能够兼顾对患者及家属的全面照顾和支持。

二、临终患者的健康需求

（一）临终患者的心理反应

美国精神医学专家库伯勒·罗斯指出，临终患者的心理变化通常要经过以下五个阶段。

1. 否认期 患者获知自己的诊断和病情，最初的反应是否认和不相信。这种反应是人的一种心理防御机制，医护人员应给予充分的理解，不要强迫患者立即接受，而是应为患者提供一些时间和空间，让他们逐渐接受这一事实。

2. 愤怒期 当患者的诊断已经明确，必须面对时，他们会感到无助和绝望，从而表现出难以控制的焦虑、烦躁，并怨恨自己的命运和对周围的人发怒。患者这时正处于一种高度应激状态.，医护人员及家属应给予理解和关怀，鼓励患者多与家属和朋友沟通。

3. 协议期 患者意识到并且可以面对自己目前的状况，但是仍想尽办法希望通过努力挽回，希望目前的状况可能改变。因此愿意配合医护人员的治疗和护理，并提出一些要求。

4. 抑郁期 患者“讨价还价”没有结果，状况不能改善，感到焦虑、不安和悲哀，情绪低落。这时，医护人员应给患者表达自己情感和顾虑的机会，耐心给予解释，并帮助他们实现可能实现的愿望。

5. 接受期 患者能够平静地对待自己的疾病阶段或临近的死亡。这时，医护人员应为患者提供安静的环境，允许家人陪伴，鼓励他们表达对患者的爱和关怀。

患者对待诊断和死亡的心理反应个体差异较大，常常受到年龄、性格、教育程度、信仰以及个人经历的影响。这五个阶段也不一定按照顺序发展，有时交错，有时重叠。护理中应注意评估患者的心理反应，多与其交流，及时给予心理疏导和支持。

Note

（二）临终患者的健康需求

1. 有效控制疼痛 据世界卫生组织统计，在全世界每年新发生的700万癌症患者中，30%～50%伴有与癌症相关的不同程度的疼痛。疼痛本身及其伴随而来的恐惧感，使患者身心备受煎熬，严重影响其生活质量。几乎所有临终患者宁愿接受旨在让他们感觉舒服的护理，而不愿再接受治疗。医护人员应把缓解临终患者的疼痛作为临终关怀的护理目标，注意收集资料，保证患者服药方法的正确，及时评估疼痛缓解情况。

2. 保持安全舒适 安全是患者的根本需要，让患者安心，家属放心，就要求医护人员有良好的职业道德、高度责任感、同情心及良好的医疗护理操作技术，多关心体贴患者，生活上多照顾，加强护患交流，加强基础护理。

3. 满足求知心理 希望知晓真实病情是患者的权利。对身患绝症者，需采取因人而异、因人施护的原则。对能承受者在告知病情时注意谈话技巧，用语委婉，使其面对现实；对无法承受者，协同家属做好保护性措施。

4. 加强精神支持 晚期患者怀有强烈的求生欲望，期望得到有效救治。此时护理人员应及时给予鼓励支持，增强患者战胜疾病的信心和毅力，解决心理痛苦。

5. 死亡准备教育 个体对死亡的态度受年龄、家庭环境、所接受教育程度、人生经历、宗教信仰和社会背景等的影响，害怕死亡，不愿接受疾病的事实必然给患者造成极大的精神压力。这就要求护理人员首先能正确对待死亡；加强对生死观的认识，培养自控能力，才能帮助患者从死亡恐惧与不安中解脱出来。当死亡不能避免时泰然处之，有足够的时间和精力处理未尽心愿。

三、临终患者的常见症状及护理

社区护士是患者的直接照顾者，掌握临终患者常见的症状及护理策略，对保持临终患者的尊严和舒适至关重要。终末期患者最常见的症状有疼痛、恶心、呕吐、躁动和气促，其他症状还有厌食、疲乏、呼吸困难、便秘、腹泻、尿失禁/潴留、发热、压疮、谵妄、失眠、抑郁等。

（一）疼痛

1. 疼痛评估 由于疼痛是一种主观感觉，因此评估疼痛强度应该以患者的主诉为依据，并如实记录，不能依赖主观判断或者怀疑患者报告疼痛的程度和真实性。另外，由于个人的应对方式不同，他们表现出来的行为和表情也会存在较大的差异。因此不能根据患者的行为表情的改变来判断疼痛强度。目前常用的疼痛强度评估工具有“0～10”数字疼痛强度评估量表（NRS）、目测模拟疼痛评估量表（VAS）、疼痛影响面容量表、主诉疼痛程度分级法（VRS）。评估的内容包括如下几点：①疼痛的一般情况：包括疼痛部位、疼痛强度、疼痛性质、疼痛持续时间、使疼痛加重和缓解的因素以及目前的治疗情况。②疼痛对患者功能活动的影响：未缓解的癌症疼痛是长期持久的体验，直接影响到患者日常的功能活动能力。③疼痛对患者心理情绪的影响：慢性复杂的疼痛通常会使患者产生焦虑、沮丧、烦躁、内疚、绝望甚至自杀的念头，这些情绪改变又会加重患者对疼痛的感知和体验。④患者对疼痛治疗的态度和治疗依从性：在癌症疼痛控制中，患者愿不愿意向医护人员报告疼痛及是否遵医嘱按时服用止痛药是疼痛能否得到有效缓解的关键环节之一。⑤社会家庭支持系统在疼痛控制中的作用：家属在癌症患者的疼痛治疗中起着重要作用，如提醒患者按时服药，记录患者的疼痛变化和缓解情况，预防和处理止痛药物的不良反应，实施非药物治疗措施，提供情感支持等，特别是疾病晚期患者在家治疗期间。另外，家属对止痛药物的顾虑在一定程度上也会影响患者的态度和行为。因此，护士应评估患者家属对疼痛治疗的知识、态度及在治疗中的作用，通过疼痛教育消除他们对患者的负面影响，充分发挥其在疼痛控制中的积极作用，共同促进护理目标的实现。

2. 药物治疗原则及方法 WHO于1990年设计了一套简单有效、公认的、可合理安排的癌症疼痛治疗方案，即三阶梯治疗方案。目前已成为在国际上被广为接受的癌症疼痛的药物治疗方法。该方案提出根据患者疼痛轻、中、重不同程度分别选择第一、第二及第三阶梯止痛药物。第一阶梯止痛药物是以阿司匹林为代表的非阿片类药物；第二阶梯止痛药物是以可待因为代表的弱阿片类药物；第三阶梯止

Note

痛药物是以吗啡为代表的强阿片类药物。非阿片类药物可以增强阿片类药物的止痛效果;针对疼痛不同性质均可以加辅助用药。

WHO 推荐了止痛药物应用的 5 个要点:口服、按时、按阶梯、个体化、注意细节。口服给药方便、经济,既可免除创伤性给药的不适,又能增加患者的独立性。按时给药即按照规定的间隔时间给药,这样可以使止痛药物在体内保持稳定的血药浓度,保证疼痛得到持续缓解。按阶梯给药,即遵循三阶梯止痛原则,根据疼痛强度选择不同阶梯的止痛药物。个体化给药指个体对麻醉性止痛药物的敏感度差异较大,所以阿片类药物没有标准用量,凡是能够使疼痛得到有效缓解的剂量就是正确剂量,可根据患者的具体情况进行调整。注意细节指对用止痛药物的患者要密切观察药物不良反应和程度,如便秘、恶心、镇静等。

3. 非药物疗法 常用的有创伤性非药物疗法、物理疗法和社会心理干预。创伤性非药物疗法包括姑息手术方法、麻醉方法、神经外科方法等。需强调的是外科治疗应在症状出现之前进行,才能起到最佳姑息止痛作用。物理疗法包括皮肤刺激、锻炼、固定术,经皮电神经刺激(TENS)及针灸疗法等。皮肤刺激包括冷、热、湿敷、按摩等。锻炼对于慢性疼痛患者很重要,可以增强肌肉力量,活动强直的关节,在患者功能减退和活动受限制期间保持肌肉和关节的功能,并帮助恢复身体的协调与平衡,增加患者的舒适感,但是应注意,锻炼要适度。另外,当患者因肿瘤侵犯可能发生病理性骨折的情况下,应避免做任何负重锻炼。改变体位是预防和缓解疼痛的常用方法,合适的体位因人而异,因病而异。社会心理干预:采用认知和行为技术帮助患者得到疼痛被控制的感觉。转移或分散注意力、放松和臆想是最常用并且容易操作的方法。

(二)恶心、呕吐

1. 常见原因和治疗 晚期患者的恶心呕吐通常由多个因素引起。较常见的是药物,如阿片类药物引起胃肠动力减弱导致患者出现厌食、饱腹感和慢性恶心。便秘也是引起终末期患者恶心、呕吐较常见的原因。其他引起临终患者慢性恶心的原因还有颅内压升高、代谢异常,如高钙血症、低钠血症、尿毒症、脱水等。另外恶性肠梗阻、胃十二指肠溃疡,口腔、咽和食管炎症也会引起慢性恶心、呕吐。治疗重点在于找到病因,识别引起恶心、呕吐的可能原因,再控制症状。

2. 护理 ①评估患者恶心、呕吐的程度,记录呕吐次数、呕吐物的性质、颜色和量;②了解引起晚期癌症患者恶心、呕吐的常见原因,协助医师明确病因,正确执行治疗相关的护理措施;③对使用阿片类药物止痛的患者,指导其正确服用缓泻剂,以预防药物引起的便秘;④肠梗阻患者通常恶心、呕吐症状严重,护士应评估患者的排气、排便情况,评估梗阻是否可逆,是部分梗阻还是完全梗阻;⑤留置鼻胃管患者,做好鼻腔、口腔护理,定时冲洗鼻胃管,保证引流通畅,观察并记录每日引流液的颜色、性状和量;⑥呕吐严重的患者不应再经口给任何液体和药物,可改用其他途径给药;⑦严重呕吐可导致电解质失衡和脱水,护士应了解相应的临床表现和体征,注意血压、脉搏及体重变化,记录每日液体出入量,准确记录液体丢失,监测血电解质变化情况,以及时调整补液的速度和量;⑧终末期患者卧床,虚弱,应嘱其头偏一侧,以免呕吐时发生吸入性肺炎,观察患者有无呼吸频率加快、心动过速、发热、咳嗽、痰多等症状和体征,如有发生,能够做到及时发现,及时通知医师治疗。

(三)躁动

1. 常见原因和治疗 终末期患者的躁动可以有许多原因,包括疼痛、尿潴留、便秘、恶心、易激动、焦虑和恐惧、代谢紊乱及药物不良反应等。还有乙醇或安定类药物撤药引起的躁动也应考虑,这些都是可逆转的问题,因此,明确引起躁动的原因,针对病因治疗可以迅速减轻症状。如:确定疼痛引起的躁动可及时控制疼痛;尿潴留可导尿,便秘可通便治疗;代谢紊乱可及时纠正,缺氧状态及时给氧,感染可给抗感染治疗。在一些脑肿瘤或肿瘤颅内转移合并脑水肿的患者在终末期,可以引发突发和严重的头痛以及躁动,可给皮质类固醇激素治疗。虽然很多因素可引起患者躁动,但是仍有超过 50% 的病例不能明确原因。苯二氮䓬类药物如地西泮和抗精神病药氟哌啶醇常用于治疗躁动。如果患者当前意识模糊,处于易激惹状态,非常痛苦,可 PRN 给咪达唑仑(2~10 mg)皮下注射,每 4 小时给药 1 次,如果需要 2 次或 2 次以上 PRN 给药,则考虑使用患者自控注射泵。

2. 护理 ①护士了解引起终末期患者躁动的常见原因，全面评估相关症状和体征，评估有无疼痛、尿潴留、便秘、缺氧、代谢紊乱等，协助医师明确病因，及时处理；②做好治疗相关的护理，正确实施采取非药物措施，并及时评价效果；③允许专人陪护，病床加床档，提供安静、安全的治疗环境，尽量减少有创操作；④护理人员相对固定，保证护理行为的连续性，给患者以安全感；⑤评估患者的意识状况及焦虑或情绪障碍的程度，确定有无相关因素的影响，允许亲属陪伴，及时给予心理咨询和干预，必要时请多学科专家会诊。

（四）呼吸道分泌物

1. 常见原因和治疗 患者到了终末期经常不能自主清除呼吸道分泌物，这种情况发生在92%以上的终末期患者中。呼吸道分泌物不能清除可导致呼吸困难。呼吸困难是一种主观症状，表现为气促和焦虑，很多因素影响其程度和感受。当患者进入终末期，也不可能明确所有原因，治疗的目标在于减慢呼吸频率和焦虑程度。常用方法有改变体位和药物治疗，必要时需要吸痰，吸痰给患者带来不适，操作前可使用镇静剂。常用药物包括阿片类药物、苯二氮䓬类药物和氧疗。当患者意识丧失时可考虑停止用药。

2. 护理 ①评估患者的意识和自主清除呼吸道分泌物的能力，意识清楚的患者可协助其采取合适的体位，教会患者正确咳嗽自主清理呼吸道的方法；②正确给药，尽量减少口服给药，可皮下注射或直肠给药，并及时评价效果；③吸痰操作要轻柔，间歇给氧，监测血氧饱和度；④评估患者的焦虑程度，提供非药物护理措施，如指导意向、抚触、放松技术等。呼吸凉空气有时也可以减轻气促症状。

（五）排尿异常

1. 常见原因和治疗 超过50%的患者在生命最后48 h出现排尿形态紊乱的问题，主要表现为尿潴留和尿失禁。当终末期患者表现为躁动时，应考虑到有无尿潴留。便秘也是引起尿潴留的原因之一，这种情况下，解除便秘就可以解除尿潴留。下腹部肿瘤侵犯膀胱引起排尿困难也应考虑到。插尿管导尿是最快的对症治疗方法。如果患者处于濒死阶段则不再考虑拔除尿管。常见引起尿失禁的原因有神经调节紊乱、肿瘤压迫膀胱、泌尿系感染或肿瘤使膀胱处于易激惹状态。

2. 护理 ①评估患者的症状和体征，及时发现尿潴留。②了解引起尿潴留的相关因素，协助医师明确原因，及时处理。③留置导尿的护理：导尿操作严格执行无菌原则；尿管和引流袋固定良好，避免打折或脱出；常规每日更换引流袋（防反流尿袋可一周更换一次）；引流袋放置低于患者会阴部，防止尿液反流；做好会阴部清洁；观察尿液颜色、性状，记录每日尿量。④尿失禁患者的护理：可给患者使用舒适的纸尿裤、一次性尿垫，并及时更换，保持床单位清洁干燥，保持患者舒适。留置尿管可以保证患者床单位的干燥，但是对终末期患者，如果患者感觉该操作会带来更大痛苦，则不考虑。

（六）便秘

1. 常见原因和治疗 导致晚期癌症患者便秘的主要因素有肿瘤本身及止痛药物的不良反应，其他因素包括活动减少、液体摄入减少、食物纤维摄入减少或器官衰竭。焦虑和抑郁状态也可能引起或加重便秘。患者过去的排便形态、饮食变化、药物连同身体检查都能确定便秘的可能原因。身体检查应包括腹部张力、有无排气、有无肠痉挛或直肠胀满。便秘通常还会导致患者烦躁不安。便潜血检查可帮助确定有无肿瘤肠腔浸润。粪便嵌塞在晚期癌症患者较常见，可以出现与便秘相似的症状，也可能无消化道症状，肛门指诊有助于鉴别诊断。直肠泻剂作用快，作用范围局限，对快速解除终末期患者的便秘有效。对肿瘤压迫引起截瘫的患者可使用直肠栓剂常规协助排便，但是应慎用于有血小板减少、白血病或肿瘤本身及治疗引起的黏膜炎的患者。粪便嵌塞的治疗主要是水化和软化大便，灌肠是一种治疗方法，但是注意粪便残渣嵌塞可激惹肠壁，灌肠过度可能出现穿孔，矿物油和橄榄油可帮助松解大便。任何刺激肠道引起肠痉挛的缓泻剂禁止使用治疗粪便嵌塞，以避免再损伤肠壁。

2. 护理 ①注意连续评估患者的排便情况，在患者出现排便次数改变或排便困难时及时给予处理，不要等到患者症状加重或出现体征时再去处理；②评估内容包括患者以往正常的排便习惯，最后一次排便时间、颜色及量，有无排气、有无出血、有无排便困难，有无腹部不适、痉挛、恶心、呕吐、气体过多、

Note

直肠胀满，是否使用缓泻剂，饮食形态，液体摄入量，服用哪些药物等；③服用阿片类药物的患者指导其按时服用缓泻剂预防便秘；④在患者排便前 1.5 h 提供温热水，轻柔按摩腹部，在排便时间提供安静和隐秘的环境，为卧床患者提供床旁便盆；⑤直肠灌肠和结肠灌洗应正确操作。

（七）压疮

大部分患者在终末期会出现恶病质，极度疲劳、长期卧床、被动体位增加了皮肤压疮的危险。特别是大小便失禁、腹泻、大肠癌、膀胱癌等患者更容易出现皮肤压疮。因此，评估患者出现压疮的危险因素和危险系数很重要。目前常用的评估工具有 Norton 评分表和 Braden 评分表。对于有高危压疮危险的患者，护理方面应及早采取预防措施，定时翻身是预防的关键，协助患者变换合适的体位，建立翻身卡或翻身记录督促连续执行；在骶尾部、骨隆突处及其他受压部位使用减压用品，如海绵垫、小枕头、小棉垫、气团或软垫，以减轻压迫。长期卧床无多发骨破坏的患者可使用气垫床，以减轻身体受压程度，改善局部血液循环，有效预防压疮。目前临床应用的多种敷料对于早期预防压疮和促进压疮的愈合起了很大作用。另外，保持皮肤的清洁干燥及改善患者的营养状态对于预防压疮也非常重要。

四、沟通与死亡教育

沟通是临终关怀中的重要内容。临终患者随着病情恶化会出现复杂的心理情绪的变化，只有掌握一定的沟通技巧和死亡的相关知识，才能够与患者进行有效沟通，真正帮助他们面对困境和死亡。

（一）告诉临终患者实情

“该不该告诉临终患者实情”是从事临终关怀工作的医护人员经常要面对的问题。许多医护人员都认为这是非常难处理的事情。大多数人采取了对患者提出的问题避重就轻或只将实情告诉家属，而不告诉患者本人。国外有研究者将原因分为以下几方面：①害怕被患者家属责备；②害怕患者本身并不想知道实情并担心你会告诉他；③害怕患者知情后情绪激动或采取极端行动；④害怕患者失去生活的信心；⑤害怕在告知患者实情时流露出自己的悲观情绪；⑥害怕不知道如何回答患者的问题以及个人对疾病和死亡的恐惧。在中国的文化背景下，大多数人自主的观念并不深，家庭其他成员往往自以为为“保护”患者才不让医护人员告诉患者实情。医护人员既要尊重患者的自主权，又要尊重家属的自主权，这就形成了矛盾，而且给临床工作带来了很多不便。患者经常会询问自己的病情，而医护人员又不敢说出实情，不信任无疑影响了正常的医患交流。同时不能据实告诉患者进行治疗和检查的目的和内容，使得患者无法正确配合治疗和护理，很多工作不能顺利进行。近年来，大量研究表明大部分患者都想知道自己的诊断、预后、治疗及可能的不良反应。而患者对医护人员的不满意来自于医护人员不能给予他们准确的信息。患者希望医护人员更尊重他们的意见而不是家庭成员。由此可见，患者越来越重视自己的自主权利，开始要求控制自己生命的权利。“该不该告诉”已经不再是个问题，问题是哪些患者应该被告知，什么样的信息适合告诉患者，以及该怎样告诉患者。

首先应评估患者对获知病情的愿望、实际想法和以前的应对危机的能力。确定哪些患者适合告诉，哪些患者不适合告诉。有些患者积极地参与各种检查和治疗，他们不想知道诊断和预后，只是乐观地相信医护人员。这些患者若被告知实情往往会表现得愤怒或悲哀。有些患者紧张、猜疑又不想得到确切答案。有些患者坚信自己得的是良性疾病。有些患者性格敏感、脆弱、依赖性强，承受能力差。对于这些患者则不宜直接告诉实情。沟通技巧应用恰当可以使医护人员成为患者的最好的支持者。如果不带有任何感情地叙述事实，或态度和蔼但很难过，或将坏消息混杂在近期检查和治疗计划中，效果都不理想。患者可能会表现出震惊、疑虑或绝望。在临终关怀工作中，社区护士强调温和、理解和移情的重要性，并选择合适的时间和地点，方便患者自由提问和表达感受；从患者的角度来考虑他的感受，知道什么时候停止说话和什么时候该倾听；给患者足够的时间来宣泄情绪；不要回避患者提出的问题，允许患者提出观点和参与决策；给予确切的、实际的、个体化的建议而不是模糊的简要的建议。

（二）对临终患者及家属进行死亡教育

Note

死亡教育是引导人们科学、人道地认识死亡，对待死亡，以及利用医学死亡知识服务于医疗实践和社会的教育。大多数患者和家属没有科学的死亡观，对死亡持否认态度，或忌讳谈论死亡，或极度恐惧死亡，导致患者在临终阶段无法接受死亡将至的事实。有的患者对医护人员产生怨恨情绪，有的患者在绝望和恐惧中选择了自杀，有的患者在希望和恐惧的精神痛苦中离开人世，给自己和家属留下遗憾。对临终患者进行死亡教育让患者对死亡持乐观顺应的态度，帮助他们安详、舒适地离开，是临终关怀的重要内容和任务。

1. 尊重患者的权利 患者有知情权、参与权和选择权。医护大员应了解并尊重患者的权利，特别是在患者临终阶段，医护人员应在全面评估的前提下告知病情信息，并尊重患者对临终或濒死阶段的治疗和抢救措施的意见，引导患者正确坦然对待死亡，而不应采取回避或敷衍的态度。

2. 针对不同心理阶段实施死亡教育 临终患者心理变化的五个阶段不一定按照顺序发展，有时交错，有时重叠。护士应准确评估患者对死亡的心理反应，针对不同心理阶段进行死亡教育，适时给予辅导和支持。

3. 理解患者的死亡观念和言行 死亡的态度受到个人因素和社会文化因素的影响，医护人员应尊重患者的文化和信仰，理解患者对死亡的态度和观念，使用患者的语言谈论“死亡”，而不应取笑或刻意去纠正患者的说法。

4. 全面评估患者的意愿 很多患者会问这样的问题“我是不是要死了？”有些患者实际上并没有在心理上做好准备接受坏消息，而是希望医护人员的回答是否定的。那么，回答时可以向患者提问题来确认他们是否已经准备好，如“你为什么会这么想？”“你为什么觉得自己要死了？”有的患者能够说出一些理由，而有的患者可能转移话题，这部分患者实际上没有准备好接受坏消息。这时，医护人员不应勉强患者谈论死亡。

5. 根据患者情况告知信息 告诉患者的信息内容取决于患者希望知道的信息、患者的实际想法和愿望及以往应对危机的能力，对于在心理上准备好接受“死亡临近”这一消息的患者，医护人员应运用恰当的沟通技巧，引导他们提出问题，鼓励他们说出对死亡的顾虑和担忧，并结合患者的具体情况给予充分的解释。

6. 死亡教育对象应包括家属在内 有些家属自身对死亡有恐惧心理而在患者濒死期疏远患者，有家属认为亲人的死亡应归咎于自己关心不够，有家属执意要求医师抢救而不征求患者的意见，有家属不停地对患者说“你会好起来的”而阻止患者提及死亡。家属的这些心理和行为导致了患者不能够表达自己的愿望，不能自己选择离开的方式。因此，及时评估家属对于死亡的想法，指导他们正确面对死亡并克服自身的恐惧，才能够有效支持患者，帮助他们平静安详地离开。如果患者愿意讨论自己死亡相关的问题，家属不要回避，生前医嘱对于患者和家属都有着很重要的意义。在患者濒死期，告诉家属可以坐下来陪伴、触摸、倾诉，表达他们对亲人的爱。允许亲人离开，向患者保证其离开后自己会好好活着，让患者毫无牵挂地离开。

五、帮助家属应对悲伤

对临终患者家属及居丧期家属的悲伤进行有效护理，帮助家属接受事实，顺利度过悲伤期，是社区临终关怀的重要任务之一。

（一）在患者进入临终阶段，帮助家属面对即将到来的亲人死亡

1. 重视家属的预感性悲伤 有家属会说：一想起来他/她（患者）过几天就要离开我，说没就没了，心里就难受。这就是预感性悲伤。预感性悲伤是指个人感知到有可能失去对自己有意义、有价值的人或事物时，在改变自我概念过程中所出现的理智和情感的反应和行为。实际上，这种悲伤从患者诊断了不能治愈的疾病就已经开始了，只是到了患者临终阶段表现得尤为严重。在这一阶段，及时评估家属的悲伤程度，鼓励家属倾诉，适时提供关于疾病的治疗和转归，以及持续的病情变化信息并及时提供心理情绪支持，对于预防和减轻失去亲人后的悲伤，顺利度过悲伤期非常重要。

2. 全面评估患者及其家属的文化背景和信仰 当患者进入临终阶段，全面评估患者及其家属的文化背景及有无信仰，可以帮助护士理解他们对死亡的态度和应对方式。帮助患者完成心愿，安详地离

Note

开，有助于减轻家属失去亲人后的悲伤。

3. 与家属保持连续性沟通 与患者及家属建立信任的护患关系是有效沟通的前提。判断患者是否已经进入临终阶段，协助医师给家属提供准确的病情信息，与家属保持连续性的沟通，帮助家属面对患者即将到来的死亡。评估此时家属对患者的死亡存在的顾虑和担忧，对家属提出的具体问题应避免粗略回答或应付了事的态度，同时向家属表示医护人员将尽力让患者舒适地离开。

（二）在患者濒死期医护人员对家属的护理

1. 告知家属实际情况 患者濒临死亡，护士应通知家属，让家属在心理上有准备，这一缓冲时间通常可以减轻亲人突然逝去已成事实时家属的过度悲伤。

2. 给予必要的指导 家属得知亲人的死亡就在眼前会感到很茫然，不知所措，或不相信，或表现得情绪很激动。这时，护士的支持和指导对于家属很重要。首先应提醒家属通知其他希望在场的亲属和朋友及时赶到，不要给生者留下遗憾。指导家属做一些必要的准备，如寿衣，对患者有重要意义的物件，家属希望陪伴亲人的饰物、照片等。

3. 允许家属接近患者 在患者濒临死亡时，应允许家属接近患者，必要时给予单独相处的机会。

4. 提供准确信息 为家属提供患者当前病情的准确信息，并给家属足够的时间进行提问和表达担忧，家属可能会重复问较多问题，护士应耐心给予解答并给予恰当的指导。

（三）对居丧期家属的护理

1. 对急性悲伤期家属的护理 丧亲之后，家属会出现系列急性悲伤反应。有的家属由于极度悲伤可能会发生晕厥、心脑血管意外等急症，因此，提前评估家属的健康状况是必要的。这时，护士应将处于急性悲伤期的家属安排到安静的房间，陪伴和抚慰是对他们最好的支持。并告诉他/她们“我们已经尽力了，您也已经尽力了”，以减轻家属愧疚和自责的感觉。在尸体料理过程中，允许逝者的亲属或朋友参与，尽量遵照他们的习俗和意愿料理。

2. 帮助家属顺利度过正常悲伤期 失去亲人后的几天，家属经历着悲伤的痛苦，痛苦的程度和表达方式各不相同。例如，有的家属反复讲述逝者生前的事情，通过这种方式来表达他/她的悲伤。护士应认真倾听，与他们一同回忆与逝者生前共同经历的事情，并表示理解。有的家属可能会出现一些寻找行为，希望回到熟悉的场所重新体会与逝者生前共同度过的时光。这时，护士应尽量满足家属的要求，以减轻其悲伤。以后的时间家属会经常感受到分离的痛苦，感到绝望，生活一片空白，没有意义。有的家属试图回避，拼命工作，或借烟酒、吃药排遣时间，减轻悲伤。事实上，这种不良的适应方式带来更严重的后果。有调查资料显示，居丧第1年的家属，自杀率明显升高，意外事故、心血管疾病、感染的发生率也增加，另外，有10%～20%的家属存在临床抑郁。因此，对居丧期家属的随诊非常重要。国外姑息护理发展较早，在这方面做的工作较多，值得借鉴和学习。例如，组建由临床护理专家、社会工作者、护理服务指导者为成员的居丧服务小组，帮助家属处理好居丧事宜。还可以通过参加逝者的葬礼、电话随访、信件、抚慰卡片、访视、发放悲伤抚慰的通讯等形式与居丧期家属保持联系。给予恰当的支持和辅导，帮助他们顺利度过正常悲伤期。另外，可以利用各种支持系统，如社工、心理咨询服务组织、悲伤互助小组，这些社会服务网络通常可以帮助家属提高应对能力。

（陈春姣）

直通护考在线答题

第七章　社区康复护理

本章 PPT

学习目标

掌握:1. 能够陈述社区康复护理的基本概念、服务对象、工作内容及基本技术。

2. 能够说明脑卒中患者及精神疾病患者的社区康复护理措施。

熟悉:1. 康复护理程序。

2. 脑卒中的治疗原则。

3. 常见精神疾病的家庭指导。

了解:脑卒中的概念、病因、临床表现。

第一节　概　　述

案例引导

张阿姨,50 岁,身高 160 cm,体重 55 kg。一年前出车祸导致偏瘫,长期卧床,由其老伴和子女在家照顾。社区卫生服务中心的护士定期到张阿姨家中进行康复护理指导,张阿姨的情况一天比一天好,其家人都非常感谢社区卫生服务中心的护士。

思考:你认为什么是社区康复护理?

一、康复及康复护理的概念

(一) 基本概念

1. 康复(rehabilitation)　康复是综合协调的应用各种措施,以预防、减少或消除病、伤、残个体的身体和心理及社会功能障碍,使个体达到和保持生理、心理和社会功能的最佳水平,使病、伤、残者能重返家庭和社会,提高生存质量。

2. 康复医学(rehabilitation medicine)　康复医学是一门以研究病、伤、残者功能障碍的评定、预防、治疗为主要任务,运用独立的理论基础、功能评定方法和治疗技术改善病、伤、残者的躯体功能,提高其生活自理能力,改善其生存质量的医学应用学科。康复医学是医学的一个重要分支,包括康复评定、康复预防、康复治疗。

(1) 康复评定(rehabilitation prevention):指通过对病、伤、残者发生前后采取综合性措施,达到预防、控制残疾的发生和发展,主要包括三级康复预防。

①一级预防:为预防或减少各种疾病及损伤的发生所采取的措施,包括健康教育、优生优育、加强产

Note

前检查、预防接种、防治老年病和慢性病、防止意外事故等。

②二级预防：伤病后、早期及恢复期的治疗与康复，二级预防对医务工作者相当重要，伤病后很多二次损伤发生在医院。

③三级预防：伤残后避免原发病的反复发作及后遗症的功能康复，所采取的措施包括康复治疗、教育康复、职业康复、社会康复等。

(2) 康复评估(rehabilitation evaluation)：对患者的功能障碍的程度、种类、范围进行评估，以判断患者的代偿能力、发展趋势、预后及转归等。康复评估的目的是拟定康复治疗目标，制订康复治疗方案和判定康复治疗效果。因此，康复评估是确定康复目标及实施康复治疗计划的前提和基础。

①康复评估内容：a. 躯体功能评估：包括肢体功能评估、关节功能评估、肌力评估、神经电生理评估、心肺功能评估、日常生活能力评估等。b. 精神(心理)状态评估：包括情绪评估、残疾后心理状态评估、疼痛评估、智力测定等。c. 言语功能评估：包括失语症评估、构音障碍的评估、听力测定等。d. 社会功能评估：包括社会生活能力评估、生活质量评估等。

②康复评估分期：a. 初期评估：患者入院后，即对其功能状况、障碍程度、致残原因及康复潜能进行全面评估，以确定患者康复目标和康复治疗计划。b. 中期评估：贯穿康复治疗过程中，通过康复治疗对患者总体功能情况进行评估，进而评价康复治疗效果，并以此来调整康复治疗计划。c. 后期评估：在康复治疗结束时进行，经系列康复治疗后对患者最终功能状况及康复治疗效果进行全面评价，提出重返家庭和社会以及进一步康复治疗的建议。

(3) 康复治疗：根据对患者康复评估的结果，从而规划、设计康复治疗方案，达到科学、协调地运用各种康复治疗手段。常用的康复治疗方法包括运动疗法、作业疗法、言语治疗物理因子治疗、心理治疗、中国传统治疗、康复工程等。随着科学技术的不断进步，高分子材料、自动化装置、微电子技术、功能磁共振技术和细胞移植技术等相继引入康复医学领域，科学完整的康复治疗方案应着眼于整体康复，充分体现生物—心理—社会的医学模式，强调机体的整体性和主动性。通过运用康复治疗技术，训练患者利用潜能、残余功能或应用各种辅助设备，最大限度地恢复其功能，达到全面康复的目的。

3. 社区康复(community-based rehabilitation,CBR) 社区康复是康复的重要途径之一。1981 年世界卫生组织对社区康复的定义是：在社区的层次上采取的康复措施，这些措施是利用和依靠社区的人力资源而进行的，包括依靠有残损、残疾、残障的人员本身，以及他们的家庭和社会。1994 年世界卫生组织、联合国教科文组织、国际劳工组织联合对社区康复做了新的定义：社区康复是社区发展计划中的一项策略，其目的是使所有残疾人享有康复服务、实现机会均等、充分参与的目标。社区康复的实施要依靠残疾人、残疾人亲友、残疾人所在的社区以及卫生、教育、劳动就业、社会保障等相关部门的共同努力。目前我国对社区康复所下定义为：社区康复是社区建设的重要组成部分，是指在政府领导下，相关部门密切配合，社会力量广泛支持，残疾人及其亲友积极参与，采取社会化方式，使广大残疾人得到全面康复服务，以实现机会均等，充分参与社会生活的目标。

4. 康复护理(rehabilitation nursing) 康复护理是指护理人员在总的康复治疗计划指导下，为达到全面康复的目的，与其他康复专业人员共同协作，对病、伤、残者的身心、社会功能障碍进行专门护理和各种专门的功能训练，以达到最大限度的康复并使之重返家庭与社会。康复护理是康复医学的一个重要分支，也是护理学的重要组成部分。

5. 社区康复护理(community-based rehabilitation nursing) 社区康复护理是将现代整体护理融入社区康复，在康复医师的指导下，在社区层次上以家庭为单位，以健康为中心，以人的生命为过程，社区护士依靠社区内各种力量，即残疾者的家属、义务工作者和所在社区的卫生、教育、劳动就业及社会服务等部门的合作，对社区伤残者进行的护理。

二、社区康复护理

在我国以医院为基地进行的康复工作和以社区为基地的康复工作是开展康复活动的两种重要形式。医院的康复有其特定的任务，部分伤残者在疾病的某一阶段，必须入院进行住院治疗。一方面，随

Note

着病伤残者的增多，医院不可能将他们长期收治，同时经济条件也不允许患者长期住院；另一方面，许多从康复医院出院的患者，也需在社区进行巩固治疗、功能训练，进行心理、社会康复，故社区康复与医院康复有同等重要意义。

社区康复护理通过建立以康复对象为中心，以家庭为单位的照顾模式，充分利用家庭及社区资源，鼓励家属积极参与，帮助和指导康复对象在康复过程中的功能训练，发挥其潜能，最大限度恢复其生活自理能力，重返社会。

（一）社区康复护理的对象

社区康复护理的对象包括所有有康复需求的患者，如残疾者、慢性病患者和老年人。

1. 残疾人 主要有外伤致残者，如工伤及意外伤害等所致的伤残者；疾病致残者，如脑炎及脊髓灰质炎等疾病后遗症及精神病所致的病残者；先天发育缺陷致残者，如先天性脑发育不全及先天性畸形等。

2. 慢性病患者 如精神、智力、感官残疾，心肺疾病及癌症患者等。

3. 老年人 如心脑血管系统的疾病及慢性关节炎导致的残疾者等，开展社区康复护理是解决这些老年问题的有效途径和手段。

（二）社区康复护理的内容

（1）协助社区工作人员进行病伤残者的普查登记工作，在充分掌握社区内残疾者情况的基础上，开展社区康复护理评估，制订社区康复工作计划。

（2）配合康复治疗师进行以功能训练为中心的康复工作，促进功能康复和预防功能继发性降低的发生。

（3）培训伤、残、病者家属和其他生活照顾人员。

（4）联合社区发动和组织志愿者活动。

（5）进行社区宣传教育工作，启发社区居民的社会连带感和互助精神，在残疾者和健康人之间消除隔阂、联络感情。

（6）协助患者开展文化娱乐活动和体育锻炼。

（7）组织残疾者与健全人的联谊活动。

（8）在社区条件具备的前提下开展残疾人特殊教育、就业训练指导和帮助就业。

目前就我国现状而言，社区康复护理更多的工作重点是在家庭康复护理，如脑血管意外等疾病的呼救、搬运、就诊，以及住院期间的陪护、探视和出院后的康复指导与健康教育等。

（三）社区康复护理的特点

1. 立足社区 从服务层面看，社区康复护理的工作层面在社区，依靠社区的人力财力开展工作，体现了“社区所有，由社区的力量进行，为了社区”的原则。

2. 服务广泛 残疾人是社区康复服务的主要对象。儿童、妇女、老年人也是社区康复的对象。人群具有一定特异性，但受益面较大。

3. 主动参与 社区康复护理强调残疾人作为主动参与的一方，残疾人及其家庭应积极地参与计划的制订、实施康复训练等护理的过程。树立残疾人自我康复的意识并转变成自我康复的行为，由“替代护理”转变为“自我护理”。

4. 全面康复 社区康复护理包括患者躯体、精神、教育、职业、社会生活等方面的康复训练，且在各部门的支持配合下，最易体现全面康复的目的。

5. 效益显著 社区康复护理特别是通过对残疾的有效预防，大大减少和控制残疾的发生，降低了因伤残可能导致的医疗费用，具有良好的社会效益和经济效益。

Note

第二节　社区康复护理的内容及基本技术

案例引导

患者，女，42岁，过马路时被汽车撞伤，当时右侧大腿疼痛，不能移动，急诊送就近医院就诊。患者入院后，护士对其进行评估：患者意识清楚，各项生命体征平稳，但右侧大腿异常扭曲、缩短畸形，红肿不能活动，髋、膝盖不能自主活动。医师会诊查体：患者大腿中段压痛，可触及骨折断端，足背动脉搏动正常。

思考：该患者需要哪些康复护理技术的支持？

一、社区康复护理工作内容

（一）社区康复的内容

社区康复是康复的最主要的方式之一。为了使残疾人、老年人、慢性病患者等群体在其所住的社区与其他人能共同享有安全、健康、愉快的生活，从事社区卫生服务的全科医师、护士、基层卫生技术人员、残疾人组织、家属和残疾人本人都要积极开展社区康复工作。其基本工作内容如下：了解社区残疾人功能障碍患者的基本情况和医疗康复需求，以躯体运动功能、日常生活活动能力及心理适应能力为重点，提供康复治疗、训练和咨询。

1. 功能训练

（1）物理和运动训练：物理和运动训练一般包括增强肌力和肌肉耐力的训练、关节活动度训练、恢复协调能力和平衡能力的训练、恢复步行能力的训练等。

（2）生活自理能力训练：生活自理能力即日常生活活动（ADL）能力是人们生活必需的，也是使病、伤、残者自立的基本能力。其训练内容分为基本生活活动能力训练（如饮食、更衣、排泄、梳洗等）、转移训练（如床至轮椅转移、轮椅至床转移、轮椅至厕所转移等）和生活活动相关能力训练（如做家务、房屋整理、购物等）三部分。

（3）作业劳动训练：作业劳动训练主要方法有日常生活活动训练、手功能训练、文娱活动、职业性劳动训练、认知功能训练（包括记忆力、计算力、判断力、定向力、思维能力训练）等。

（4）语言能力训练：语言能力训练主要针对病伤残者语言障碍开展的康复训练，如失语症、构音障碍、语言发育迟缓、听力损伤及吞咽障碍的训练。

（5）文体活动训练。

（6）使用辅助器具的训练。

（7）其他：采用中药、针灸、推拿、按摩等方法合理应用于康复治疗中。

2. 全面康复

（1）医疗康复：指通过应用医学的方法和手段帮助病、伤、残者实现全面康复的目标，包括药物、手术、物理等一切方法。

（2）教育康复：包括对肢体功能障碍的残疾人进行的普通教育和对盲、聋哑、精神障碍等类型的残疾人进行的特殊教育。

（3）职业康复：其中心内容是协助残疾人妥善选择能够充分发挥其潜在能力的合适职业，并帮助他们切实适应和胜任这一工作，取得独立的经济能力并贡献于社会。

（4）社会康复：为实现残疾人社会康复采取的措施包括建设无精神、心理障碍的社会环境；建设无通行障碍的物质环境；改善残疾人的经济环境；改善有关维护残疾人权益的法律环境；改善为残疾人服

Note

务的各项设施和制度；鼓励和促进残疾人参与学习、工作、文娱、休闲、文化体育等社会生活。

3. 重返社会

(1) 改变自身条件。

(2) 消除外界障碍。

(3) 社会文明与进步。

(二) 康复护理程序

社区康复护理是以社区中的残疾人、老年人以及各种功能障碍影响日常生活的慢性病患者为护理对象，以预防慢性疾病，促进病伤残者康复，纠正不良习惯，预防并发症和残疾的发生，满足病、伤、残患者的生活自理的需求为目标，科学地运用护理程序而进行的一系列有计划、连续、全面的整体护理。

1. 康复护理评估 社区康复护理评估是社区程序的第一步，通过收集病、伤、残者的相关资料，进行整理分析而发现相应的康复问题，找出关键因素，为护理诊断和计划提供依据。

(1) 评估内容：

①社区评估：包括社区地理环境和社会环境、社区内病伤残者的基本状况、社区康复护理的结构与设置等。

②家庭评估：包括家庭结构、家庭功能、家庭环境、家庭资源等。

③康复个体评估：包括一般情况、病史、治疗经过、康复经历、现存功能情况、日常生活活动能力、社会生活能力、残疾评定、职前鉴定等。

④康复护理效果评估：包括残疾预防、家庭康复的效果、教育康复、职业康复、社会康复等。

(2) 评估方法：社区康复护理评估常用的收集资料的方法有社区实地考察、重点人物访谈、问卷调查、参与式观察、社区讨论以及查阅文献等方法。

(3) 资料分析：资料的整理和分析是康复护理评估的重要步骤，是正确判断护理诊断的关键环节，应保证其准确有效性。

2. 康复护理诊断 康复护理诊断是对资料进行分析后，对社区现存的或潜在的康复问题的护理判断，是护理计划的基础，护理诊断的陈述可采用 PES 公式，即健康问题(problem，P)、原因(etiology，E)、症状体征或有关特征(sign&symptoms，define characteristics，S)。常见的康复护理诊断有活动能力障碍、自我照顾能力不足、能量供应失调、适应能力降低、保护能力改变、吞咽障碍、沟通障碍、思维改变、有孤独的危险等。当康复护理诊断在一个以上，应判断出哪一个问题是最重要、最急需解决的护理问题。

3. 康复护理计划 根据病、伤、残者的个体情况有针对性地确定康复目标，护理目标的陈述应使用可测量或者可观察到的词语，可将短期目标和长期目标相结合，社区护士帮助护理对象达到预期康复目标采取具体的康复护理措施。

4. 康复护理实施 在康复计划实施过程中，服务对象不仅是康复护理服务的接受者，康复对象的积极参加是达到护理目标的关键，社区护士应不断与康复对象沟通，解答康复过程中的问题，指导其共同参与康复护理计划的落实。通过康复对象的反馈和康复过程中动态的变化，不断调整措施，保证计划实施的动态发展。

5. 康复护理评价 康复护理评价是康复护理程序的最后环节，通过一段时间的康复护理，将实际护理效果与护理目标对比，如果目标达到，再根据目前的身体状况及恢复效果制订新的护理计划。如果未达到目标，则对原因进行分析，重新评估制订护理计划。

二、社区康复护理常用技术

(一) 环境

社区康复护理应将患者的身体、心理与外部环境看成一个整体，环境和人是相互影响、相互作用的。优良的康复环境不仅有利于康复措施的实施，还可以使患者产生精神上的愉悦，从而产生运用环境来进行康复的效果。安全、方便、健康、舒适是康复环境的特点，护理人员应关注环境细节的把握。

1. 无障碍通道 坡道和升降平台建筑的入口、室内走道及室外人行通道的地面有高低差和有台阶

Note

时，必须设有轮椅通行的坡道，在坡道和两级台阶以上的两侧应设扶手。供轮椅通行的坡道应设计成直线形。建筑入口的坡道宽度不应小于 1.2 m，室内走道的坡道宽度不应小于 1 m，室外通路的坡道宽度不应小于 1.5 m。供轮椅通行的坡道面层应平整，但不应光滑。自动升降平台占地面积小，适用于改建、改造困难的地段。升降平台的净面积不应小于 1.5 m×1.0 m，平台应设栏板或栏杆及轮椅进出口和启动按钮。

2. 出入口 大、中型公共建筑入口的内外应留有不小于 2.0 m×2.0 m 轮椅回旋面积，小型公共建筑入口内外应留有不小于 1.5 m×1.5 m 轮椅回旋面积。建筑入口设有避风阁，或在门厅、过厅设有两道门，在两道门扇开启后的净距不应小于 1.2 m。供残疾人使用的门，首先应采用自动门和推拉门，其次是平开门。不应采用旋转门和力度大的弹簧门。轮椅通过自动门的有效通行净宽度不应小于 1.0 m，通过推拉门与平开门的有效通行净宽度不应小于 0.8 m。乘轮椅者开启推拉门或平开门时，在门把手一侧的墙面，应留有不小于 0.5 m 的墙面宽度。乘轮椅者开启的门扇，应安装视线观察玻璃和横执把手及关门拉手，在门扇的下方宜安装高 0.35 m 的护门板。

3. 扶手 在坡道、楼梯及超过两级台阶的两侧及电梯的周边三面应设扶手，扶手宜保持连贯。扶手应选用优质木料或其他较好的材料，扶手必须要安装坚固，应能承受身体的重量。

4. 公共厕所 公共厕所应设无障碍专用厕所，厕所的隔间门应向外开，通道地面应防滑且不积水。残疾人厕位的门扇应向外开启，在门扇内侧应设关门拉手。开门执手应采用横执把手，门锁应安装门内外均可使用的门插销。在坐便器两侧应设水平抓杆和垂直抓杆。抓杆要安装牢固，应能承受身体的重量。

(二) 日常生活活动训练

日常生活活动(activities of daily living，ADL)是指人们为了独立生存及适应生存环境而每天必须反复进行的、最基本且最具有共同性的活动。日常生活活动训练可以提高病伤残患者的生活自理能力，使其尽快适应家庭日常生活，增强社会适应能力提高患者及其家庭的生活质量(quality of life，QOL)。

1. 日常活动能力的内容

(1) 身体运动：

①床上运动：床上体位、床上体位转换、床上移动。

②轮椅上运动和移动：乘坐轮椅、使用轮椅。

③使用或不使用专门设备进行行走：在室内和室外行走、使用助行器行走。

④交通工具的使用：骑自行车、摩托车，上、下自行车，驾驶汽车等。

(2) 自理方面：

①更衣：衣裤、鞋帽；穿脱假肢支具；扣纽扣、拉拉链；系腰带、鞋带、领带等。

②进食：餐具的使用，如持筷子夹取事物，用勺取食物，用刀切开食物，用叉子叉取食物，用吸管、杯或碗饮水，吞咽能力等。

③如厕：大小便及便后清洁，使用便器和厕所的一组动作。

④洗漱：洗手、洗脸、洗头、刷牙、洗澡(淋浴、盆浴、擦浴)。

⑤修饰：梳头、刮脸、修剪指(趾)甲等。

(3) 交流方面：打电话、阅读、书写、使用计算机、识别环境标志、外出活动等。

(4) 家务劳动方面：上街购物、备餐、洗衣、照顾孩子、使用家用器具(如洗衣机、电冰箱、微波炉等)、扫帚、拖把以及环境控制开关(如电源开关、电插头、水龙头、门窗开关等)、钥匙等。

(5) 娱乐活动方面：根据患者情况和环境特点为患者制定个性化的娱乐活动，如折纸、运球、下棋等。

2. 日常活动能力的训练

1) 运动

(1) 床上活动：

①床上体位：a. 良肢位：指躯体、四肢的良好体位，具有防畸形，使躯干和肢体保持在功能状态的作

用。b. 功能位：指当肌肉、关节功能不能或尚未恢复时，必须使肢体处于发挥最佳功能活动的体位。c. 烧伤患者的抗挛缩体位：指烧伤患者应保持的正确体位，即应与烧伤部位软组织收缩方向相反的体位，这种体位有助于预防挛缩。

②常用体位：a. 仰卧位：患者面朝上，使用软枕不可过高，肩下垫厚软枕，患侧上肢外展外旋放置在枕头上，掌心向上，患侧下肢外侧放枕头防止下肢外旋，双足紧蹬足底板使踝背屈 90°，从而防止足下垂。足后跟悬空状态，以防压疮。b. 侧卧位：偏瘫患者康复的最佳体位是患侧卧位，健侧卧位可以避免患侧肩关节受压，但限制了健侧的活动。侧卧时上方的下肢呈髋、膝屈曲位，用软枕分隔两下肢，上肢放置胸前。侧卧时下方的上肢外旋、部分伸展。患侧卧位时将患侧肩拉出以避免受压。c. 床上坐位：对于病情较轻的患者应指导其早期在床上坐起，患者坐起时背后垫多个枕头，使其坐稳。长期卧床患者坐起时，可能会发生直立性低血压，可抬高床头 30°从半坐位开始逐步过渡到坐位。

③体位转换：主动翻身训练常用的方法主要有伸肘摆动翻身和向健侧翻身两种；被动翻身训练又可分为被动向健侧翻身和被动向患侧翻身两种。

(2) 行走训练：患者因为某些功能障碍，行走时需要借助手杖或靠他人帮助，行走训练和立位训练是同步进行的。

①扶持行走训练：扶持者在患者的患侧扶持，或在患者腰间系带子便于扶持。

②独立行走训练：首先保持立位平衡状态，一脚迈出，身体重心向对侧下肢倾斜，双脚交替，整个身体前进，可选用平衡杠训练。

③拐杖行走训练：拐杖训练是用于使用假肢或瘫痪患者恢复行走能力的重要锻炼法。拐杖长度应按患者的身高及上肢长度而定，帮助患者选择合适的拐杖。

(3) 轮椅训练：轮椅为残疾者使用最广泛的辅助器具，轮椅的使用应视患者的具体情况而定，患者应按处方要求配置和使用轮椅。轮椅应具有坚固、轻便耐用，容易收藏、搬动，便于操纵和控制的特点。

2) 自理

(1) 更衣训练：当患者能保持坐位平衡肢体具有一定协调性时应进行更衣训练，患者的衣物要选择宽松、轻便、舒适、便于穿脱的。遵循穿衣时先穿患侧，脱衣时先脱健侧的原则。穿套头上衣时用健手将衣袖套在患肢上，拉到肘以上，再穿健侧手的袖子，最后套头。脱衣时用健手先将衣服推至胸部以上，再用健手将衣服从背部向头方向脱出。

(2) 进食：创造良好的进食环境，选择营养丰富的适宜的饮食种类，使用自助器或协助进餐，患者由于进食功能的丧失或减弱给进食带来了不便，偏瘫的患者若患肢不能进食，可训练健侧手进餐，若患侧手进餐功能下降，可训练患者使用特殊进食辅助器，如柄加长加粗的勺、叉，使用防滑垫、吸盘等辅助用品固定碗或盘，使用防护栏防止盘子被推出桌外。若患者有吞咽困难，应先训练吞咽动作，鼓励患者自己进餐，对不能自己进食者，护理人员要给予一定的帮助，协助其完成进食。

(3) 个人卫生训练：当患者意识清醒，肢体能力良好时，向患者解释训练的内容及目的，取得患者配合。个人卫生训练包括洗手、洗脸、刷牙、如厕等。根据实际情况设计训练方法，训练过程中密切观察患者变化，及时给予必要的帮助。

第三节　社区常见伤、残、精神疾病社区康复

案例引导

患者王大爷诉 2 天前清晨起床时，突然发现自己右侧肢体活动不利，照镜子时发现右鼻唇沟变浅，既往有高血压病史，近日逐渐加重，遂来医院就诊治疗。

思考：作为社区康复护士应该如何指导王大爷就医？

Note

一、脑卒中患者的社区康复

脑卒中(stroke)又称中风、脑血管意外(cerebral vascular accident,CVA),是一种急性脑血管疾病。它是由于脑部血管突然破裂或因血管阻塞导致血液不能流入大脑而引起脑组织损伤的一组疾病,持续时间大于 24 h 或引起死亡的症候群,包括缺血性和出血性卒中。缺血性卒中的发病率高于出血性卒中。脑血管意外的主要后遗症是偏瘫,功能障碍主要表现在运动、感觉、言语、认知脑神经功能等方面,病后处理不当可致废用综合征和误用综合征。

脑卒中是中老年人的常见病、多发病,近年来随着我国老龄化人口的增加,脑卒中的发病率有上升的趋势,并逐步趋向年轻化。由于临床医学的进步和发展,先进医疗手段在临床上的应用,抢救并延长了许多脑卒中患者的生命,使死亡率大大降低,但存活者中 70%～80%遗留不同程度的残疾,不仅给患者的工作和生活带来很大不便,还给家庭及社会带来沉重的负担。因此,开展脑卒中的康复护理训练,改善患者的功能障碍,充分发挥残余功能,提高生活自理能力,促使其回归社会,意义重大。

【护理评估】

1. 健康史

(1) 一般情况:了解患者的性别、年龄、职业、运动、爱好、日常饮食结构、有无吸烟酗酒等。

(2) 疾病发展情况、已经实施的治疗护理措施。

2. 身体状况

(1) 一般情况:患者的基本生命体征,如血压、脉搏、呼吸、体温等,有无意识障碍及其程度;有无吞咽困难和饮水呛咳;有无失语及其类型;有无肢体瘫痪及其类型、性质和程度;有无排便、排尿功能障碍。

(2) 运动功能评定:Brunnstrom 偏瘫运动功能评定是脑卒中运动功能评定中最常采用的方法,它根据脑卒中患者肌张力的变化将偏瘫恢复分为 6 期(表 7-1)。

(3) 认知评估:认知是脑的高级功能活,是获取和理解信息、进行判断和决策的过程,包括注意、记忆、思维、学习等。

(4) 日常生活活动能力(ADL)评估:常采用 PULSES 评估法、Barthel 指数评分法或功能独立性评估法(FIM)。脑卒中患者由于运动功能、认知功能感觉功能、言语功能等多种功能障碍并存,所以导致日常生活活动能力减退或丧失。

表 7-1 Brunnstrom 运动功能评定表

分期	上 肢	手	下 肢
Ⅰ	无任何运动	无任何运动	无任何运动
Ⅱ	出现联合反应、痉挛,不引起关节运动的随意肌收缩	仅有极细微的屈指动作	极少的随意运动
Ⅲ	痉挛达高峰,随意可引起共同运动,伴有一定关节运动	能全指屈曲,钩状抓握,但不能伸展,有时可由反射引起伸展	随意可引起共同运动,在坐和站立位上,有髋、膝、踝的共同性屈曲
Ⅳ	出现一些脱离共同运动模式的分离运动;肩 0°,肘屈 90°,前臂可旋前、旋后;肘伸展,肩可前屈 90°;手背可触及腰骶部	能侧捏及松开拇指,手指有小范围伸展	开始脱离共同运动。坐位:足跟触地,踝能背屈;足可向后滑动,使屈膝大于 90°

续表

分期	上　肢	手	下　肢
Ⅴ	痉挛减弱,共同运动进一步减弱,分离运动增强。肘伸展情况下:肩可外展90°;上肢前平举并上举过头;前臂可旋前旋后	可作球状和圆柱状抓握,能随意全指伸开,但范围大小不等,不能单指伸展	痉挛减弱,共同运动进一步减弱,分离运动增强。立位:髋伸展位能屈膝;膝伸直,足稍向前踏出,踝能背屈
Ⅵ	痉挛基本消失,协调运动接近正常,Ⅴ级动作的运动速度达健侧2/3以上	所有抓握均能完成,可进行单指活动,但速度和准确性比健侧差	协调运动大致正常。以下运动速度达健侧2/3以上;立位伸膝位,髋外展:坐位,髋可交替地内、外旋,并伴有踝内、外翻

(5) 言语功能评估:一般在认知功能评估的基础上进行言语-语言评估,通过交流观察患者有无言语功能障碍,判断其性质类型及程度。

(6) 摄食和吞咽困难功能评估:吞咽障碍发生的时间、频率,症状加重的影响和吞咽时的伴随症状。

3. 心理-社会状况

(1) 心理评估:脑卒中的患者大多数是突然发病的,疾病引起了肢体残疾或长期瘫痪卧床,自身无法控制身体从而开始需要依赖他人协助生活自理,患者会产生焦虑、无助、抑郁等心理反应;评估患者及家属对疾病的病因和诱因、防治知识及预后的了解程度;评估家庭经济状况,了解患者和家属的人际关系以及获得的心理支持程度。

(2) 社会活动参与能力评估:采用社会活动参与量表,从患者的理解与交流、身体移动、生活自理、人际关系、生活社会参与等方面进行评估。

4. 辅助检查

(1) 头颅CT:有无高密度影像及其出现时间。

(2) 头颅MR:有无脑血管畸形、肿瘤及血管瘤等病变的相应表现。

(3) 脑脊液:颜色及压力有无增高。

5. 治疗原则及主要措施　脑卒中患者的治疗应遵循早发现、个性化和整体化的原则,同时对高危因素进行预防性干预,重点是急性期的治疗。

(1) 急性期治疗:在发病6 h内应早期溶栓治疗,及时恢复血流以改善组织新陈代谢,急性期患者的血压可以维持在较高水平,以保证脑部血液灌注,同时要防治脑水肿,预防脑疝,运用抗凝治疗及脑保护治疗。尽早配合高压氧舱的治疗,可以加强病变部位血液灌注,提高脑细胞有氧代谢率,为神经组织再生和功能恢复提供可利用的环境。

(2) 早期康复治疗:当患者神经功能障碍不再加重且病情比较稳定的时候,应为患者在住院期间及早进行康复训练。例如,对卧床患者进行良肢位的摆放,加强呼吸道管理和皮肤的管理以预防感染和压疮,进行肢体被动或主动运动以防关节挛缩和肌肉萎缩等。注意给患者及其家属做好心理建设,帮助患者有信心积极参与康复训练。

(3) 恢复期治疗:恢复期患者的患侧肢体由迟缓性瘫痪逐渐进入痉挛性瘫痪,康复治疗是很重要的治疗手段,原则上综合使用各种康复手段如物理疗法、针灸、言语训练、认知训练等,以促进患者患肢随意运动的出现,强化日常训练、吞咽功能训练、日常生活活动能力(ADL)训练,为患者早日回归家庭和社会做好必要的准备。

【护理诊断】

1. 有受伤的危险　与脑卒中导致的脑功能损害、意识障碍有关。

Note

2. 生活自理缺陷 与移动能力受限、长期卧床等有关。

3. 语言沟通障碍 与面部肌肉强直有关。

4. 意识障碍 与脑出血有关。

5. 活动无耐力 与脑卒中引起的多项功能障碍有关。

6. 有皮肤完整性受损的危险 与肢体活动障碍、大小便失禁、皮肤受刺激有关。

7. 潜在并发症 误吸、坠积性肺炎、泌尿系统感染等。

【护理目标】

(1) 患者未发生受伤、误吸、压疮等并发症。

(2) 患者具备日常生活活动能力，或借用辅具最大限度的恢复独立生活的能力。

(3) 患者在出院前完成由“替代护理”向“自我护理”的过渡。

【护理措施】

1. 弛缓期康复护理 脑卒中弛缓期指发病1～3周内(脑出血2～3周，脑梗死1周)，在不影响临床抢救，不造成病情恶化的前提下，应早期介入康复护理措施。此期患者表现出来的运动特征相当于Brunnstrom的Ⅰ期和Ⅱ期。弛缓期是脑卒中患者康复的关键阶段，直接影响到患者后期的康复训练效果和生活质量。这个时期护理工作的重点在于预防并发症以及继发性损害，使患者尽早开始床上生活自理，同时为恢复期功能训练做准备。

(1) 卧位：在初期，患者大部分时间都在床上，因此选择合适的卧位非常重要。常用的卧位有患侧卧位、健侧卧位、仰卧位。其中患侧卧位是所有体位中最重要的体位，从一开始就要采用。在摆放体位的同时要合理运用枕头减压，避免造成压疮，密切观察患者皮肤状况，定期为患者翻身改变体位。

(2) 被动运动：患者运动从健侧开始，一般按先近端后远端的顺序进行，动作要轻柔、缓慢。训练内容包括肩关节外旋、外展和屈曲、肘关节伸展、腕和手指伸展、髋关节外展和伸展、膝关节伸展、足背屈和外翻。

(3) 主动运动：翻身训练、床上移动、桥式运动。

(4) 呼吸道管理：保持病室内干净整洁、空气清新，给患者创造清洁、舒适、安静的环境。昏迷患者头偏向一侧，保持呼吸道通畅，防止分泌物误入气管导致吸入性肺炎。

(5) 皮肤管理：保持皮肤清洁干燥，每日用温水擦洗皮肤2～3次。保持床铺清洁、干燥，协助患者采取科学的体位，预防压疮。定时为患者翻身、拍背，鼓励咳痰，必要时吸痰，预防并发症。

(6) 饮食管理：意识障碍及吞咽困难者经口进食易发生误吸，应给予鼻饲饮食护理以保证水及营养的供给。随患者吞咽功能的改善，由流食逐步过渡到普食并做好口腔护理，饭后漱口，必要时选用合适的漱口水。

(7) 排泄管理：弛缓期患者易出现尿失禁、尿潴留、失禁或便秘，应保持会阴部清洁，预防泌尿系统感染，保护皮肤完整性。

2. 痉挛期康复护理 脑卒中痉挛期指弛缓期2～3周后，患者运动功能进入痉挛阶段，并进行性加重。运动特征相当于Brunnstrom的Ⅲ期和Ⅳ期，一般持续3个月左右。大部分患者患侧上肢以屈肌痉挛占优势，下肢以伸肌痉挛占优势。痉挛期康复护理的目标是通过抗痉挛训练来减少肌痉挛和异常运动模式，促进正常运动模式的出现，并在此阶段加强实用性动作的训练。

(1) 抗痉挛训练：①上肢抗痉挛训练：护理人员可先轻轻按摩上臂内侧或轻轻拍打上臂外侧，促使肘关节伸直。也可用健侧上肢越到患侧上肢，进行各种活动，使患肢支撑于床面渐渐使其支撑体重，以迫使患肢取于伸直、外旋、手背屈、指伸展位。在护理过程中禁止向下牵拉肩关节，防止肩关节向下方脱位。②下肢抗痉挛训练：患者取跪立位姿势，上身直立，双膝跪于床上(硬板床最好)使髋关节伸直，膝关节屈曲。调整床垫边缘与踝关节平齐，使双足悬空垂在床边，踝关节呈直角，即功能位。一般每日训练2次，每次10 s。

骸阵挛、踝阵挛及腕阵挛患者，应时常给予轻轻地按抚，以促进局部血液循环，促进局部组织的恢复。阵挛一旦发生，护理人员应立即撤离患者周围可接触物品，马上将手、足、肢体平放，握住患者足跟或手掌，并进行轻轻抚摩，阵挛便会消失。阵挛发生时禁止用力握住或抖动患肢、患脚及手指，以免使患者加重阵挛。

(2) 实用动作训练：①坐位及坐位平练：尽早让患者坐起，能防止肺部感染、压疮等并发症。护理人员通过对患者体位性低血压管理，解决好患者坐位耐力，此环节严禁拉扯患者的患肩。患者坐位平衡训练则是帮助患者坐稳的关键。②坐位转为站位训练：护士在患侧保护，让患者身体靠床边，健手扶床栏，身体重心置于健侧，站立时间可由几秒钟逐渐延长至几分钟。在此基础上可练习前后摆动患肢。患者逐渐将重心移向患侧反复练习，直到独立站立。

(3) 站立位平衡训练：双足分开约一脚宽，双手手指交叉，上肢前伸，双腿均匀持重，慢慢站起。此时护理人员应坐在患者前面，用双膝支撑患者的患侧膝部，双手置于患者臀部两侧帮助患者重心前移，伸展髋关节并挺直躯干。坐下时动作相反，要注意防止仅用健侧腿支撑站起的现象。静态站位平衡训练是在患者站起后，让患者松开双手，上肢垂于体侧，护理人员逐渐除去支撑，让患者独自保持站位（注意站位时不能有膝过伸）。患者能独自保持静态站位后，让患者重心逐渐移向患侧，训练患侧腿的持重能力。

3. 恢复期护理 患者在恢复期早期患侧肢体和躯干肌尚没有足够的平衡能力，坐起后常不能保持良好的稳定状态，因此恢复期患者应先进行平衡训练，当达到自动平衡状态后才可开始步行训练、上肢及手功能改善的训练。

(1) 上肢功能训练：患者仰卧位，使其肩关节被动稍外展，伸肘，前臂旋后，腕背伸，伸指并拇指外展。在进行上述的功能性活动中，可逐步增加上肢和手的运动控制能力训练，为以后的日常生活活动创造条件。

(2) 下肢功能训练：下肢的运动控制能力训练可在屈髋屈膝位、屈髋伸膝位、伸髋屈膝位进行患侧下肢主要关节的主动运动控制活动。

4. 后遗症期护理 患者发病1～2年时，脑卒中导致的功能障碍，受损的功能在长时间内不会有明显的改善，主要表现为偏瘫侧上肢运动控制能力差和手功能障碍、失语、构音障碍等。此期指导患者继续训练和利用残余功能，使用健侧肢体代偿部分患侧肢体的功能，以实现最大限度的生活自理。

5. 日常生活活动能力(ADL)训练

(1) 转移训练：①床到轮椅转移：患者坐在床边，将轮椅对着患者的健侧，斜对着床（成30°～45°角），手闸刹好，用健侧上肢支撑轮椅远侧扶手，站起后以健侧下肢为轴转动身体，臀部对准轮椅，躯干前屈，缓缓坐下。患侧下肢放在健侧下肢稍前一点。②轮椅到床转移：身体健侧靠近床边，轮椅斜对着床（成30°～45°角），手闸刹好，移开踏板，用健侧肢体支撑站起，健手扶住床面，以健侧下肢为轴转动身体，缓缓坐到床沿上。

(2) 穿脱衣服：①穿衬衫：患者取坐位，用健手将一侧衣袖穿进患侧上肢，拉至肩部，用健手将另一侧衣袖从背后拉到健侧，并穿进健侧上肢，整理衣服。②脱衬衫：患者取坐位，自行脱下健侧衣袖，再用健手脱下患侧衣袖。③穿套头衫：先将上衣背朝上放在膝上，将患手插入衣袖，并将手伸出袖口，再将健手插入衣袖并伸出，用健手将衣服尽量往患肩上拉，然后将衣服后身部分收起并抓住，头从领口钻出，最后整理衣服。④脱套头衫：用健手将衣服后身部分向上拉起，先退出头部，再退出双肩与双手。⑤穿脱裤子：患者取坐位，将患侧腿放在健侧腿膝盖上，用健侧手穿患侧裤腿并尽量上提，患足着地后再用健侧手穿健侧裤腿，站起，将裤子提到腰部，系好腰带。脱裤则先脱健侧，后脱患侧。

(3) 如厕：厕所墙面要安装扶手，用健侧手抓住扶手，双腿靠近坐便器，以健侧腿支撑，调整好位置，然后坐下。

(4) 洗脸：将毛巾套在水龙头上，或搭在患侧手臂上，用健侧手拧干毛巾，拿拧干的手巾擦脸。

(5) 洗澡：弯腰，健侧手扶在浴盆边，健侧腿先迈进浴盆，站稳，患侧腿再迈进溶盆，坐下洗澡。

(6) 吃饭：坐在桌旁，将患侧手放在桌面上，健侧手使用饭勺或筷子进食。

(7) 做家务训练：健侧手操作或使用辅助器具。

6. 语言功能障碍护理 语言障碍的训练主要由专业言语治疗师完成，言语障碍的康复护理人员应

Note

该协助治疗师进行言语障碍的训练。

7. 心理护理 脑卒中患者短期内会产生适当的心理防御机制，如否认、逃避等，此时护士应理性接受心理防御机制的正向意义，同时积极对患者的心理防御机制加以干预，帮助、引导患者合理地运用心理防御机制，调整患者的心理状态，使患者在脑卒中康复治疗的同时，心理上得到适当的宣泄、放松。

8. 健康教育

(1) 出院前康复护理指导：主要目的是对患者进行回归家庭自理生活的指导。

①健康教育：通过健康教育，护理人员让患者及其家属了解疾病的过程，理解康复治疗及护理的重要性，明确康复的意义和目标，主动参与康复训练，并掌握各个阶段训练的动作要领及注意事项，建立良好的生活习惯，积极预防及控制脑卒中的危险因素。

②预防脑卒中复发：告知患者定期到医院或社区康复机构接受再评估和指导。生活规律化、调整心理状态，切忌激动、发怒，合理膳食营养，合理安排活动，避免过度疲劳，密切观察病情变化，避免复发或加重。

(2) 出院后康复护理指导：主要目的是预防脑卒中的复发。

①康复技术指导：对功能障碍的患者要尽早进行功能训练，防止发生废用综合征或误用综合征。对长期卧床的患者，要教会其家属正确的护理方法，防止压疮、肌肉萎缩感染等并发症的发生。此外，要嘱其按时服药、坚持训练、定期医院复查，以获得正确的治疗和训练指导。

②居家护理指导：指导患者及其家属掌握突发患者的家庭救护，如尽快清除患者口鼻中分泌物和呕吐物；昏迷患者头偏向一侧，避免呕吐物逆流引起窒息；运送时保持平卧位，注意头部向上，以减少脑部充血等。

③行为干预：患者养成良好的生活习惯有助于降低脑卒中危险，主要包括戒烟、戒酒、控制体重及适当运动、合理饮食、劳逸结合和保持心情舒畅及防治便秘等。密切观察病情变化，若有变化及时诊治，避免脑卒中的复发或加重。

二、精神疾病患者的社区康复

（一）患者的一般心理特征

患者由于所患疾病的病种、病程病情程度以及患者对疾病耐受能力不同，患者的个性、文化背景、价值观念、生活阅历、年龄大小存在差异，使每个患者存在的心理问题千差万别。但因为都是精神疾病方面的患者，所以还是有某些相同的特征，概括归纳为如下几点。

1. 认知特征 患者患病后，由于病体的反应，角色变化和心理冲突，主观感觉和体验与正常有了差异。此时将注意力转向自身，对身体生理活动异常敏感，感觉度也增高，主要表现为以下几点。

(1) 感知度差异：患者对声音、光线、温度、体位、疾病信息等异常敏感。

(2) 记忆力减退：有些患者不能准确回忆病史，不能记住医嘱，甚至刚说的话、刚做的事也都难以记起。

(3) 思维能力下降：患者表现出对事物的分析、判断能力下降，解决问题犹豫不决。

2. 情绪特征 情绪反应是患者最常见、最突出的症状。

(1) 焦虑：患病中后期普遍存在的情绪反应，是对潜在的、可能的威胁产生的恐惧心理。焦虑常伴忐忑不安、失眠、头痛、胸闷、呼吸急促、注意力不集中等，可分为三类：

①期待性焦虑：感到即将发生，但又未能确定的重大事件时的不安反应。如患者对自我情况、治疗和检查过程的不确定性。

②分离性焦虑：患者住院期间离开配偶、子女、亲朋、同事、家庭等熟悉的人际关系而产生的情绪反应。

③阉割性焦虑：一种自我完整性的破坏和受威胁时所产生时的心理反应，如手术、穿刺等，患者担心自我完整性的破坏而产生的心理反应。

(2) 抑郁：患者对疾病的应激失去控制，治疗受挫，康复信心的丧失是产生抑郁的重要原因。此时患者心情烦躁不安，表现为一种闷闷不乐、忧愁、压抑、无助的消极情绪，常常伴随消极的行为，如自残、自杀倾向。

(3) 愤怒：患者十分普遍的情绪反应，常心烦意乱、情绪易波动、易发怒、为小事唠叨不休或大发雷霆。主要原因是患者认为自己得病是不公平的、倒霉的事情，加上疾病的折磨、生活不能自理以及看到自己事业、前途人生受到影响，从而形成的一种暴躁的情绪。

3. 人格特征 人患病后会发生人格的改变。如：肝病患者易发脾气；冠心病、高血压患者易紧张、急躁；传染病患者外向型人格变成内向型；癌症晚期患者多性格固执。大多数患者疑心加重，人格改变大致分为以下类别。

(1) 自尊心增强：人一旦生病，角色情感会发生变化，自我价值和自尊心会受到不同程度的伤害，患者就会过分希望得到他人关心、注意。

(2) 猜疑：患者会对他人的表情、神态、行为等敏感度增高，猜疑心重。猜疑是一种消极的自我暗示，是由于缺乏客观根据，影响对事物正确的客观判断。

(3) 依赖性增强：大多数患者都会产生的一种心理行为退化症状，表现为尽管可以克服困难照顾自己，但仍然喜欢依赖他人的帮助，事事依靠别人，行为变得缺乏主动性。

4. 意志行为特征 由于基本的刺激会引起一些患者意志行为的不良变化，常表现出行为的自觉性和目的性缺乏，疾病恢复中稍遇困难便产生动摇，开始妥协，失去治疗信心，缺乏自制力。

(二) 常见精神疾病的家庭指导

1. 精神分裂症 精神分裂症是指一组病因未明的精神疾病，具有思维、知觉、情感和行为等多方面障碍，以精神活动脱离现实与周围环境不协调为主要特征。其家庭指导有如下内容。

(1) 日常生活指导：提供安全舒适的环境，制订合理的饮食计划，维持正常的营养代谢；注意患者个人卫生，家人协助其完成晨晚间护理，对行为退缩、生活懒散的患者，应采取督促指导法，保证患者按时洗漱定时更衣、沐浴。

(2) 安全指导：保证患者的健康和安全是精神分裂患者的护理重点，家属应了解患者病情病况，消除和减轻危险因素对患者的影响。严密观察患者幻觉、妄想的内容及相应的情感表现，对异常行为要劝说阻止，防止发生意外。

(3) 用药指导：指导患者遵医嘱按时服用药物，家属要注意患者用药情况，如用药的剂量、时间，防止藏药吐药，必要时督促提醒患者服药，并观察用药后的疗效及不良反应。

(4) 心理指导：对患者进行心理疏导，劝导他们正确对待挫折、磨难，激发对生活的兴趣，重新建立自强、自立、自尊、自信的心理。可以让患者了解精神分裂症的一般常识，使患者对疾病有正确的认识，消除自卑感，增强治愈信心并积极配合治疗，主动参加康复训练，鼓励患者多与社会接触，多与他人交往，争取与常人一样生活，适当参加工作，保持对社会的适应能力。

(5) 定期到医院复诊。

(6) 做好特殊症状的处理。

2. 心境障碍 心境障碍又称情感障碍或情感性精神障碍，是以明显而持久的心境高涨或低落为主要特征，并有思维与行为改变的一组功能性精神障碍。主要临床表现有躁狂状态、抑郁状态，其家庭指导内容如下。

(1) 提供安全的环境：提供安全、安静的居住环境，避免拥挤、嘈杂及强光刺激，清除所有危险品，房间内陈设简单，物品简洁。躁狂患者的房间光线还应暗淡，尽量减少刺激。抑郁患者房间光线要明亮，色彩明快，增强生活信心。

(2) 满足营养需求：躁狂患者整日忙碌不停活动量大，体力消耗大，且不能正常进餐，容易造成营养物质及水分的摄入不足，为患者提供高热量、高营养、易消化的饮食。抑郁患者有自责、自罪、食欲减退、拒食现象，应想方设法劝其进餐，对坚决拒食者，必要时可进行管饲饮食。

(3) 保证充足的休息睡眠：躁狂患者精力旺盛，活动明显增多，睡眠减少。抑郁患者有入睡困难、早醒的症状，睡眠需要补充。应鼓励其下床活动，睡觉前保持环境安静舒适，可饮热牛奶、热水泡脚、听轻

Note

音乐等诱导入眠，必要时可遵医嘱服用镇静催眠药物。

(4) 个人卫生指导：引导、督促患者保持个人卫生，注意仪表整洁，安排日常生活卫生作息表，鼓励患者独立完成个人卫生工作，如独立完成洗脸、刷牙、换衣服等。

(5) 用药指导：家属督促患者按时服药，并确保患者安全服药，密切观察用药后患者的疗效及不良反应，尤其是对躁狂患者应用锂盐治疗时要更加关注。

(6) 心理指导：对患者应充满爱心、耐心责任心及同情心，尊重患者，说话语气要温和，不要指责和羞辱患者。对于躁狂患者，不能与其一起高谈阔论，以免病情加重，对于不合理的要求给予适当限制。对于抑郁患者，应该鼓励其抒发自己的想法，阻断负面的思考，帮助患者改善消极被动的交往方式，正确认识自我，正确评价自己，帮患者找到存在的价值，增强患者的正性认识与自信。

3. 神经症 神经症不是指某一特定的疾病，而是包括病因、发病机制和临床表现不一致的一组精神障碍。临床症状主要表现为脑功能失调症状、情感障碍、强迫症状、疑病症状、分离或转换症状等。其家庭指导如下。

(1) 心理疏导：根据患者的性格特征、起病原因和具体的病情病况做好心理疏导，指导患者冷静对待矛盾和冲突，正视现实，不以自己的主观愿望看待生活中的一切。帮助患者分析自己，认识自己性格上的弱点和优点，扬长避短，保持精神健康。

(2) 保持规律的生活：劳逸结合，适当增加体育活动，以调节精神和增强体质，保证充足的睡眠，养成良好的作息习惯。

4. 老年痴呆 老年痴呆属于器质性精神障碍，是在脑部广泛性病变的基础上出现的一种常见的脑部慢性综合征，以智能减退为主要特征的一组临床征象。其指导内容如下。

(1) 保持有规律的生活：保证患者起居时间恰当，白天进行适当的活动，防止睡眠倒错。

(2) 建立良好沟通：家属平时要多与患者交谈，尽可能去理解患者，满足其合理需要。做到尊重患者，对患者有耐心，态度和蔼、热情，与患者交谈尽量选择患者感兴趣的话题，多采用非语言的交流形式，从而达到良好的沟通。

(3) 合理安排生活环境：将患者的常用物品放置在固定位置，拿走环境中的危险物品，保持环境整洁，还要注意环境地面平整、防滑。

(4) 扩大社交活动：家属可经常陪同患者外出散步，但防止患者擅自外出，必要时在患者衣服上缝上标志，或给患者佩戴手环，注明患者姓名、家庭住址、联系人姓名及电话。

(5) 加强自理能力：督促患者自己料理生活，如穿衣、洗脸、吃饭等。在家中，要让老年人发挥一定的作用，适当地参与家庭活动，如扫地、浇花等，避免老年人精神空虚。

（三）不同病程阶段的家庭指导

1. 疾病早期的家庭指导 主要是早期发现（初发患者与患者病情复发），一旦发现有精神疾病的患者，劝其及时就医。早期发现患者可采用健康人群检测，对社区居民进行精神健康调查，确认影响心理健康危险因素及其相关因素，定期检查随访，指导居民进行自我心理健康评定等措施。早期治疗应符合合理用药、家庭治疗和双向转诊等原则，并配合心理咨询与心理治疗。

2. 疾病症状明显期的家庭指导

(1) 兴奋躁动：应建立相互信任的关系：多用正面教育，表扬多于批评；避免激惹患者，引导其做一些平常较喜欢的活动，转移其行为指向；保持环境的安全、安静，避免噪声，减少刺激，限制一定的人际交往，以减少对患者的心理影响。

(2) 攻击和暴力行为：这种行为往往是在幻觉、妄想等精神症状支配下产生的，家属对患者应耐心，态度温和，避免对患者使用过于激动的态度和行为，要控制好自己的情绪，不要流露紧张和畏惧的表情。用平静、坚定、简洁的语气发表意见，以取得患者的信任，从而了解患者幻觉、妄想的内容，协助患者摆脱精神症状的干扰、消除其紧张不安和烦躁心理，增强患者控制自己行为的能力。对攻击企图严重的患者

Note

应采取必要的隔离措施，在安全距离内进行交谈，对可能受到攻击的对象要采取必要的保护措施，必要时在约束下送往医院处理。

(3) 自杀：自杀、自伤是精神患者常见的危险行为。自杀的行为往往十分隐蔽，发生突然，且计划周密。因此，家属需要密切观察患者的日常行为变化，特别是异常的言语和行为表现，发现患者出现异常行为加以看管监护，及时采取有效措施。加强危险物品的管理，注意患者居住环境的安全保护措施，凡有跳楼、触电、服毒、自刎、自缢、割血管、开煤气等自杀条件的，均应加以防范。家属加强药物治疗的同时，还应改善患者情绪与睡眠，关心、体贴患者，对患者进行心理疏导，帮助患者培养兴趣、增强信心。鼓励患者采取积极的态度应对问题、积极探索解决问题的新途径，组织患者参加有益的活动提高患者自尊，让患者感受到生活的美好，使患者看到未来的希望。

(4) 木僵：常见于紧张性精神分裂症。在没有意识障碍情况下，出现言语、动作和行为的抑制，严重者可出现木僵状态，并与紧张兴奋交替出现。患者终日卧床、不食不动、缄默不语、对周围环境刺激无反应，出现肌张力增高、蜡样屈曲、被动服从或违拗。严重者可能危及生命，应转诊精神病专科医院。转诊前可给予营养支持治疗、预防压疮，还应注意紧张性兴奋的出现。

(5) 出走：出走行为是指没有准备或告诉亲属而突然离家外出。对精神疾病患者而言，出走行为是患者在家中擅自离开的行为。由于精神疾病患者自我防护能力较差，出走可能会给患者或他人造成严重后果。因此，必须了解其外出的原因和想法，与患者建立信任关系，主动接触患者，做好耐心细致地疏导，指导患者正确解决生活中的矛盾和问题，引导正性行为，鼓励患者战胜疾病的信心。给患者创造舒适的休养环境，要善于观察患者的病情变化，督促和组织患者参加娱乐活动，使其心情愉快，消除恐惧和疑虑的心理障碍，患者外出治疗及检查时，家属陪护，禁止单独外出。家属经常陪伴患者，减少患者的孤独感。

(6) 噎食及吞食异物：噎食又称急性食管堵塞，是指食物堵塞咽喉部或卡在食管的第一狭窄处，甚至误入气管，引起呼吸窒息。精神疾病患者发生噎食窒息者较多，其原因主要是服用精神病药物发生锥体外系副反应时，出现吞咽肌肉运动不协调所致。主要表现为患者在进食时突然发生严重的呛咳、呼吸困难、出现面色苍白或青紫等危象，甚至窒息死亡，应立即处理。家人应合理安排患者的饮食，情况允许的时候，可以和患者一起进食，避免患者进食速度过快或暴饮暴食。护理人员应指导其家庭成员学会噎食的相关急救措施，并及时送往就近医院进行治疗。

3. 疾病康复期的家庭指导 精神康复不仅仅是治疗后精神症状的消失，更重要的是恢复正常的精神功能，重新回归社会，成为自食其力的劳动者。所以通过社区康复，实施全面康复措施。

(1) 坚持药物维持治疗：药物治疗对预防精神病复发有重要意义。家属应督促患者坚持服用医师所开的药物，并观察药量、有无不良反应。加强患者对疾病及药物自我管理技能，包括患者对自身疾病病情、症状的认识和理解，学会识别自身症状，主动按时按量服用药物，对常见的药物不良反应有所了解，并能简单自我处理。

(2) 加强个人生活自理能力：家属协同患者制订自我照顾计划。从简单劳动开始，循序渐进，培养有规律的生活习惯。着重培训个人卫生、饮食、衣着、排便等活动，增强生活兴趣，提高生活能力。家属对患者的微小进步，都应注意鼓励，激发其自觉性和参与的积极性，给予患者无限动力。

(3) 恢复社会功能：家属要给患者创造机会，鼓励患者参加适当的社会活动。加强患者的社会适应能力，对孤僻、懒散者，应鼓励其户外活动，如散步、逛商场、游园、听讲座等，增加与外界的实际接触；家属还应帮助患者培养兴趣和爱好，如阅读书报、练字、养花、唱歌、下棋等，使其感到生活充实；对有能力工作者应鼓励参加工作，根据恢复程度选择适宜的工作，争取能够让其行动起来，看到自己的成果能获得快乐，并逐步提高自我价值感。

(4) 心理指导：家属要帮助患者树立自信心，消除自卑感，发挥患者的主观能动性，让患者了解疾病，学会必要时主动寻求医师、家属等社会支持，以提高患者的自护能力。以理解、平等、尊重、鼓励的态度对待患者，帮助患者解决工作、学习、生活中遇到的问题。从而减轻对其造成的心理压力，减少疾病的诱发因素，使患者逐步向身心健康过渡。

（余莎）

直通护考在线答题

Note

第八章　社区传染病患者的预防与护理

本章 PPT

学习目标

掌握：1. 传染病的概念。

2. 传染病分类与报告时间。

3. 社区常见传染病的预防措施和护理。

熟悉：传染病的流行过程。

了解：传染病的影响因素与特征。

社区传染病的预防是以社区为基础的护理保健服务。了解传染病的流行过程，才能做好社区传染病的预防。新中国成立前，霍乱、鼠疫、天花、疟疾等广泛流行，使我国人民遭受了极大痛苦。新中国成立以后制定并实施了“预防为主，防治结合”的卫生方针，使许多传染病被消灭或基本被消灭，绝大多数传染病得到有效控制。虽然传染病已不再是引起死亡的首要原因，但是仍然有很多传染病存在并逐步传播，如病毒性肝炎、结核病等，某些传染病近年来的发病率又呈上升趋势，如结核病、艾滋病，还有一些新的传染病陆续出现，如各型禽流感等。所以传染病的防治工作不可松懈，社区护理工作者应结合所在社区的经济、人口、急性和慢性传染病发病率等情况，做好宣传教育、预防接种、疫情报告与筛检、消毒隔离等工作，促进社区人群健康。目前大家对健康的追求越来越高，但是对传染病的预防认识不足，本章主要学习国内比较常见的几种传染病的预防与护理，以增强大家对这些疾病的预防意识，减少疾病的传染。

第一节　传染病概述

案例引导

王某，男，40 岁。发热、食欲减退 10 天。10 天前不明原因出现发热，体温在 38 ℃左右，伴头痛、全身乏力、食欲减退，自认为“感冒”自服“康泰克”等药物，5 天后体温下降至正常，精神食欲好转，但家属发现患者皮肤发黄，遂来院。护理体检：体温 37.4 ℃，心率 70 次/分，呼吸 20 次/分，血压 110/70 mmHg。巩膜及皮肤黄染，未见肝掌及蜘蛛痣，无出血点，浅表淋巴结无肿大。颈软，心肺正常。腹软，肝右肋下 2 cm，质软，压痛，表面光滑，脾未及。实验室检查：血常规，血红蛋白 120 g/L，白细胞 5.0×10^{9}/L，中性粒细胞 0.66，淋巴细胞 0.34。大便、尿常规正常。肝功检查：ALT 450 U/L，血清抗 HAV-IgM(＋)。

思考：(1) 该患者最可能的医疗诊断是什么？

(2) 护理评估要点有哪些？

Note

一、传染病的定义和特点

(一) 传染病的定义

传染病(infectious diseases)是由各种病原体引起的能在人与人、动物与动物或人与动物之间相互传播的一类疾病。病原体中大部分是微生物,小部分为寄生虫,寄生虫引起者又称寄生虫病。

知识拓展

传染病与感染病

传染病是感染性疾病的一种特殊类型,应归类于感染性疾病(简称感染病)。

(1) 感染病:凡由致病微生物(包括病毒、衣原体、支原体、立克次体、细菌、螺旋体、真菌、寄生虫)通过不同方式引起人体发生感染并出现临床症状者,即为感染病。

(2) 传染病:由某些病原体引起的能在人与人、动物与动物或人与动物之间相互传播的一类疾病。

(3) 感染性疾病是由病原体侵入机体引起的疾病,不仅常见于内科、儿科,也涉及其他临床科室,如外伤患者常见的厌氧菌感染、妇产科常见的链球菌感染及各科室住院患者常发生的院内感染等,都与感染病有关。以往我国将感染性疾病统称为传染性疾病,即传统的"传染病"。传染病是由传染源携带的病原体,通过一定的传播途径进行播散的疾病。而感染病不仅包括了传统的传染病和寄生虫病,而且还包括了一般情况下对健康人并无危害的条件致病菌的感染,如医院内感染和免疫力低下患者遭受的各种感染,同时还包括以往不由传染病科收治的有明确病原体感染的疾病,如除猩红热以外的其他链球菌感染、多种条件性致病菌感染、住院患者在住院期间引起的各种感染等。感染病比传染病包括的范围更广,涉及的病种更多。西方国家的感染病科不仅收治有关感染性疾病,还统管全院感染性疾病的会诊,指导各科室对抗生素的应用,以及参与全院的医院内感染的管理和防治。

(二) 传染病的特点

传染病的特点是有病原体、传染性、流行病学特征及感染后免疫。

1. 病原体　每种传染病都由特异的病原体引起,病原体可以是微生物或寄生虫,包括病毒、细菌、真菌或者寄生虫等。

2. 传染性　传染性是传染病与其他类别疾病的主要区别,传染病意味着病原体能够通过各种途径传染给他人。传染病患者有传染性的时期称为传染期。病原体从宿主排出体外,通过一定方式,到达新的易感染者体内,呈现出一定传染性,其传染强度与病原体种类、数量、毒力、易感人群的免疫状态等有关。

3. 流行病学特征

(1) 流行性:按传染病流行过程的强度和广度分为如下几类。

①散发:指传染病在人群中散在发生。

②流行:指某一地区或某一单位,在某一时期内,某种传染病的发病率,超过了历年同期的发病水平。

③大流行:指某种传染病在一个短时期内迅速传播、蔓延,超过了一般的流行强度。

④暴发:指某一局部地区或单位,在短期内突然出现众多的同一种疾病的患者。

(2) 地方性:指某些传染病或寄生虫病,其中间宿主受地理条件、气温条件变化的影响,常局限于一定的地理范围内发生,如虫媒传染病、自然疫源性疾病。

(3) 季节性:指传染病的发病率在年度内有季节性升高,此与温度、湿度的改变有关。

4. 感染后免疫　传染病痊愈后,人体对同一种传染病病原体无反应,称为免疫。不同的传染病病后免疫状态有所不同,有的传染病患病一次后可终身免疫,有的可能再次感染。可分为下几种感染

Note

现象。

(1) 再感染:同一传染病在痊愈后,经过一定时间,被同一种病原体感染。

(2) 重复感染:某种疾病在发病中,被同一种病原体再度侵袭而受染。血吸虫病、丝虫病、疟疾最为常见。

(3) 复发:发病过程已转入恢复期或接近痊愈,而该病原体再度出现并繁殖,而原症状再度出现。伤寒最为常见。

(4) 再燃:临床症状已缓解,但体温尚未正常而又复上升、症状略见加重者。多见于伤寒。

二、传染病的流行过程及影响因素

传染病的流行过程是传染病在人群中发生、发展和转归的过程,即传染病的特异病原体从感染者体内排出,经过一定传播途径,再侵入易感者,并不断发生、发展的过程。

传染病流行过程的发生必须具备三个条件,即传染源、传播途径和易感人群,统称流行过程三环节。假如缺乏任何一个环节,新的传染就不可能发生,也就不可能引起传染病在人群中的传播和流行。但这一过程的形成并非一个单纯生物学现象,它始终受到自然因素和社会因素的影响,使得这一过程表现出不同的强度和性质。

(一) 流行过程

构成传染病流行过程的三个基本环节为传染源、传播途径和易感人群,缺少任何一个环节或阻断它们之间的联系,流行过程就不能发生或中断。

1. 传染源 指体内有病原体生长、繁殖,并能将其排出体外的人或动物。

(1) 传染病患者:急性患者通过其排泄物或呕吐物使病原体播散。其中轻型和隐性感染者症状轻或无症状,且人数多、活动范围广,难以发现和管理,是极重要的传染源;慢性和迁延型患者常间歇或持续排出病原体,活动范围广,也是重要的传染源。传染病患者排出病原体的整个时期称为传染期,是制订隔离期限的依据。

(2) 病原携带者:指没有临床症状而能排出病原体的人。病原携带者由于没有症状而难以发现,有的排出病原体时间很长,所以是很重要的传染源。

(3) 受感染的动物:某些动物间的传染病也能传给人类而引起感染,这类疾病称为动物源性传染病。人和动物可患同一种病,但病理改变、临床表现和作为传染源的意义不相同。例如,患狂犬病的狗可出现攻击人和其他动物的行为,成为该病的传染源之一,而人患此病后临床表现为恐水症,不再成为该病的传染源。

2. 传播途径 指病原体从传染源体内排出后,通过一定的方式再侵入易感者体内所经过的途径。

(1) 空气传播:指病原体从传染源排出后,通过空气侵入新的易感宿主所经历的全部过程。空气传播是呼吸道传染病的主要传播途径。传播方式包括经飞沫、飞沫核和尘埃传播。

知识拓展

1. 飞沫传播 含有大量病原体的飞沫在患者呼气、打喷嚏、咳嗽时经口、鼻排入外部环境。大的飞沫迅速降落地面,小的飞沫在空气中短暂停留,局限于传染源周围。因此,经飞沫传播只能累及传染源周围的密切接触者。这种传播在一些拥挤的公共场所如车站、临时工棚、监狱等较易发生。对环境抵抗力较弱的流感病毒、百日咳杆菌和脑膜炎双球菌常经此方式传播。

2. 飞沫核传播 飞沫在空气悬浮过程中由于失去水分而剩下的蛋白质和病原体组成的核心称为飞沫核。飞沫核可漂流至远处。结核杆菌等耐干燥的病原体可经飞沫核传播。

3. 尘埃传播 含有病原体的飞沫或分泌物落在地面,干燥后形成尘埃。易感者吸入后即可感染。凡对外界抵抗力较强的病原体如结核杆菌和炭疽杆菌芽孢均可通过尘埃传播。

(2) 粪-口传播:病原体借粪便排出体外,污染水、食物或餐具,易感者通过这些污染的水或食物而获得感染。常见于卫生系统尚未健全、教育倡导不周的发展中国家。未处理之废水或受病原体沾染的物品直接排放于环境中，可能污染水源、食物或碰触口、鼻黏膜的器具，以及如厕后清洁不完全，通过饮食过程可导致食入者感染，主要病原可为病毒、细菌、寄生虫，如霍乱、A 型肝炎、轮状病毒、弓形虫感染症等。

(3) 接触传播：有直接接触和间接接触传播两种方式。直接接触是指传染源与易感者皮肤、黏膜直接接触所造成的传播，如各种性病、红眼病等。间接接触是指传染源的分泌物或排泄物污染日常生活用品和餐具等引起的传播，如猩红热、布鲁氏杆菌病等。

(4) 虫媒传播：指通过节肢动物为媒介而造成的传播，可分吸血传播和机械传播。吸血传播指吸血昆虫叮咬、吸吮患病动物和人的血而传播，如蚊子传播流行性乙型脑炎等。机械传播指病原体停留在节肢动物的体表或体内，一般不繁殖，仅通过机械接触的方式传播，如苍蝇、蟑螂机械性携带伤寒、痢疾等病原体。

(5) 血液、体液传播：通过输血、血制品或被血液、体液污染的医疗器械所引起的传播。常见于医疗过程中使用侵入性的医疗器材如注射器、手术刀、输血技术，因此许多医疗机构要求相关医疗程序的施行，必须经过多重、多人的确认以免危害患者，在捐血、输血时，也针对捐赠者和接受者进一步检验相关生理状况，减低此类感染的风险，但由于毒品的使用、共用针头等情况可造成难以预防的感染，尤其对于艾滋病的防范更加困难。

3. 易感人群　指对某一传染病缺乏特异性免疫力的人群。人群对某种传染病容易感染的程度，称为人群易感性。人群易感性与个体的免疫状态有关。

人群易感性高低受许多因素的影响，如新生儿增加、具有免疫力的人口死亡、人群免疫力自然消退及易感人口的大量流入等，均能使人群易感性升高。有计划地预防接种或传染病流行之后，均能使免疫人口增加，降低人群易感性。人群对某种传染病的易感性明显影响传染病的发生和传播，如果易感人群多，一旦有传染源侵入则发病率增高；反之，如果易感人群少，即便有传染源侵入，传染病不易发生或发病率低。

(二) 影响流行过程的因素

构成流行过程必须具备三个基本环节，即传染源、传播途径和易感人群，而三者能否相互连接形成流行，是一个复杂的生物和社会现象，往往受自然因素和社会因素的影响。

1. 自然因素的影响　自然因素包括人们生活环境中的气候、地理、土壤、动植物等，其中对流行过程影响最明显的是气候因素和地理因素。气候因素和地理因素对动物宿主、生物媒介、人群活动及外环境中病原体的存活均有显著影响。

(1) 自然因素对传染源的影响：尤其以动物为传染源时，自然因素如气候因素和地理因素，可通过促进或抑制传染源的活动而影响流行过程。如流行性出血热的传染源黑线姬鼠，栖息在潮湿、多草地区。黄鼠有冬眠，多在春夏之交繁殖，秋季密度达到高峰，从而决定了黄鼠鼠疫及其引起的人间鼠疫流行季节为 4 月至 10 月。

(2) 自然因素对传播途径的影响：尤其在以节肢生物媒介作为传播途径时，自然因素的影响明显。媒介生物的地理分布、季节消长、活动能力以及病原体在媒介生物体内的发育、繁殖等均受自然因素制约。因此，疟疾、流行性乙型脑炎等由节肢动物媒介传播的传染病有明显的地区性和季节性。

(3) 自然因素对易感人群的影响：自然因素还能影响人们的受染机会。如夏季气候炎热，人们喜食生冷食品，易发生肠道传染病；冬季寒冷，人们多在室内活动，增加了飞沫传播传染病的机会。自然因素还可对易感者非特异性免疫力产生影响，例如，在寒冷冬季，冷空气刺激呼吸道黏膜使血管收缩，造成局部缺血，致使上呼吸道抵抗力降低，易发生呼吸道疾病，而夏季炎热，血液多流向体表，造成肠黏膜缺血，肠道抵抗力降低，往往容易发生肠道传染病。

2. 社会因素对流行过程的影响　社会因素包括人类的一切活动，如社会制度、生产活动、生活条件、医疗卫生状况、文化水平、人口移动、宗教信仰、社会安定等。

(1) 社会因素对传染源的影响：我国建立了各级卫生防疫机构和传染病医院，保证了重大传染病及

Note

时得到报告、隔离和治疗，极大地控制了传染病在我国的流行；严格执行国境卫生检疫，防止了境外传染病传入我国；定期对饮食行业、自来水厂有关工作人员做肠道传染病的病原体检查，以利于早期发现传染源，减少了肠道传染病的流行；对献血人员进行包括乙型肝炎表面抗原在内的常规检查，有助于防止受血者经血液或血制品感染等。

(2) 社会因素对传播途径的影响：在流行过程的三个基本环节中，以传播途径受社会因素影响最为明显。居民饮用水质量可影响霍乱、伤寒、痢疾等肠道传染病的传播；人口密度也可影响某些传染病的流行过程，例如，农村人口密度小，麻疹等呼吸道传染病不是经常存在，多在传入后才发生流行，相反在城市，由于人口密度大，呼吸道传染病则经常存在，出现周期性流行；人们的卫生知识水平和风俗习惯也是传染病发生的影响因素，如饭前便后洗手、不饮生水、不随地大小便，都会减少传染病传播的机会。

(3) 社会因素对易感人群的影响：预防接种及其质量是社会因素影响人群易感性最明显的一个方面。通过预防接种可提高人群免疫力，以控制传染病的传播和流行，最后消灭传染病。例如，实行计划免疫，可有效地预防麻疹、白喉、百日咳、破伤风、脊髓灰质炎和结核病等。

三、传染病的分类与报告

对传染病患者应做到早发现、早诊断、早报告、早隔离、早治疗，传染病报告制度是早期发现传染病的重要措施，必须严格遵守，任何单位和个人发现传染病患者或疑似传染病患者时，都应当及时向附近的疾病预防控制机构或者医疗机构报告，各种传染病报告时限如下。

《中华人民共和国传染病防治法》(简称《传染病防治法》)规定的传染病分为甲类、乙类和丙类，共三类 39 种。

(一) 甲类传染病 2 种

(1) 包括鼠疫、霍乱。

(2) 报告时间：发现后于 2 h 内报告。

(二) 乙类传染病 26 种

(1) 包括传染性非典型肺炎、艾滋病、病毒性肝炎、脊髓灰质炎、人感染高致病性禽流感、麻疹、流行性出血热、狂犬病、流行性乙型脑炎、登革热、炭疽、细菌性和阿米巴性痢疾、肺结核、伤寒和副伤寒、流行性脑脊髓膜炎、百日咳、白喉、新生儿破伤风、猩红热、布鲁氏菌病、梅毒、淋病、钩端螺旋体病、血吸虫病、疟疾。

(2) 报告时间：对于乙类传染病则要求诊断后 24 h 内进行报告。

(3) 对乙类传染病中传染性非典型肺炎、炭疽中的肺炭疽、脊髓灰质炎患者或疑似患者，采取本办法所称甲类传染病的预防、控制措施。发现后于 2 h 内报告。

(三) 丙类传染病 11 种

(1) 包括流行性感冒(简称流感)、流行性腮腺炎、风疹、急性出血性结膜炎、麻风病、流行性和地方性斑疹伤寒、黑热病、包虫病、丝虫病，除霍乱、细菌性和阿米巴性痢疾、伤寒和副伤寒以外的感染性腹泻病、手足口病。

(2) 报告时间：对于丙类传染病则要求诊断后 24 h 内进行报告。

四、传染病的预防与护理

社区是预防传染病的最基层单位，在社区中传染病的预防及控制首先要依靠当地政府，充分发动群众，有计划，有措施，因地因时制宜，密切结合当地实际情况，加强传染病的防治管理和对传染病流行过程中的三个基本环节采取措施，做好本社区的传染病的防治与护理工作。

(一) 社区预防措施

1. 改善环境卫生条件 传染病的预防涉及环境卫生、食品卫生防疫等多项公共卫生事业，必须改

Note

善城乡环境卫生面貌，保持饮水卫生，加强食品卫生监测，实施粪便污物管理和无害化处理，以改善社区环境卫生条件，消除媒介昆虫，这是预防传染病的根本措施。

2. 健康教育 开展预防传染病的健康教育，可向群众宣传传染病的防治知识，提高群众的防病意识，是预防和控制传染病的一项重要武器，是国内外公认的一种低投入、高效益的策略。

3. 预防接种 预防接种是提高免疫力的特异性预防措施，可预防相应的传染病，是预防控制消灭传染病最经济、最重要的措施之一（表 8-1）。

表 8-1 预防接种

接种时间	接种疫苗	次数	可预防的传染病
出生24小时内	乙型肝炎疫苗	第一针	乙型病毒性肝炎
	卡介苗	初种	结核病
1月龄	乙型肝炎疫苗	第二针	乙型病毒性肝炎
2月龄	脊髓灰质炎糖丸	第一次	脊髓灰质炎（小儿麻痹症）
3月龄	脊髓灰质炎糖丸	第二次	脊髓灰质炎（小儿麻痹症）
	百白破疫苗	第一次	百日咳、白喉、破伤风
4月龄	脊髓灰质炎糖丸	第三次	脊髓灰质炎（小儿麻痹症）
	百白破疫苗	第二次	百日咳、白喉、破伤风
5月龄	百白破疫苗	第三次	百日咳、白喉、破伤风
6月龄	乙型肝炎疫苗	第三针	乙型病毒性肝炎
	A群流脑疫苗	第一针	流行性脑脊髓膜炎
8月龄	麻疹疫苗（或麻风腮）	第一针	麻疹（风疹、腮腺炎）
	乙脑疫苗	非活第一、第二次	流行性乙型脑炎
9月龄	A群流脑疫苗	第二针	流行性脑脊髓膜炎
1.5～2岁	百白破疫苗	第四次	百日咳、白喉、破伤风
	麻疹疫苗（或麻风腮）	第二次	麻疹（风疹、腮腺炎）
	脊髓灰质炎糖丸	加强	脊髓灰质炎（小儿麻痹症）
	乙脑疫苗	加强	流行性乙型脑炎
3岁	A群流脑疫苗，也可用A+C流脑加强	第三针	流行性脑脊髓膜炎
4岁	脊髓灰质炎疫苗	加强	脊髓灰质炎（小儿麻痹症）
6岁	麻疹疫苗（或麻风腮）	第三次	麻疹（风疹、腮腺炎）
	精白破疫苗	第一次	白喉、破伤风
	乙脑疫苗	初免两针	流行性乙型脑炎
	A群流脑疫苗	第四针	流行性脑脊髓膜炎
12岁	卡介苗	加强农村	结核病

4. 疫情报告 又称传染病报告，是传染病管理的重要内容，也是防止传染病蔓延的重要措施。

（二）社区护士在传染病预防和控制中的职责

作为基层卫生机构的重要成员，社区护士在传染病的预防和控制中具有不可替代的作用。社区护士对辖区内的托幼机构、学校、机关团体、餐饮服务业、娱乐场所等较为熟悉，有利于通过日常护理干预措施帮助居民提高对传染病防治的认识，并对传染病患者进行有效管理。

1. 开展健康教育预防传染病的发生 加强社区传染病的护理管理，利用多种形式（如宣传海报、知识讲座等）有计划地组织和开展预防传染病的宣传活动，让居民了解并掌握传染病相应防治措施，提高自我防范意识与能力；督促社区内公共场所从业人员、餐饮服务人员和传染病痊愈者等，定期到相应卫生机构接受体检；在家庭访视或执行各种护理活动时，随时注意是否有引起传染病发生的危险因素，及时予以去除，如发现居民的不良卫生习惯，提出改进建议，预防消化道传染病的发生和传播。

2. 督促疫苗的预防接种 社区护士须熟知社区内传染病的易感人群，督促家长及时为需要实施计划免疫的适龄儿接种疫苗，建议年老体弱等重点人群在传染病流行期间接种疫苗，进行人工免疫，有效降低人群易感性，利于预防和消灭传染病。

3. 加强传染病病情监测，早期发现，并开展流行病学调查 社区护士配合卫生防疫工作者对本社区开展针对传染病的护理评估，及时发现疫情并进行连续监控，掌握社区传染病动态，分析历年社区传染病的发生、发展情况；掌握本社区传染病发病率、死亡率和计划免疫率及患者群和携带者的情况，并从社区整体的角度与相关部门合作，制订传染病管理方案。利用社区各种筛查机会发现病例，当发现呈阳性反应时应尽早采取措施，以预防疾病的流行。

4. 进行家庭访视，有效管理传染病患者 发现疫情时应按法律规定的程序上报疫情，并通过家庭访视调查该传染病是何时、何地发生及如何传播的，从蔓延情况判断疫情的性质；了解患者病情的发展或痊愈情况。观察接触者的健康状况及患者周围的继发情况，并对继发患者进行建档立案管理。重点帮助患者及家属了解疾病的传播途径、预防方法，教会患者及家属有效的、适合家庭的防治措施，促使其认真落实。指导患者疗养，督促其正确遵从医嘱服药，注意观察药物的作用及不良反应。做好疫情调查记录，认真填写传染病调查表或家庭访视表，以备分析，患者痊愈或死亡即结束本案管理。

（三）传染病疫情的预防与控制

1. 疫病出现前的预防

（1）经常性预防措施：此类预防措施是预防传染病的根本措施。社区护士应积极对居民进行相关传染病知识的宣教，提高民众对传染病的防治意识和应对能力。通过积极开展健康教育，对不同病种有计划、有目的地宣传传染病的症状及防治方法，达到普及卫生常识、预防疾病的目的。在某些疾病流行季节，对易感者可采取一定防护措施，以防止受感染，例如，应用蚊帐或驱虫剂防止蚊虫叮咬，以预防疟疾、丝虫病、流行性乙型脑炎等感染。社区护士应从点滴小事做起，如帮助居民建立良好的卫生习惯，如洗手，不要随地吐痰等。建立健全社区卫生机构的规章制度，杜绝传染病的医源性传播。加强饮水和食品安全的监督管理，采取切实有效的措施，不断改善社区居民的居住环境卫生，饮水卫生、食品卫生和公共场所的卫生条件。加强对食品、饮用水、公共场所和设施的卫生监督检查，并对生活垃圾、生活污水和粪便采取无害化处理，定期开展灭鼠、杀虫等工作。

（2）预防接种和计划免疫：预防、控制和消灭传染病十分有效的方法。预防接种通过使机体产生对传染病的特异性免疫力，提高人群免疫水平，降低易感性。计划免疫是国家根据传染病的疫情监测及人群免疫水平的分析，有计划地为易感人群进行预防接种。

2. 疫病出现后的防疫 对传染病的三个基本环节进行预防和控制。

（1）管理传染源：包括对患者、病原携带者、动物传染源和接触者的管理。

①传染病患者：对患者要做到早发现、早诊断、早报告、早隔离、早治疗，及时、有效地控制传染病的蔓延。传染病患者一经确定，应按《传染病防治法》规定实行分级管理：疑似患者应尽早明确诊断；甲类传染病的疑似患者必须在指定场所进行医学观察、隔离治疗和送检病原学标本，当地卫生防疫机构应在两日内明确其诊断；乙类传染病的疑似患者在医疗保健机构指导下治疗或隔离治疗，并在两周内明确诊断。

Note

②病原携带者：对病原携带者应做好登记并进行管理，定期随访，经 2～3 次病原学检查阴性时方可解除隔离；在食品行业、服务行业及幼托机构工作的病原携带者须暂时调离工作岗位；久治不愈的伤寒或病毒性肝炎的病原携带者不得再从事威胁性职业；艾滋病、乙型肝炎和疟疾的病原携带者严禁献血。

③动物传染源：对人类危害较大的病畜或野生动物应予捕杀，然后焚烧或深埋，如患狂犬病的狗、患炭疽病的家畜；危害性大且无经济价值的动物应予彻底消灭，如灭鼠；危害不大而且有经济价值的病畜，可进行隔离治疗；此外要做好家畜的预防接种和检疫工作。

④接触者：对于传染病接触者采取的措施为检疫。检疫期限，应该自最后接触之日算起，相当于该传染病的最长潜伏期，可根据实际情况进行应急接种、医学观察、隔离观察和药物预防等。

(2) 切断传播途径：传播途径是指病原体从传染源到易感宿主的传播过程。

切断传播途径是指采取一定的措施，阻断病原体从传染源转移到易感宿主的过程，从而防止疾病的发生。主要包括消毒和隔离，隔离是指将传染源、高危易感人群安置到指定地点，暂时避免与周围人群接触，便于治疗和护理的措施。隔离分为严密隔离、呼吸道隔离、消化道隔离、血液-体液隔离、接触隔离、保护性隔离等。正确的消毒可以切断传播途径，消毒分为疫源地消毒和预防性消毒。疫源地消毒是对目前或曾经是传染源所在地进行消毒，分为随时消毒和终末消毒。预防性消毒是指未发现传染源，对可能被污染的场所、物品或人体进行消毒。

(3) 保护易感人群：包括非特异性和特异性两种措施。非特异性措施包括加强营养、合理膳食、锻炼身体、提高生活水平，从而提高机体对传染病的非特异性免疫力。特异性预防措施是接种疫苗、提高人群主动或被动特异性免疫力，对传染病的预防、控制和消灭起着重要作用。

知识拓展

三级预防的概念及在传染病预防中的应用

(1) 一级预防又称病因预防或初级预防，主要是针对致病因子(或危险因子)采取的措施，也是预防疾病的发生和消灭疾病的根本措施，如预防接种、保持健康的生活方式等。

(2) 二级预防又称“三早”预防，即早发现、早诊断、早治疗，它是发病期所进行的阻止病程进展、防止蔓延或减缓发展的主要措施。传染病做到早发现、早报告、早隔离，就可以防止传染病的传播，减少周围人群感染的可能性。早诊断、早治疗可明显改善传染病患者的疾病预后，如定期体检、婚前体检等。

(3) 三级预防主要为对症治疗。防止病情恶化，减少疾病的不良作用，防止复发转移，如用药物控制传染病患者病情等。

第二节　社区常见传染病的预防与护理

一、社区病毒性肝炎患者的预防与护理

病毒性肝炎是由多种不同肝炎病毒引起的，以肝功能损害为主的一组传染病，属于法定乙类传染病。其流行范围广、发病率高、传染性强，是威胁人类健康的疾病之一。临床上以食欲减退、恶心、上腹部不适、肝区痛、乏力为主要表现。部分患者可有黄疸、发热、肝大伴有肝功能损害。有些患者可慢性化，甚至发展成肝硬化，少数可发展为肝癌。

病毒性肝炎的病原学分型，目前已被公认的有甲、乙、丙、丁、戊五种肝炎病毒，分别写作 HAV、HBV、HCV、HDV、HEV，除乙型肝炎病毒为 DNA 病毒外，其余均为 RNA 病毒。甲、戊型肝炎为消化道传播，预防措施参考消化道传染病的预防，其他三型肝炎主要通过血液、体液的传播。社区常见的是

Note

甲型肝炎和乙型肝炎。

（一）病毒性肝炎的主要预防措施

甲型肝炎多因食用了被甲型肝炎病毒污染食物而感染，因此流行状况很大程度取决于该地的环境卫生状况，传播程度与生活经济条件和卫生知识水平密切相关。乙型肝炎病毒最主要通过血液传播，因而最重要的传播方式是母婴垂直传播和医源性感染，预防措施如下。

1. 管理传染源

(1) 患者采取血液、体液隔离：一般单位中发现病毒性肝炎患者，必须住院或回家疗养。

甲型肝炎的传染源是患者和隐性感染者，甲型肝炎患者在潜伏后期起病后，一周内从粪便中排出的HAV数量最多，该期传染性最强，因此甲型肝炎必须严格实施消化道隔离至病后三周。

乙型肝炎的传染源是急、慢性患者和病原携带者。急性患者从发病前数周开始具有传染性，并持续整个急性期，其传染程度与病毒复制指标的阳性程度有关，对于乙型肝炎的传染源，应实施血液、体液隔离至体内病毒消失。

各型肝炎的密切接触者应观察45～60天，各型肝炎患者在家中均实施分餐制，食具用具单独使用，排泄物予以消毒，卧具、洗漱用品等单独摆放和使用，防止日常生活接触传播。慢性肝炎患者一律调离直接接触入口食品、食具及婴幼儿的工作。

(2) 肝炎病毒携带者：禁止献血和从事托幼工作，注意个人卫生、经期卫生、行业卫生等，防止自身血液、唾液和其他分泌物污染周围环境，并传染他人。

2. 切断传播途径

甲型肝炎经粪-口途径传播，日常生活接触引起的感染多呈散在发病，水源或食品严重污染可引起暴发流行，因此应注意环境卫生和个人卫生，加强饮食水源粪便管理，做好食具食品消毒工作。

乙型肝炎的传播途径为血液-体液传播，具体措施如下。

(1) 加强血制品的管理：做好血制品的监测工作。

(2) 加强服务行业的监管：理发、文身、文眉、文唇线、文眼线、穿耳、修脚的用品严格消毒灭菌处理，做到一人一用一消毒；公共茶具、面巾、浴巾做到一客一消毒。

(3) 牙科用品、针灸针等严格消毒。

(4) 手术器械严格消毒灭菌处理，提倡使用一次性注射器，接触患者血液、体液用品尽量使用一次性的，如血液透析用管道、心导管、各种留置针等。

(5) 不互用刮脸刀、剃须刀、牙刷。

(6) 皮肤有破损及皮炎者不接触患者的血液、体液、分泌物、排泄物。

(7) 被患者血液、体液污染的物品，先用过氧乙酸消毒液浸泡消毒再清洗。

(8) 避免污染的针头或器械损伤皮肤，以防血液污染自身伤口。

(9) 避免性乱交，正确使用避孕套可起一定的防护作用。

(10) HBsAg阳性的母亲分娩时，注意防止新生儿皮肤的损伤，接生器械严格消毒，剪断脐带时注意无菌操作，避免母亲血液污染新生儿。

3. 保护易感人群 人类对各型肝炎普遍易感。

(1) 甲型肝炎：甲型肝炎病后可获得持久免疫力。幼儿、学龄前儿童及其他高危人群抗HAV-IgG阴性者，可接种甲型肝炎减毒活疫苗获得主动免疫，近期与甲型肝炎患者密切接触的易感者，应尽早注射人丙种球蛋白，获得被动免疫。

(2) 乙型肝炎：

①新生儿进行乙肝疫苗预防接种。

②一般易感者：接种乙肝疫苗按0月、1月、6月程序接种。定期进行体检，查乙肝两对半，确保机体免疫力正常。

③暴露后预防：暴露后24 h内先注射一针乙肝免疫球蛋白(HBG)，2～4周后注射第一针乙肝疫苗，1个月、6个月后注射第二、第三针。

Note

知识拓展

乙肝两对半又称乙肝五项，分别为乙肝表面抗原(HBsAg)、乙肝表面抗体(抗-HBs)、乙肝e抗原(HBeAg)、乙肝e抗体(抗-HBe)、乙肝核心抗体(抗-HBc)。乙肝五项检查是检测血液中乙肝病毒的血清学标志，临床上常用乙肝五项的不同组合来判断感染的现状和转归。

乙肝五项检查内容及意义。

(1) HBsAg(乙肝表面抗原)：乙肝病毒的外壳物质，本身没有传染性。HBsAg阳性往往提示有完整的病毒颗粒存在。通常在感染病毒后2～6个月，血清转氨酶还未上升时便可在血清中测到HBsAg阳性。急性乙肝患者绝大多数可以在病程初期转阴，但慢性乙肝患者会持续阳性。

(2) 抗-HBs(乙肝表面抗体，HBsAb)：乙型肝炎病毒(HBV)自然感染人恢复期出现的抗体，此时HBsAg往往已自然消失。它的存在提示人对乙肝有了抵抗力，是体内对乙肝病毒的免疫和保护性抗体。我国有27%以上的人口有此抗体。

(3) HBeAg(乙型肝炎e抗原)：产生于病毒内部，可分泌到血液中，e抗原阳性提示病毒有活动，而且是具有传染性的指标。e抗原通常在乙肝病毒感染后，表面抗原阳性同时，或其后数天便可测得阳性。

(4) 抗-HBe(乙肝e抗体，HBeAb)：人体针对e抗原产生的一种蛋白质，阳性结果提示病毒的传染性变弱，病情已处于恢复阶段，e抗体阳性在抗原转阴后数月出现。但另一种情况可能是乙肝病毒发生了变异，此时血清中无HBeAg，但可产生抗-HBe，出现这种情况就需要检查HBV-DNA以便判定是否还有病毒存在。

(5) 抗-HBc(乙肝核心抗体，HBcAb)：乙肝核心抗体分IgM和IgG两种，抗HBc-IgM阳性提示病毒活动，有传染性；抗HBc-IgG阳性提示为以往感染，无传染性，不需抗病毒治疗。核心抗体一般在表面抗原出现后3～5周，乙肝症状出现前便会在血清中检查出来。

其他，HBV-DNA是病毒的遗传基因，存在于病毒的核心部位，其阳性和HBeAg阳性意义基本是一致的。因此，目前公认的抗病毒治疗是否有效，主要是以HBeAg和HBV-DNA的阴转或定量的明显减少为指标。

乙肝五项检查对照表内容。

(1) 乙肝五项第1项阳性，其余四项阴性，说明是急性病毒感染的潜伏期后期。

(2) 乙肝五项第1、3、5项阳性，其余两项阴性，俗称乙肝大三阳，说明是急、慢性乙肝，传染性相对较强。

(3) 乙肝五项第1、4、5项阳性，其余两项阴性，俗称乙肝小三阳，说明是急、慢性乙肝，传染性相对较弱。

(4) 乙肝五项第1、3项阳性，其余三项阴性，说明是急性乙肝的早期。

(5) 乙肝五项第1、3、4、5项阳性，说明急性乙肝感染趋向恢复，或者为慢性乙肝病毒携带者。

(6) 乙肝五项第1、4项阳性，其余三项阴性，说明慢性乙肝表面抗原携带者易转阴，或者是急性感染趋向恢复。

(7) 乙肝五项第1、5项阳性，其余三项阴性，说明是急、慢性乙肝，即急性HBV感染，慢性HBsAg携带者，传染性弱。

(8) 乙肝五项第5项阳性，其余四项阴性，说明：①既往感染未能测出抗-HBs；②恢复期HBsAg已消，抗-HBs尚未出现；③无症状HBsAg携带者。

(9) 乙肝五项第2、4、5项阳性，其余两项阴性，说明是乙肝的恢复期，已有免疫力。

(10) 乙肝五项第2项阳性，其余四项阴性，说明：①曾经注射过乙肝疫苗并产生了抗体，有免疫力；②曾经有过乙肝病毒的感染，并且有一定的免疫力；③假阳性。

Note

(11) 乙肝五项第2、5项阳性,其余三项阴性,说明是接种了乙肝疫苗以后,或是乙肝病毒感染后已康复,已有免疫力。

(12) 乙肝五项第4、5项阳性,其余三项阴性,说明是急性乙肝病毒感染的恢复期,或曾经感染过病毒。

(13) 乙肝五项全阴,说明过去和现在未感染过HBV,但目前没有保护性抗体。

(二) 社区病毒性肝炎患者的护理

1. 了解患者病情 了解患者病毒性肝炎的传染源、患者目前的健康状况、是否有其他并发症。评估患者皮肤、巩膜、黏膜颜色,观察其粪便、尿液颜色,了解黄疸程度,及时填写好疫情报告卡和记录文件。存入健康档案,1周后进行复访,复访时重点了解患者病情进展或康复情况。对于慢性肝炎患者,每年至少要随访2次。

2. 对患者日常生活进行指导

(1) 急性肝炎、重型肝炎、ALT升高者均应卧床休息,卧床期间缓慢活动肢体,以不感疲劳为度,保证睡眠时间和质量,保持情绪稳定,肝功能改善后逐渐增加活动量,肝功能正常3个月后可恢复日常活动及工作。

(2) 对病毒性肝炎的传播途径进行宣教,阻断疾病传播。甲型病毒性肝炎为消化道传播,从起病至第3周,患者在家中要使用专门的餐具,进餐时实行分餐制,特别是要养成良好的卫生习惯。乙型病毒性肝炎为血液和体液传播,患者的剃须刀、牙具、指甲剪和修脚剪等应为专用。肝炎病毒对含氯消毒液敏感,可用来消毒餐具和排泄物。

(3) 结合饮食原则和病情,合理指导饮食,急性期宜进清淡低脂、富含维生素B和维生素C的流质或半流质饮食;黄疸消退、食欲好转后防止暴饮暴食;恢复期患者可逐渐进行普通饮食;慢性肝炎患者适当补充蛋白质,每日1.5~2.0 g/kg体重,各型肝炎患者均应戒烟酒,避免高糖、高热量食物。

(4) 急性期及恢复期仍不转阴的患者不得从事餐饮类、水源管理类、托幼等工作,肝功能正常后可恢复接触,慢性迁延的患者必须调离此类岗位。

3. 对患者疾病治疗和复查的管理 合理指导用药,按医嘱服药,正确使用抗病毒药物、免疫调节药物、保肝类药物,不滥用药物;定期访视观察药物疗效、副作用及并发症;督促患者到正规医疗机构复诊;及时了解患者的心理状态,发现由于疾病引发的心理问题,认真倾听并解答。

4. 肝炎后肝硬化腹水患者的特殊护理

(1) 取半卧位:使横膈膜下降,有利于呼吸,减少腹水引起的呼吸困难。

(2) 饮食:应给予低盐饮食。腹水严重,血钠<130 mmol/L时,应适当补充钠盐。

(3) 皮肤护理:剪短指甲,以免抓伤皮肤;保持床铺平整、干燥,受压部位应给予按摩,垫气垫床,促进局部血液循环,以防压疮的发生。

(4) 注意腹水消退情况:定期测腹围,严格、准确地记录出入液量。

(5) 适当补充蛋白质,注意控制饮食中蛋白质种类和量的摄入,观察患者意识状态,预防肝性脑病。

5. 对其家庭成员的健康管理

(1) 对曾经与患者有密切接触的家庭成员,应督促其到正规医疗机构进行检查,以确定是否感染或患病。如果是病毒携带者,应指导其做好自我保健,正确对待疾病,帮助其树立正确的认识,坚持工作,通过锻炼身体等方式提高机体免疫力,避免重复感染,并禁烟酒,一旦发现疾病的症状,及时就医。

(2) 指导家庭成员正确实施隔离,尤其注意餐具的消毒,物品应一人一份,避免交叉感染,养成良好的卫生习惯。如果皮肤破损,与患者接触时应戴手套。

二、社区肺结核患者的预防与护理

结核病在21世纪依然是威胁人类健康的主要传染病,属于法定乙类传染病,是我国重点控制的疾

Note

病之一。结核病是由结核分枝杆菌引起的慢性传染病，可侵及许多脏器，以肺部结核感染最为常见，排菌者为其重要的传染源。人体感染结核杆菌后不一定发病，当抵抗力降低或细胞介导的变态反应增强时，才可能引起临床发病。若能及时诊断，并给予合理治疗，大多可获临床痊愈。

结核杆菌属于放线菌目分枝杆菌科的分枝杆菌属，为有致病力的耐酸菌，主要分为人、牛、鸟、鼠等型。对人有致病性者主要是人型菌，牛型结核菌少有感染。结核杆菌对药物的耐药性，可由菌群中先天耐药菌发展而形成，也可由于在人体中单独使用一种抗结核药而较快产生对该药的耐药性，即获得耐药菌，耐药菌可造成治疗上的困难，影响疗效。

本病病理特点是结核结节和干酪样坏死，易形成空洞，临床上面多呈慢性过程，少数可急性发病。常有低热、乏力等全身症状和咳嗽、咯血等呼吸系统表现。主要经呼吸道传播，随地吐痰是本病发生的主要因素，其次是经消化道进入体内，其他感染途径有皮肤、泌尿生殖道等，但很少见。传染源主要是结核病患者，特别是痰涂片阳性的肺结核患者(活动性肺结核患者)。人群对结核杆菌普遍易感，但仅有极少数人发病，这主要取决于结核杆菌的毒力、数量及人体抵抗力的强弱等。当前 HIV 感染者是结核病一个新的高发人群，随着全球艾滋病流行的加剧，由 HIV 引起的结核病发病与死亡人数也随之增多。

(一) 临床治疗方法

1. 药物治疗 抗结核药物主要是四种一线药物联合使用，疗程分为强化期和巩固期。强化期口服异烟肼、利福平、乙胺丁醇、吡嗪酰胺四个药 2～4 个月时间，巩固期可以口服前两种药 4～6 个月时间。

异烟肼是抗结核的急先锋，在问世之初，仅靠这一个药物就治愈了千千万万的肺结核患者，但随着其广泛使用，耐药情况也越来越重，这也是四联用药方案问世的原因。

利福平是治疗肺结核的主力军，对结核杆菌具杀菌作用，是抗结核治疗不可或缺的组成部分。

乙胺丁醇是抗结核方案中的阻击部队，乙胺丁醇是抗结核方案强化期不可或缺的组成部分，这主要是因为它与其他抗结核药物之间不会产生耐药，也就是有其存在的方案可以增强整个治疗方案的疗效，同时延缓细菌产生耐药性，但本品如果单独使用，结核杆菌会产生耐药性，所以其不能作为主力使用，在巩固期就不再需要使用该药。

吡嗪酰胺是抗结核药物中的“清道夫”，吡嗪酰胺的最大特点是可以杀灭细胞内的结核杆菌，由于结核杆菌非常顽强，即使被免疫系统中的巨噬细胞吞噬，它也可能顽强地生存增殖，甚至撑破并杀死巨噬细胞，这是相当恐怖的一种能力，这意味着结核杆菌可以借助巨噬细胞在血液中游走并在全身各处播散，播散到脑子引起脑膜炎有可能致命。吡嗪酰胺就是一种可以针对细胞内结核杆菌的抗结核药物，如果没有该药，结核杆菌的杀灭需要更多的药物和更长的疗程，也就是它能杀灭身体中身处角落的结核杆菌。

药物治疗的主要作用在于缩短传染期，降低死亡率、感染率及患病率。对于每个具体患者，则为达到临床及生物学治愈的主要措施，合理化治疗是指对活动性结核病坚持早期、联用、适量、规律和全程使用敏感药物的原则。

(1) 早期治疗：一旦发现和确诊后立即给药治疗。

(2) 联用：根据病情及抗结核药的作用特点，联合两种以上药物，以增强与确保疗效。

(3) 适量：根据不同病情及不同个体规定不同给药剂量。

(4) 规律：患者必须严格按照治疗方案规定的用药方法，有规律地坚持治疗，不可随意更改方案或无故随意停药，亦不可随意间断用药。

(5) 全程：指患者必须按照方案所定的疗程坚持治疗整个疗程，短程通常为 6～9 个月。一般而言，初治患者按照上述原则规范治疗，疗效高达 98%，复发率低于 2%。

2. 手术治疗 外科手术已较少应用于肺结核治疗。对大于 3 cm 的结核球与肺癌难以鉴别时，复治的单侧纤维厚壁空洞、长期内科治疗未能使痰菌转阴者，或单侧的肺毁损伴支气管扩张、已丧失功能并有反复咯血或继发感染者，可作肺叶或全肺切除。结核性脓胸和(或)支气管胸膜瘘经内科治疗无效且伴同侧活动性肺结核时，宜作肺叶-胸膜切除术。

知识拓展

结核菌素试验又称PPD试验，是指通过皮内注射结核菌素，并根据注射部位的皮肤状况诊断结核杆菌感染所致Ⅳ型超敏反应的皮内试验。结核菌素是结核杆菌的菌体成分，包括纯蛋白衍生物(PPD)和旧结核菌素(OT)。该试验对诊断结核病和测定机体非特异性细胞免疫功能有参考意义。

1. 试验方法　常用皮内注射法。PPD的用量：第一次试验液为每0.1 mL中含有0.0001 mg。OT一般第一次使用1∶10万倍稀释液，以防发生严重的皮肤及全身反应。常规消毒后将试验液注射于前臂屈侧皮内，48～72 h观察结果，若48 h结果看不清，应以72 h的结果为准，注意局部有无硬结，不可单独以红晕为标准。

2. 结果解读　受试部位无红晕硬结为(－)；受试部位有针眼大小的红点或稍有红肿，硬结直径<5 mm为(±)；受试部位红晕及硬结直径为5～9 mm(＋)；受试部位红晕及硬结直径为10～19 mm为(＋＋)；受试部位红晕及硬结直径≥20 mm为(＋＋＋)；除出现红晕硬结外，局部出现水疱及坏死为(＋＋＋＋)。

3. 临床意义

(1) 用于诊断与鉴别诊断：结核菌素试验对青少年、儿童及老年人结核病的诊断和鉴别有重要作用，是较为重要的辅助检查方法。

(2) 为接种卡介苗提供依据：结核菌素试验阳性时，表明体内已感染过结核菌，无须再接种卡介苗，结核菌素试验阴性者为卡介苗的接种对象。

(3) 为测定免疫效果提供依据：一般在接种卡介苗3个月以后做结核菌素试验，了解机体对卡介苗是否产生免疫力，如结核菌素试验阳性，提示卡介苗接种成功，反之需重新再进行卡介苗接种。

(二) 结核病主要的预防

1. 管理传染源　结核病的主要传染源是痰中带菌的肺结核患者，对痰结核杆菌阳性者进行隔离，早期发现传染源。

(1) 发现患者：社区护士配合各级防结核机构进行预防结核病的宣传工作，早期发现患者，并对辖区内每位患者登记、立案追踪，监督化疗，做好隔离消毒，指导康复。

(2) 患者单住一室：无条件者用布帘隔开分床睡眠，饮食用具、衣服、卧具、手绢等要分开独用，儿童应与结核病患者分室居住，避免密切接触。

2. 切断传播途径

(1) 患者咳嗽、打喷嚏时，用手绢捂住口鼻，不大声喧哗，防止唾液飞溅。

(2) 患者痰液吐在专用的有盖的容器内，使用比痰量多一倍的消毒液浸泡至少2 h后倒掉，盛痰的容器每天煮沸消毒；痰量不多者，也可吐在纸内，将有痰的纸放在塑料袋内一并烧掉，禁止随地吐痰。

(3) 室内经常通风换气，每天不少于3次，每次15～20 min，有条件者可用紫外线消毒。

3. 保护易感人群　按规定预防接种卡介苗；开展体育活动增强体质，提高居民生活质量；对社区易感者，特别是未按规定接种卡介苗的新生儿和婴儿尽早接种卡介苗；对密切接触者，针对不同病情情况采取接种卡介苗和预防性服药等措施，以减轻感染后的发病。

(三) 社区结核病患者的护理

社区护士一旦发现结核病患者或疑似患者，要登记管理、及时上报，并将患者转送至结核病定点医疗机构进行规范检查和系统治疗。无须住院治疗，转诊到社区卫生服务机构管理的患者，应由辖区的社区卫生服务机构的医护人员在3天内对患者进行初次家庭访视，并依据病情进行相应复访。

1. 了解患者病情　社区护士应调查疾病来源，依据结核病的传播特点判断患者的感染途径，为有效控制传染源提供依据。评估患者目前疾病的发展阶段，以选取合适的管理方式进行社区管理。认真

Note

填写社区结核病病例管理相关表格和文件，并存入健康档案，汇总后定期上报给上一级卫生主管部门。

2. 对患者日常生活进行指导

（1）患者应尽量独居于通风良好的房间，定期消毒。

（2）外出时应戴口罩，打喷嚏或咳嗽时，不要朝向其他人，应用双层纸巾遮住口鼻。不要随地吐痰，应将痰液吐于纸中，与擦拭分泌物的纸一同焚烧处理。

（3）患者的餐具和卧具等应单独使用，餐具用后可煮沸消毒或用消毒剂浸泡消毒，卧具等不适合煮沸消毒或浸泡消毒的物品可在阳光下曝晒消毒。

（4）给予饮食指导：由于结核病属于消耗性疾病，患者多较虚弱，应加强营养，多进食高蛋白的食物及富含维生素的蔬菜和水果，饮食规律，不偏食，以保证摄入充足的营养成分。

（5）患者应戒烟酒，避免被动吸烟。

（6）休息与活动：结核症状明显或大量胸腔积液者，应卧床休息，保证充足的睡眠；恢复期，患者可适当增加户外活动以增加机体免疫力。

3. 对患者疾病治疗和复查指导

（1）指导患者用药：对于疾病进展期的患者，要督促其早期、规律、全程、适量和联合用药，严格按医嘱用药，对其治疗过程进行全面督导和管理。

（2）观察疗效：定期检查听力、肝肾功能等，及时发现药物不良反应。

（3）指导患者定期进行 X 线检查和痰液检查。

（4）咯血的护理：若出现有胸闷、咯血不畅或呼吸困难，应采取头低脚高位轻拍背部，以利于血块排出，注意防止大咯血导致窒息。

4. 对其家庭成员的健康管理 家庭内未接触过结核分枝杆菌的新生儿、儿童等应接种卡介苗；告知家庭中与患者密切接触的成员应定期到结核病防治机构行相关检查，督促家庭成员养成良好的卫生习惯。

三、社区艾滋病患者的预防与护理

艾滋病全称是获得性免疫缺陷综合征（AIDS），是由人免疫缺陷病毒（HIV）感染而引发的一种严重传染病，自 1981 年美国报道发现首例艾滋病病例以来，世界各地 HIV 感染人数急剧上升。研究认为，艾滋病起源于非洲，后由移民带入美国。1981 年 6 月 5 日，美国疾病预防控制中心在《发病率与死亡率周刊》上登载了 5 例艾滋病患者的病例报告，这是世界上第一次有关艾滋病的正式记载，1982 年，这种疾病被命名为“艾滋病”，不久以后，艾滋病迅速蔓延到各大洲。1985 年，一位到中国旅游的外籍人士患病入住北京协和医院后很快死亡，后被证实死于艾滋病，这是我国第一次发现艾滋病病例。

HIV 感染者要经过数年，甚至长达 10 年或更长的潜伏期后才会发展成艾滋病患者，因机体抵抗力极度下降会出现多种感染，如带状疱疹、口腔真菌感染、肺结核，特殊病原微生物引起的肠炎、肺炎、脑炎，念珠菌、肺孢子虫等多种病原体引起的严重感染等，后期常常发生恶性肿瘤，并发生长期消耗，以至全身衰竭而死亡。

虽然全世界众多医学研究人员付出了巨大的努力，但至今尚未研制出根治艾滋病的特效药物，也还没有可用于预防的有效疫苗。艾滋病已被我国列入乙类法定传染病，并被列为国境卫生监测传染病之一。

艾滋病是一种危害性极大的传染病，由感染 HIV 引起。HIV 是一种能攻击人体免疫系统的病毒，它把人体免疫系统中最重要的 CD4 T 淋巴细胞作为主要攻击目标，大量破坏该细胞，使人体丧失免疫功能。因此，人体易于感染各种疾病，并可发生恶性肿瘤，病死率较高。HIV 在人体内的潜伏期平均为 8～9 年，患艾滋病以前，可以没有任何症状生活和工作多年。

发病以青壮年较多，发病年龄 80％在 18～45 岁，即性生活较活跃的年龄段。在感染艾滋病后往往会患有一些罕见的疾病，如肺孢子虫肺炎、弓形体病、非典型性分枝杆菌与真菌感染等。

HIV 感染后，最开始的数年至 10 余年可无任何临床表现，一旦发展为艾滋病，患者就会出现各种

Note

临床表现。一般初期的症状如同普通感冒、流感样，可有全身疲劳无力、食欲减退、发热等，随着病情的加重，症状逐渐增多，如皮肤、黏膜出现白色念珠菌感染，出现单纯疱疹、带状疱疹、紫斑、血疱、淤血淤斑等；以后渐渐侵犯内脏器官，出现原因不明的持续性发热，可长达 3～4 个月；还可出现咳嗽、气促、呼吸困难、持续性腹泻、便血、肝脾肿大，并发恶性肿瘤等。临床症状复杂多变，但每个患者并非上述所有症状全都出现。侵犯肺部时常出现呼吸困难、胸痛、咳嗽等；侵犯胃肠可引起持续性腹泻、腹痛、消瘦无力等；还可侵犯神经系统和心血管系统。

（一）临床治疗

目前在全世界范围内仍缺乏根治 HIV 感染的有效药物。现阶段的治疗目标是：最大限度和持久地降低病毒数量，获得免疫功能重建和维持免疫功能，提高生活质量，降低 HIV 相关的发病率和死亡率。本病的治疗强调综合治疗，包括一般治疗、抗病毒治疗、恢复或改善免疫功能的治疗及机会性感染和恶性肿瘤的治疗。

1. 一般治疗 对 HIV 感染者或获得性免疫缺陷综合征患者均无须隔离治疗，对无症状 HIV 感染者，仍可保持正常的工作和生活。应根据具体病情进行抗病毒治疗，并密切监测病情的变化；对艾滋病前期或已发展为艾滋病的患者，应根据病情注意休息，给予高热量、多维生素饮食；不能进食者，应静脉输液补充营养；加强支持疗法，包括输血及营养支持疗法，维持水、电解质平衡。

2. 抗病毒治疗 抗病毒治疗是艾滋病治疗的关键，随着采用高效抗逆转录病毒联合疗法的应用，大大提高了抗 HIV 的疗效，显著改善了患者的生活质量和预后。

（二）艾滋病主要的预防

1. 管理传染源 患者及无症状病毒感染者按血液-体液隔离。其血液、排泄物、分泌物进行消毒处理，同时加强国境检疫。对接触者进行医学检查和 HIV 检测，营造良好的艾滋病防治的社区环境，关怀不歧视艾滋病患者及家属，给予患者生活上和精神上的帮助，使其积极配合治疗和管理。

2. 切断传播途径

(1) 控制性传播：积极开展健康教育，使社区群众树立健康的性观念、性道德和性文明，洁身自好，禁止性乱交，推广使用安全套，禁止卖淫嫖娼。

(2) 控制血液传播：加强献血员的管理，严格血液制品 HIV 的检测；注射、手术、拔牙等应严格无菌操作；推广使用一次性注射用品，不共用针头注射器，加强医务人员的防护，防止院内感染；加强禁毒工作；加强洗浴按摩、美容美发、旅店、泳池等公共场所的卫生管理，严格消毒灭菌处理，做到一人一用一消毒；公共茶具、面巾、浴巾做到一客一消毒；皮肤有破损及皮炎者不得接触患者的血液、体液、分泌物、排泄物；被患者血液、体液污染的物品，先用过氧乙酸消毒液浸泡消毒再清洗；避免污染的针头或器械损伤皮肤，以防血液污染自身伤口；旅游外出最好自带牙刷、剃须刀、指甲刀等。

(3) 控制垂直传播：对于已感染的妊娠者，应劝其尽早终止妊娠；对已感染并坚持妊娠者及时给予药物治疗，可降低胎儿的感染率，母亲是 HIV 感染的新生儿应以人工喂养代替母乳喂养。

3. 保护易感人群 尚无有效的疫苗使用，主要是加强自身的防护。对密切接触者给予具体医学指导，加强个人防护，密切接触者或怀疑接触艾滋病者应做病毒感染检查，定期(3 个月、6 个月、1 年)进行血液检测，医疗机构应建立完善的制度与有效的隔离消毒措施，以保障医护人员的安全。

（三）社区艾滋病患者的护理

1. 了解患者病情 社区护士应调查疾病来源，依据艾滋病的传播特点判断患者感染的途径，为有效控制传染源提供依据。评估患者目前疾病的发展阶段，在社区营造友善、理解、健康的生活环境，鼓励他们采取积极的生活态度，改变高危行为，积极配合治疗，以延长生命并提高生活质量。认真填写社区艾滋病病例管理相关表格和文件，并存入健康档案，同时做好保密工作，不得泄露患者信息。

2. 对患者日常生活进行指导

(1) 饮食：为患者提供高热量、高蛋白、高维生素富有营养的食物，使其保持良好的营养状态，增强机体抗病能力。

Note

(2) 休息与活动：患者应注意休息，保证睡眠时间及睡眠质量，无症状患者可从事适度工作，避免劳累。

(3) 预防感染：注意口腔卫生和皮肤的护理，减少继发感染的发生，避免一切可能引起感染的因素，对于艾滋病患者的一般感染也要引起注意，积极治疗，艾滋病患者因免疫系统被破坏，一旦感染可引起严重并发症。避免服用毒品、吸烟、过量饮酒。吸毒者应尽早戒毒，如果短期不能戒除毒瘾，则不采用静脉注射的吸毒方式，同时积极帮助其寻求戒毒援助。

(4) 避免传染他人：洁身自好，使用安全的性行为方式，正确使用安全套，不与他人共用注射器，不能参与献血。已经怀孕的艾滋病妇女，可考虑终止妊娠。

(5) 心理方面：由于艾滋病尚无特效疗法，患者在了解自己病情后，常出现情绪低落等多种心理问题。社区护士应与患者进行良好的沟通，提供心理帮助，缓解精神压力，建立乐观的生活态度。为患者参加艾滋病的社会支持团体提供帮助，以便患者获得更多的支持。

3. 对患者疾病治疗和复查的管理 告知并嘱咐患者严格按照医嘱进行治疗，在病程缓解期或因其他原因确实无法住院隔离治疗的，医护人员可在保密的情况下，定期对艾滋病患者进行家庭访视。

4. 对其家庭成员的健康管理 向家庭成员介绍艾滋病相关知识，尤其是传播途径及隔离措施，消除家庭成员的恐惧，不得歧视和孤立艾滋病患者。将患者病情如实告知家庭成员，并建议可能感染者尽早做血液检查，特别是其性伴侣，指导其与患者进行正常安全的交往，对怀疑感染 HIV 的家人，建议其及时到专业医疗结构确认病情。鼓励家庭成员给予患者精神上的支持和帮助，协助患者建立积极的生活态度。

（熊英芳）

直通护考在线答题

Note

主要参考文献

ZHUYAOCANKAOWENXIAN

[1] 刘佳美,王爱君.社区护理学[M].2 版.南京:南京大学出版社,2018.

[2] 刘勇,李国平.社区护理[M].2 版.北京:科学出版社,2019.

[3] 李春玉,姜丽萍.社区护理学[M].4 版.北京:人民卫生出版社,2017.

[4] 吴淑娥,朱秀敏,邢颖娜.社区护理[M].北京:中国科学技术出版社,2013.

[5] 冯辉,唐四元.社区护理学[M].长沙:中南大学出版社,2018.

[6] 张群,魏小庆,于红.社区护理学[M].成都:四川大学出版社,2016.

[7] 施榕.社区预防与保健[M].2 版.北京:人民卫生出版社,2006.

[8] 陈湘玉,陈璐.居家护理服务理论与实务应用[M].南京:东南大学出版社,2016.

[9] 周卓轸,张爱琴.社区护理技术[M].武汉:华中科技大学出版社,2012.

[10] 刘薇群,杨颖华.社区护理[M].上海:复旦大学出版社,2015.

[11] 郑延芳.社区护理[M].郑州:河南科学技术出版社,2018.

[12] 姜丽萍.社区护理学[M].3 版.北京:人民卫生出版社,2014.

[13] 雷良蓉.社区护理[M].北京:人民卫生出版社,2014.